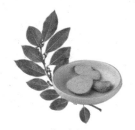

药浴是中医传统外治方法中极具特色的一种疗法，是中医药学的重要组成部分之一。

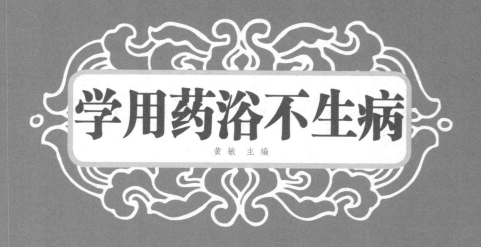

学用药浴不生病

黄敏 主编

北京联合出版公司
Beijing United Publishing Co.,Ltd.

北京科学技术出版社

图书在版编目（CIP）数据

学用药浴不生病 / 黄敏主编 . — 北京：北京联合出版公司，2014.1（2022.3 重印）

ISBN 978-7-5502-2417-9

Ⅰ . ①学… Ⅱ . ①黄… Ⅲ . ①药浴疗法 Ⅳ . ① R244.9

中国版本图书馆 CIP 数据核字（2013）第 293155 号

学用药浴不生病

主　　编：黄　敏

责任编辑：丰雪飞

封面设计：韩　立

内文排版：盛小云

北京联合出版公司
北京科学技术出版社　出版

（北京市西城区德外大街 83 号楼 9 层　100088）

三河市万龙印装有限公司印刷　新华书店经销

字数 350 千字　720 毫米 × 1020 毫米　1/16　20 印张

2014 年 1 月第 1 版　2022 年 3 月第 2 次印刷

ISBN 978-7-5502-2417-9

定价：68.00 元

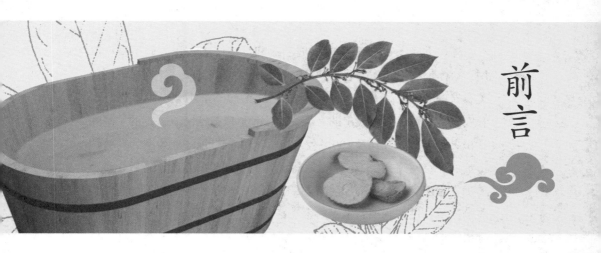

前言

　　中华药浴文化源远流长，自古就是很受人们欢迎的养生方式之一。药浴是中医传统外治方法中极具特色的一种疗法，是中医药学的重要组成部分之一。它是在中医理论指导下，选取适当的中草药，经煮沸后产生蒸气熏蒸，或经加工制成中药浴液，进行全身、半身沐浴或局部浸浴，如坐浴、足浴、手臂浴、面浴、目浴等，以达到预防和治疗疾病目的的一种中药外治法。药浴是利用水温热力以及药物本身的功效，通过对皮肤、经络穴位的刺激和药物的透皮吸收，起到保健养生的功效。

　　药浴疗法不仅具有水疗的作用，还具有中药对机体产生医疗效能的优势，依靠药物水溶液中的有效成分，从体表和呼吸道黏膜进入体内而发挥舒筋活络、行气活血、调整脏腑功能等功效，调节人体的阴阳平衡，达到治疗和预防疾病的目的。

　　药浴在中国已有几千年的历史，其作为外治疗法在历代文献中有记载。如《殷墟卜辞》中就有不少中药外治的史料，据统计有22种疾病使用了外治法。在我国现存最早的古医学书《五十二病方》中就有疮口清洗用药、熏浴法的记载。《黄帝内经》也有"摩之浴之""行水渍之"等药浴法的记载；《素问·阴阳应象大论篇》有"其受外邪者，渍形以为汗"的外治法。随着时光的流逝，药浴不断地发展丰富，逐渐发展成为今天融医疗、保健、美容等多种功能为一体的深受人们喜爱的养生保健疗法。

　　本书详细介绍了药浴的保健功效和具体用法，让人们不仅可以用于对症治疗皮肤病、感冒、高血压、风湿等常见疾病，同时也用于美容保健等方面。本书首先对药浴的发展历史、治疗功效、药浴分类和安全常识做了深入浅出的介绍，让读者可以对药浴有基本的了解和认识，然后分别介绍了100多种经典药浴方，对每一种药浴的功效、主治病症、使用方法、使用禁忌等，都做了详尽的阐述。最后介绍了各种常见疾病的对症治疗药浴方，大家可以根据自身的情况，选取相应的药浴方进行调理。本书内容丰富，贴近生活，是中国家庭必备的健康之选。

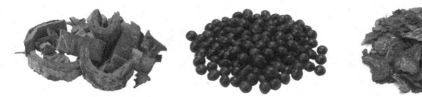
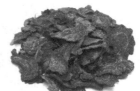

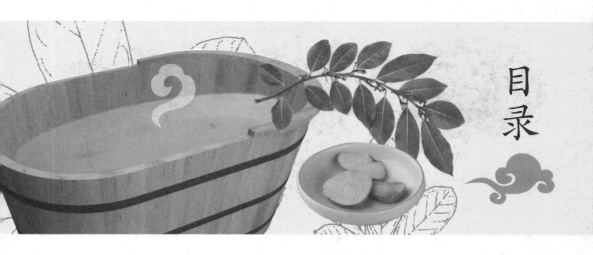

目录

第一篇 | 药浴概述

第二篇 | 经典药浴——药浴治病一招灵

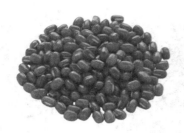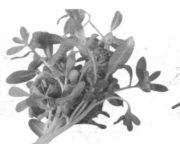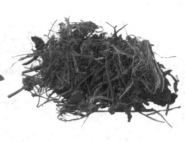

第三篇 | 常见疾病药浴——对症药浴治百病

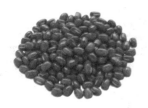
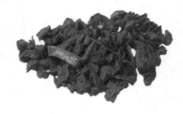
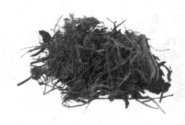

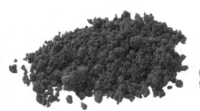
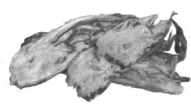
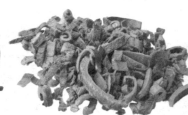

第一篇

药浴概述

●药浴，是我国中医史上的一朵奇葩。它的发展源远流长，几千年以来，在我国各种医学典籍里均可以看到药浴预防疾病与治疗疾病的记载。我国伟大爱国诗人屈原在《云中君》里记述："浴兰汤兮沐芳华。"其弟子宋玉在《神女赋》中亦说："沐兰泽，含若芳。"

本篇着重对药浴的发展历史、治疗功效、药浴分类、药浴的安全常识做了深入浅出的论述，可以让读者更加深入地了解我国历史上的这朵璀璨的明珠。

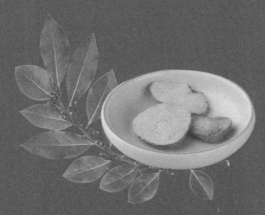

药浴发展历史

　　药浴，是我国传统中医疗法中一颗璀璨的明珠，它以独特的功效而得以流传至今。药浴，是利用水温热力以及药物本身的功效，通过对皮肤、经络、穴位的刺激和药物的透皮吸收，起到疏通经络、活血祛湿、保健养生的神奇效果。

　　中华药浴，古已有之，但这神奇的药浴究竟起源于何时，现在已经无法考证。早在秦汉时期的《五十二病方》中就已有"温熨""药摩""外洗"等多种药浴方法记载。随着社会的发展，药浴更是以其独特的魅力而受到更多人的认可。

药浴的发展

　　药浴的发展历史源远流长，流传至今已经有几千年的历史了。药浴属于传统中医疗法中的外治法之一，即用药液或含有药液水洗浴全身或局部的一种方法，利用水温热力以及药物本身的功效，通过对皮肤、经络、穴位的刺激和药物的经皮吸收，起到疏通经络、活血祛湿、保健养生的神奇效果。对常见的皮肤病、感冒、高血压、风湿都有显著疗效，同时其美容保健功效亦十分明显。

　　药浴不同于一般的洗浴、温泉浴等，中医学对药浴的定义是："药浴法是外治法之一，即用药液或含有药液水洗浴全身或局部的一种方法，通常用单方或者复方中药煎熬"。按照中医辨证施治的原则，根据不同的疾病，加入不同的药物进行治疗，因药物不经胃肠破坏，直接作用于皮肤，并通过皮肤吸收进入血液，故药浴比内服药见效快，舒适，无任何不良反应，也不会增加肝脏负担，因此被医学界誉为"绿色疗法"，越来越受到患者的青睐。

　　中华药浴，古已有之。我国最早的医方《五十二病方》中就有治婴儿的方，书中记载了"温熨""药摩""外洗"等多种药浴方法。《礼记》中讲"头有疮则沐，身有疡则浴"。《左传》中也记载有当时人们对药物保健的认识，认识到人与水土的关系。药浴的发展奠基于秦代，发展于汉唐，充实于宋明，成熟于清代。而最早全面将药浴记载并保存至今的是春秋战国时期的《黄帝内经》，书中有"其受外邪者，渍形以为汗"的记载。

　　东汉时期，张仲景在《伤寒论》里介绍了一些药浴疗法，其代表性的治疗方剂则有桂枝汤、麻黄汤、白虎汤、承气汤、柴胡汤、四逆汤、真武汤、理中丸、乌梅丸等方。另外，在《金匮要略》中对"洗""浴""熏洗"等多种药浴方法有了明确详细的记载，开创了"辨证施治"的中医学思想，为药浴的发展奠定了坚实的基础。

　　晋代葛洪的《肘后备急方》则收录了更多的药浴内容，对不同的疾病原因使用不同的方法，如酒洗、醋洗、黄檗洗。如书中记载："若有息肉脱出，以苦酒三升，渍乌梅五枚以洗之"。当时药浴已经得到广泛的应用，并为人们提供了全新的治疗方法。

到了唐朝，药浴的发展已经进入全盛时期，运用药浴治疗疾病的内容更加丰富，除了常见外科皮肤疾病如痈疽、冻疮、丹毒外，还应用于妇科、儿科以及临床急症抢救等。唐代孙思邈的《备急千金要方》《千金翼方》中就提出了内服外用的方法，更增加了洗浴、敷渍等方法，对药浴的使用方法做了全面的描述和记载。在宋朝，人们有端午沐浴的习俗，《岁时广记》引用《琐碎录》写道："五月五日午时，取井花水沐浴，一年疫气不侵。俗采艾柳桃蒲揉水以浴"。可见药物沐浴已经得到人们更广泛的喜爱和认可。

明朝时期，药浴疗法至臻完备。以李时珍的《本草纲目》最为出名，是中国古代药学史上内容最丰富的药学著作，其中药浴治法就有沐浴、热浴、坐浴等不同的治法，其治病范围也日益扩大。

清朝是中医药浴疗法成熟的阶段。主要体现在中医外治的问世及药浴外治理论的建立。如《串雅外编》《理瀹骈文》《医宗金鉴》《急救广生集》《外科大成》等，其中吴尚先的《理瀹骈文》在药浴的种类上分了洗、沐、浴、浸、渍、浇等法，辨证用药贯穿于整个临床药浴过程，理、法、方、药备全。药浴疗法不但在民间流传，也是清代宫廷医学的一大特色，为皇族所推崇。在清宫医案中就有大量的药浴方，有许多沐浴、洗头、洗眼睛及其他外洗方。临床应用基本与内科治法并行，并广泛用于急症、内、外、妇、儿、骨伤、皮肤、五官等科目，达数百种疾病的治疗。在慈禧太后的医方中专有沐浴方和洗药方，慈禧太后认为这是她一生美容养颜的妙法。

步入现代社会，随着人们生活水平的提高和人们对中医保健的日益重视，药浴也得到了广泛的发展。另外，伴随着新的医学仪器和医学设备的产生，使药浴的开展更加便捷。在城市的街头出现了很多药浴场所。药浴这个古老而又充满活力的产业，必将随着中医的发展给人们带来全新的治疗方式。也期待药浴以自身的魅力，为人们的医疗保健做出更大的贡献。

药浴的作用机制及治疗功效

药浴具有悠久的历史，对人体具有独到功效，自古以来一直备受人们重视。药浴因药物不经胃肠破坏，直接作用于皮肤，并通过皮肤吸收进入血液，故药浴比内服药见效快、舒适，无任何不良反应，也不会增加肝脏负担，因此被医学界誉为"绿色疗法"。药浴不仅可调整阴阳、协调脏腑、通行气血、清热解毒、消肿止痛，还可洁净皮肤、滋养皮肤、美容养颜、防病抗衰老。

药浴的作用机制

药浴主要通过"功、散、通、排"四个步骤达到药浴的功效。

1 功

人体躺入泡浴桶后，药力通过泡浴者皮肤的毛囊孔、皮脂腺孔、汗腺孔、角质细胞及其间隙进入体内，这是药力渗入体内强力做功的过程。在这个过程中皮肤发挥吸收的功能，泡浴者要放松自己，最大可能地让皮肤吸收药力，将药物气力渗入体内发挥药效。

2 散

药物强大气力渗入体内后，以气推血，以血带气，血气加速在全身的循环。药物气力进入血液循环和经络系统，通过血液循环和经络的作用，药力开始在全身散开，内达五脏六腑，外通肢体百骸，无所不到。在此过程中，人会感觉心跳加速、胸闷气短、恶心、四肢麻木、身体局部疼痛等，这属于正常反应，感觉越强烈说明泡浴者身体存在的不健康问题越多，经过规定次数的泡浴调理之后会感觉越来越正常而且没有太大反应，身体也逐步回到健康状态。

3 通

药力开始在全身散开的过程中，血液循环会加速，心跳速度一般会达到正常情况的 1.5 ~ 2 倍。在此过程中，通过药力的作用会强力打通全身的血脉和经络，只要是身体有瘀结的部位，在打通的过程中都会疼痛。经过规定的泡浴次数之后将瘀结部位的血脉或经络打通后疼痛自然消失，瘀结部位的病变隐患也得到消除。

4 排

在药力完成功、散、通之后，体内的污浊毒素开始通过发汗、排便排出体外。泡浴者离开浴桶后要喝约 1000~2000 毫升温的调理养生茶，为发汗补充水分；然后躺下，躺下时，头和脚均要垫一两个枕头，使得身体呈"〜"状弧形，以利于全身气血持续高速循环。

药浴的功效

药浴对人体具有独到功效，自古以来一直受医学界重视。通过全身泡浴，使有独特营养、保健及杀菌功能的中药渗透进人体，药物作用于全身肌表、局部、患处，并经吸收，循行经络血脉，内达脏腑，由表及里产生效应。现代药理也证实，药浴后能增强肌肤的弹性和活力，调整各系统组织器官功能和机体免疫功能。

1 疏通经络、活血化瘀

药浴中的活血药可以畅通血行，消除瘀血，主要用于治疗各种血瘀引起的病，在内、外、妇、儿各科均有应用。如对妇科疾病的治疗，像益母草药浴就对月经不调、痛经有很好的效果。

2 祛风散寒、除湿、强健骨骼

药浴的功效是通过温水浸泡将热能和药效作用于皮肤，扩张毛细血管，从而有效祛除体内的风、寒、湿、热、毒，促进新陈代谢，增强人体免疫功能，对于颈椎病、肩周炎、风湿、关节扭伤、脑血栓、帕金森病、老年痴呆症、脑卒中、妇科病症等有显著的康复作用。例如，人们常见的风湿性关节炎，这类疾病用药浴治疗可谓相得益彰。水的热度加上药物本身的功效，可以起到事半功倍的效果。

3 排毒、杀菌抗菌、止痒

药浴对皮肤可起到清洁、止痒、脱屑、软化、湿润、保护皮肤的作用，对皮肤病有良好的治疗作用。适用于泛发性神经性皮炎、银屑病、湿疹、麻风、皮肤瘙痒症等。皮肤感染和局部红肿时这些药物可以解毒消炎、消肿止痛，有的还可以脱去坏死的腐肉，愈合创口，常见的中药有蛇床子、白矾、硫黄、雄黄等。

4 清热解毒、消肿止痛、延年益寿

凡能清解热毒的药物叫清热解毒药。这里所称的毒，为火热壅盛所致，有热毒和火毒之分。药浴中不少药物都有清热解毒、提高免疫力的功效。主要适用于痈肿疔疮、丹毒、瘟毒发斑、痄腮、咽喉肿痛、热毒下痢、虫蛇咬伤、癌肿、水火烫伤以及其他急性热病等。现代人生活压力大，节奏快，生存环境日益恶劣，因此经常出现"火毒""体虚"，如很多女孩在前胸和后背，特别是后背长出很多红色的小丘疹，中医学认为这种症状是因脾胃湿热和体内火大所致，所以泡澡要选用清热解毒和抑菌消炎的配方。

5 调整阴阳、协调脏腑、通行气血、濡养全身

中医学认为，"心藏神，主神明，心窍开通则神明有主，神志清醒，思维敏捷。若心窍被阻，清窍被蒙，则神明内闭，神志昏迷"。例如，现代人多处于亚健康，常常出现身心疲惫、头晕乏力、心烦失眠，而药浴则是缓解这些症状的有效方法。出现这些症状主要与五脏

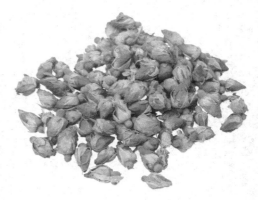

有关系。

6 洁净皮肤、滋养皮肤、美容养颜、防病抗衰老

关于用药浴来保养皮肤的方法，早在古代就有很多记载。杨贵妃和慈禧太后就很喜欢通过药浴来保养皮肤，延缓衰老。随着岁月的流逝及外界环境的破坏，皮肤的保护膜、胶原蛋白以及皮肤的含水量都会降低，就会出现皮肤松弛、皱纹、色斑等。而通过药浴不但可以排除体内毒素，更能将药物成分渗透到肌肤里，让肌肤吸收，从而保养皮肤。

药浴的分类及使用方法

　　药浴通过全身泡浴，使有独特营养、保健及杀菌功能的中药渗透进人体，药物作用于全身肌表、局部、患处，并经吸收，循行经络血脉，内达脏腑，由表及里，因而产生效应。

　　根据不同的病症，分别采用不同的药浴方式来治疗，其形式多种多样，可分为全身浴、局部浴、头面浴、目浴、手足浴，其各自有不同的功效、适用病症、注意事项。

全身浴

　　本法是借浴水的温热之力及药物本身的功效，使周身腠理疏通，毛窍开放，起到发汗退热、祛风除湿、温经散寒、疏通经络、调和气血、消肿止痛、祛瘀生新等作用。针对各种亚健康状况，采用全身浸泡的方式，效果显著。

　　1. 使用方法　将中药浴液倒入清洁消毒后的浴盆或浴缸里，加入热水，然后把水温调到适当的温度，即可洗浴。

　　2. 注意事项

　　（1）浴液加水后，温度要适中，不能过热，以免烫伤。

　　（2）沐浴时要注意保暖，避免受寒、吹风，洗浴完毕马上拭干皮肤。

　　（3）饭前饭后30分钟内不宜药浴。空腹洗浴，容易发生低血糖而虚脱昏倒。

局部浴

　　本法是借助热力和药物的综合作用，直透局部皮肤腠理，而发挥清热解毒、消肿除湿、祛风杀虫、止痒、活血行气、软化角质、祛腐生肌等功效，从而达到治疗目的。本法主要针对某个局部病症进行治疗，主要有头面浴、目浴、手足浴。

头面浴

　　本法主要是将中药浴液倒入清洁消毒的脸盆中，待浴液温度适宜，进行沐发、洗头、洗面。该浴法在面部皮肤美容及护发美发方面具有显著的疗效，同时对头面部疾病也有治疗作用。沐发洗面时要注意避风受寒，同时也注意防止浴后受风。对于面部急性炎症性渗出明显的皮肤病应该慎用。

目浴

目浴是将煎剂滤清后淋洗患眼，洗眼时，可用消毒纱布或棉球渍水，不断淋洗眼部；每日 2 ~ 3 次，每次 20 分钟。目浴往往多是先熏后洗，这种方法除药物直接作用于眼部，达到疏通经络、退红消肿、止痒等效果外，由于药液的温热作用，还可使眼部气血流畅。该法使用时要注意药液温度不宜过高，以免烫伤，洗剂必须过滤，以免药渣进入眼内，同时，一切器皿、纱布、棉球及手指必须消毒，尤其是黑暗有陷翳者，用洗法时更须慎重。眼部有新鲜出血或患有恶疮者，忌用本法。

手足浴

手部洗浴除治疗皮肤病、软组织损伤等外，还具有护肤保健作用。手的美感是洁净、细嫩和滋润，适度的洗浴手部，不仅清洁皮肤，而且有防止皮肤老化作用。足部洗浴要用温水，而不能使用冷水，洗完或泡好后要擦干，不要受凉。四肢洗浴要根据患病部位的不同，来决定药液量的多少，洗浴的方法可分别使用浸泡、淋洗或半身沐浴。

1. 药浴按照种类来分　目前常见的有瑶浴、苗浴、藏浴。

（1）瑶浴：排毒养颜、养心安神、妇科炎症、月子调理、舒筋活络、十二级通脉、减肥降脂、活血化瘀、驱寒祛湿等，长期使用效果显著。

（2）苗浴：调节血脂、调节血糖、调节血压、舒缓疲劳、护肝养肾、养神醒智、骨质增生、缓解疼痛、静脉曲张、排毒散寒、健脾养心、强筋健骨、增强免疫力、活血通络。

（3）藏浴：护肝利胆、类风湿关节炎、腰腿疼痛、健脾养胃、排毒养颜、滋养卵巢、失眠多梦、腰背酸痛、骨质疏松、调理心脑血管。

2. 药浴的功效　必须要配合正确的沐浴方法才能更好地发挥其疗效，尤其对于首次进行药浴的人，现在以全身浴为例，介绍药浴的使用方法。

（1）溶解：用 10 倍于药包（粉）的开水浸泡 5 ~ 10 分钟。把溶解好的药包和药水同时倒入木桶里以后要用手揉捏药包，把里面的有效成分挤压出来。

（2）调好水温：根据自己的耐热习惯在 39 ~ 45℃ 来调整水温，如果首次泡浴没经验，水温就调到夏天 39℃、冬天 42℃，并且在泡浴过程中适当调整温度。

（3）注意身体反应：首次泡药浴往往因为没有经验，所以有身体反应后就有些害怕不敢再泡下去。正确的做法是，只要在耐受范围之内，鼓励自己多坚持一段时间，最好达到 10 分钟以上，直到发现有排毒反应后再休息。另外，可以采用中间休息 2 ~ 3 次，每次 3 分钟的方法来缓解身体不适，只要累计泡浴时间达到 20 分钟即可。

（4）根据反应调整：不同的人耐受力有很大的差别，所以第一次进水 5 ~ 8 分钟时根据对于水温的感受，及时调整水温，以达到最佳的效果，否则水温高了会感到难以忍受，水温低又没有效果，直到几次泡浴后对水温的耐受力有了把握，就可以把温度调整到位，达到满意的效果。

药浴安全常识

中医治疗疾病，是按照辨证施治的原则，根据不同的疾病，加入不同的药物，来进行治疗。药浴法是外治法之一，通常用单方或者复方中药煎熬。在家自行组方配制药浴是件比较危险的事情，这就需要我们对药浴的水质如何选择、药浴多长时间合适、药浴适合哪些人群等有一定的了解，才能达到其应有的功效。

药浴水质的选择

各种洗浴离不开水，水又是药物的媒介，水质软硬度与酸碱度的不同，常常可以产生不同的疗效。药浴的水质必须要清洁、不含杂质，因为药浴毕竟不同于一般的洗澡，水质处理不好有时会影响药物作用发挥，甚至产生不良反应。

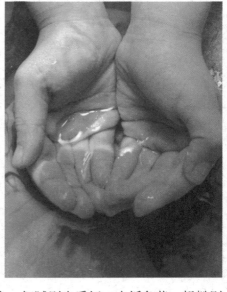

（1）自来水　城市与大多数乡镇均有现成的自来水，水质可靠，可直接用于药浴。但有时水中消毒物质过浓，不适宜直接洗浴。处理自来水时，主要是让其中的消毒成分挥发掉。因此多采用晾晒的办法，即提前将水放入盆、池中8~12小时。如在室外晒4小时以上则更好。

（2）井水、泉水、地下水　井水、泉水水质相差很大，不可一概而论。可根据当地居民水壶中水垢的颜色及性质进行判断：如果水垢色白、细腻则水质好；水垢色黄、粗糙则水质差。

（3）江、河、池塘水　此类水最大的特点是其中杂质较多，直观感觉混浊，有不同的颜色。如用于一般洗澡，尚可将就，但用于药浴就不行了，可用明矾净化法。也可静置于池盆中令泥沙沉淀后再用明矾处理。

（4）矿泉水　天然矿泉水，本身即是良药，应先了解矿泉成分后有针对性地洗浴。城市中的地热水一般也具有矿泉水性质。如果山上有天然矿泉，可自己制造矿泉水。一是利用矿泉壶，按该矿泉壶使用说明，滤出矿泉水。二是将麦饭石粉，或颗粒，放入布袋中，提前置于水中浸泡6小时以上，亦可成为矿泉水。

药浴的时间禁忌

（1）饭前、饭后半小时内不宜进行全身药浴。

（2）洗浴时间不可太长，尤其是全身热水浴。一旦发生晕厥，应及时扶出浴盆，平卧在休息室床上，同时给患者喝些白开水或糖水，补充体液与能量。

（3）临睡前不宜进行全身热水药浴，以免兴奋，影响睡眠。

药浴禁忌病症

（1）皮肤有创伤、开放性骨折应禁用药浴，防止感染。

（2）心肌梗死、冠心病、主动脉瘤、动脉硬化、重症高血压病，有出血倾向者，不宜使用热水药浴。

（3）严重心肺功能不全者，不宜使用全身热水药浴。

（4）低血糖、高血压和心血管病患者，药浴时间不宜过长（约 3～6 分钟），以防昏倒。有急性传染病、妊娠和妇女月经期不宜进行药浴。年老体弱者，应有医护人员或家属协助照料，以防不测。

用药安全

主要包含三方面：一是**必须要有科学的诊断**，如果没有一定的科学常识最好不要自己配药方，选药用量不可掉以轻心；二是选药材一定要"真"；三是药浴的正确使用。如在浸泡过程中感到心跳加快或呼吸过于急促时，应起身于通风良好处稍事休息，待恢复后再次浸泡，一般 2~3 次浸泡即可。

主要注意事项有：全身药浴易发生晕厥，故浴后要慢慢地从浴盆中起身，以免出现直立性低血压，造成一过性脑部缺血，眩晕。泡药浴时，出现轻度胸闷、口干等不适，可适当饮水或饮料。药浴时，室温不应低于20℃；局部药浴时，应注意全身保暖；冬季应避风，预防感冒。若有严重不适，应立即停止药浴。

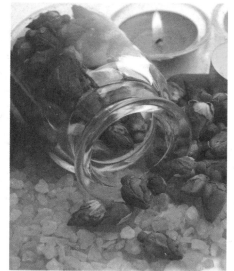

第二篇
经典药浴
——药浴治病一招灵

● 药浴，是用药液或含有药液水洗浴全身或局部的一种方法，利用水温热力以及药物本身的功效，通过对皮肤、经络、穴位的刺激和药物的经皮吸收到疏通经络、活血祛湿、保健养生的效果。

本篇列出了各种药浴方法，对每一种药浴的功效、主治病症、使用方法、使用禁忌都做了详尽的阐述。需要说明的是：对于某些药物的适用量，应根据个人具体情况来使用，或遵医嘱实行。

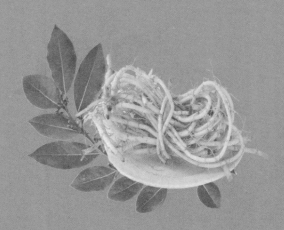

清热解毒

清热解毒药：凡能清热邪、解热毒，适用于治疗热毒病症的药物，就叫清热解毒药。热毒病症主要是指丹毒、斑疹、疮疡、喉痹、痢疾等，由于火热壅盛、郁结成毒的病症。

本节所介绍的药物都能清热解毒，但由于各药性能不同，所以在应用上又各有所长，在应用时必须做适当的选择。例如，连翘常用于热病见高热烦躁、口渴或发疹等症；而金银花用于疮疡肿毒、咽喉肿痛等症。

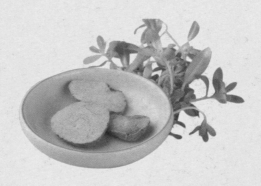

金银花浴

【科属分类】忍冬科。
【药材别称】忍冬、金银藤、银藤、二色花藤、二宝。
【主要产地】河南、山东、河北、湖南。
【性味归经】甘、寒。归肺、心、胃、大肠经。
【功能主治】清热解毒,凉散风热。
【处方用量】金银花100克。
【使用禁忌】脾胃虚寒及气虚者忌服。疮疡脓清者忌服。

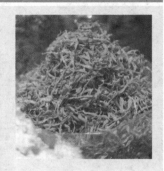

适用病症

【温病初期】
　　具有清热解毒、疏风解表作用,可用以温病初期,发热、微恶风寒、口微渴等症。

【痈疽疔毒】
　　用于痈疽疔毒、红肿疼痛等症,常与蒲公英、紫花地丁、野菊花等同用,能增强清热解毒作用。

【疫 痢】
　　具有清热解毒、凉血止痢作用,可用于疫毒侵袭肠胃,与气血搏结,痢下鲜紫脓血,壮热口渴,烦躁不安,甚至神昏谵语等症。

【赤 痢】
　　可用于因湿热中阻、损伤肠络脂膜,以致下痢脓血、血多于脓、腹痛、里急后重等症,具有良好的效果。

【暑热症】
　　具有清热解毒作用,能有效缓解暑热烦渴、咽喉肿痛的症状。

【预防乙脑、流脑】
　　可与连翘、大青根、芦根、甘草等同用。水煎代茶饮,每日1剂,连服3～5天。

药浴的使用方法

熏洗浴

（1）金银花 100 克。

（2）加水煎煮 30 分钟，熏洗患处，一般熏 30 分钟左右。

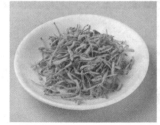
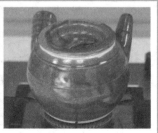

直接泡浴法

（1）金银花若干。

（2）把金银花放入热水中，泡浴时间 30 分钟。

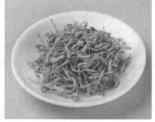
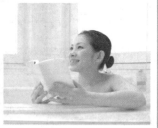

浓汁制作方法

（1）取金银花 100 克。

（2）把金银花放在容器当中。

（3）加水，容器中加入的水要浸没药材。

（4）药材浸泡后，加热至沸腾。

（5）保持药材沸腾 30 分钟。

（6）倒出金银花汁，依照上面的方法煎煮 2 ~ 3 次，待冷却后放入冰箱，下次用时再取出。

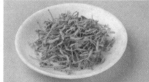
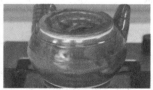
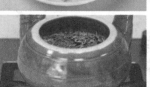
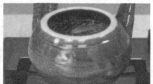
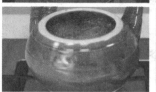
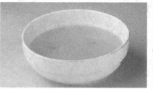

足浴

每日 1 次。每次 30 分钟。

坐浴

每日 2 次，每次 30 分钟。对于梅毒的二期有一定的效果。

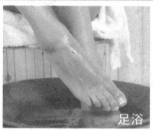
足浴

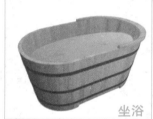
坐浴

穿心莲浴

【科属分类】爵床科。

【药材别称】一见喜、斩蛇剑、苦草、苦胆草。

【主要产地】广东、福建等。

【性味归经】味苦、性寒。归心、肺、大肠、膀胱经。

【功能主治】清热解毒，凉血，消肿，燥湿。

【处方用量】穿心莲100克。

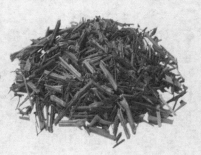

【适用病症】

1. **外感风热**：具有清热解毒的作用，对外感风邪所致的发热重、微恶风、有汗、咽喉红肿疼痛、咳嗽、痰黏或黄有良好的效果。

2. **泄泻**：能有效缓解湿热所致泄泻腹痛，泻下急迫，粪色黄褐，小便短黄。

3. **疮疖肿毒**：可用于各种疮痈肿毒。

4. **毒蛇咬伤**：取其鲜叶，配合七叶一枝花、白花蛇舌草，水煎服效果更佳。

5. **热淋**：有清热解毒、燥湿的功效，是治疗热淋的良药。

6. **咽喉炎**：穿心莲鲜品适量，嚼烂吞服，具有一定的疗效。

【使用方法】

1. **熏洗法**：取穿心莲100克，加水煎煮30分钟，趁热熏洗患处，一般为30分钟左右（制作方法参照第14页）。

2. **直接泡浴法**：取穿心莲若干，加入准备好的热水当中，使用者在含药的热水进行全身药浴，一般为30分钟（制作方法参照第14页）。

3. **浓汁制作方法**：制作方法参照第14页。

4. **浴足**：每日1次。每次30分钟。

【使用禁忌】

1. 不宜多服久服。

2. 脾胃虚寒者不宜用。

3. 穿心莲及其制剂口服较大剂量可致胃肠不适，食欲减退。

4. 以色绿、叶多者为佳。

大青叶、板蓝根浴

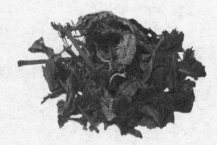

【科属分类】十字花科。

【药材别称】靛青根、蓝靛根、靛根、菘蓝、大蓝、马蓝。

【主要产地】河北、北京、黑龙江、甘肃。

【性味归经】苦、寒。归肝、胃经。

【功能主治】清热，解毒，凉血，利咽。

【处方用量】板蓝根100克。

【适用病症】

1. **流行性腮腺炎**：板蓝根煎水服用，连服 5 天，有一定的预防作用。

2. **丹毒痈肿**：两者具有清热、解毒、凉血的作用，药浴效果明显。

3. **流行性感冒**：板蓝根、羌活配合使用，煎汤，具有良好的效果。

4. **痘疹出不快**：两者可单独使用，也可配合食用。

5. **抗菌保健**：对一些致病菌，具有不同的抑制作用，从而保护家人健康。

6. **大头瘟**：鲜大青叶洗净，捣烂外敷患处。

7. **黄疸**：大青、茵陈、秦艽、天花粉各适量。水煎服。

8. **小儿赤痢**：将大青叶捣烂，取汁服用。

【使用方法】

1. **熏洗法**：取板蓝根 100 克，加水煎煮 30 分钟，趁热熏洗患处，一般为 30 分钟左右（制作方法参照第 14 页）。

2. **直接泡浴法**：取板蓝根或大青叶若干，加入准备好的热水当中，使用者在含药的热水进行全身药浴，一般为 30 分钟（制作方法参照第 14 页）。

3. **浓汁制作方法**：制作方法参照第 14 页。

4. **煎煮泡浴法**：直接把板蓝根加水煎煮 30 分钟，待水温合适后进行药浴。

【使用禁忌】

1. 板蓝根与大青叶来自同一种植物菘蓝。

2. 体虚而无实火热毒者忌服。

3. 板蓝根有利咽之长，而大青叶化斑之力胜于板蓝根。

4. 少年儿童应该避免大剂量，长期服用板蓝根。

贯众浴

【科属分类】鳞毛蕨科。

【药材别称】小金鸡尾、黄瓜香、野鸡膀子。

【主要产地】陕西、甘肃、河南、四川。

【性味归经】微寒、味苦。归肝、胃经。

【功能主治】清热解毒，凉血止血，杀虫。

【处方用量】贯众100克。

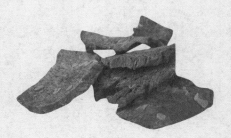

【适用病症】

1. **寄生虫病**：取其清热解毒、杀虫的功效，对于绦虫、蛔虫、钩虫等多种肠寄生虫病，有良好的效果。

2. **出血证**：贯众浴有凉血止血的功效，可用于吐血、便血、崩漏等出血证。

3. **血痢**：取贯众若干，煎酒服，具有一定的疗效。

4. **麻疹**：对于各种麻疹及麻疹的各个阶段均有可靠的疗效。

5. **妇科疾病**：对于阴道炎、宫颈炎、盆腔炎等妇科疾病，贯众浴具有较好的疗效。

6. **疟腮**：贯众浴有清热解毒之功效，对于疟腮有效。

【使用方法】

1. **熏洗法**：取贯众100克，加水煎煮30分钟，趁热熏洗患处，一般为30分钟左右（制作方法参照第14页）。

2. **直接泡浴法**：取贯众若干，加入准备好的热水当中，使用者在含药的热水进行全身药浴，一般为30分钟（制作方法参照第14页）。

3. **浓汁制作方法**：制作方法参照第14页。

4. **灌肠法**：加水煎煮30分钟，用3层纱布过滤，待水温适宜后进行治疗，此法须在医生指导下进行。

【使用禁忌】

1. 阴虚内热不宜。

2. 脾胃虚寒者不宜。

3. 孕妇慎用。

4. 用量大对视力有影响，有可能造成不可逆转的失明，所以杀虫慎用。

蒲公英浴

【科属分类】菊科。
【药材别称】蒲公草、尿床草、西洋蒲公英。
【主要产地】吉林、辽宁、内蒙古。
【性味归经】微苦、甘、寒。归肝、胃经。
【功能主治】清热解毒，消肿散结，利湿通淋。
【处方用量】蒲公英350克。

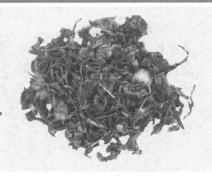

【适用病症】

1. **疗疮肿毒**：取其清热解毒，消肿散结功效，对于疗疮肿毒是最佳的药浴。

2. **乳痈初起**：对于乳痈初期，可与忍冬藤、生甘草等使用，效果极佳。

3. **急性结膜炎**：蒲公英配合菊花，薄荷等，煎服，有一定的疗效。

4. **目赤肿痛**：蒲公英尤擅清肝热，治疗肝热目赤肿痛有，配合汤剂效果更好。

5. **防病保健**：对于一些致病菌具有不同程度的抑制作用，可保护家人的健康。

6. **湿热黄疸**：蒲公英浴对祛除湿热黄疸具有明显得效果。

【使用方法】

1. **熏洗法**：取蒲公英 350 克，加水煎煮 30 分钟，趁热熏洗患处，一般为 30 分钟左右（制作方法参照第 14 页）。

2. **直接泡浴法**：取蒲公英若干，加入准备好的热水当中，使用者在含药的热水进行全身药浴，一般为 30 分钟（制作方法参照第 14 页）。

3. **浓汁制作方法**：可用于清洗双目（制作方法参照第 14 页）。

4. **浴足**：每日 2 次，每次 30 分钟，可用于湿热黄疸、热淋涩痛（制作方法参照第 14 页）。

【使用禁忌】

1. 阳虚外寒者忌用。
2. 脾胃虚弱者忌用。
3. 蒲公英用量过大，可致缓泻。
4. 蒲公英可生吃、炒食。

紫花地丁浴

【科属分类】董菜科。

【药材别称】紫地丁、兔耳草、辽董菜、羊角子。

【主要产地】西藏、青海及江浙地区。

【性味归经】味苦、微辛、性寒。归心、肝经。

【功能主治】清热解毒，凉血消肿。

【处方用量】紫花地丁20克。

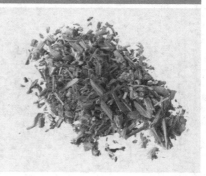

【适用病症】

1. **疔毒痈疮**：各种疔毒痈疮，红肿热痛者，可捣烂口服汁液，用药渣敷患处，以提高疗效。

2. **黄疸内热**：取其清热解毒的功效，可用紫花地丁研末，酒送下，有一定的疗效。

3. **毒蛇咬伤**：紫花地丁浴可治疗毒蛇咬伤，同时可将鲜品捣汁内服，用药渣敷患处，效果更好。

4. **喉痹肿痛**：取其若干，加酱少许，研成膏，点入喉部。

5. **防病保健**：对于一些致病菌具有不同程度的抑制作用，可保护家人的健康。

【使用方法】

1. **熏洗法**：取紫花地丁20克，加水煎煮30分钟，趁热熏洗患处，一般为30分钟左右（制作方法参照第14页）。

2. **直接泡浴法**：取紫花地丁若干，加入准备好的热水当中，使用者在含药的热水进行全身药浴，一般为30分钟（制作方法参照第14页）。

3. **浓汁制作方法**：可用于清洗双眼（制作方法参照第14页）。

4. **浴足**：每日1次，每次30分钟（制作方法参照第14页）。

【使用禁忌】

1. 体质虚寒者忌服。

2. 阴疽漫肿无头者忌服。

3. 以色黄绿、整齐、无杂质者为佳。

4. 同科植物白花地丁，使用时需鉴别清楚。

野菊花浴

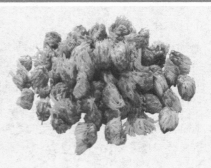

【科属分类】菊科。
【药材别称】野黄菊花、苦薏、山菊花、甘菊花。
【主要产地】吉林、辽宁、河北、河南、山西。
【性味归经】性微寒、味苦、辛。归肺、肝经。
【功能主治】清热解毒，疏风平肝。
【处方用量】野菊花200克。

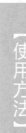

【适用病症】

1. **痈疽疔肿：** 取其清热解毒的功效，对痈疽疔疮疗效确切，也可以取鲜品敷患处，效果亦佳。

2. **皮肤病：** 可用于湿疹、皮肤瘙痒等症状，可配合苦参、白鲜皮，可提高疗效。

3. **咽喉肿痛：** 野菊花具有清热解毒、利咽止痛的功效，对于热毒上攻所致的咽喉肿痛，效果明显。

4. **妇科疾病：** 对宫颈炎、慢性盆腔炎、外生殖器瘙痒等证，具有一定的效果。

5. **防病保健：** 对于很多致病菌具有抑制的作用，是居家首选的药浴。

【使用方法】

1. **熏洗法：** 取野菊花200克，加水煎煮30分钟，趁热熏洗患处，一般为30分钟左右（制作方法参照第14页）。

2. **直接泡浴法：** 取野菊花若干，加入准备好的热水当中，使用者在含药热水进行全身药浴，一般为30分钟（制作方法参照第14页）。

3. **浓汁制作方法：**（制作方法参照第14页）。

4. **坐浴：** 每日2次，每次30分钟，可用于外阴瘙痒（制作方法参照第14页）。

【使用禁忌】

1. 野菊花性微寒，长期服用或用量过大，可伤脾胃阳气。

2. 脾胃虚寒者不宜用。

3. 孕妇不宜用。

4. 一种称为菊花脑的野菊，其嫩茎叶可凉拌、炒肉。

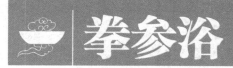

拳参浴

【科属分类】蓼科。
【药材别称】紫参、山虾、草河车、倒根草。
【主要产地】辽宁、内蒙古、河北、山西。
【性味归经】味苦、凉。归肺、肝、大肠经。
【功能主治】清热解毒,凉血止血,镇肝息风。
【处方用量】拳参30克。

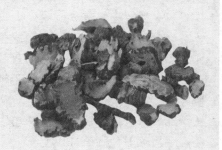

【适用病症】

　　1. **赤痢脓血,湿热泄泻**:取其清热解毒,凉血止血的功效,对赤痢、泄泻有一定的疗效。

　　2. **痈肿疮毒**:拳参不仅可治疗各种痈肿,而且对瘰疬有很好的效果,药浴后可将拳参捣烂敷患处,效果显著。

　　3. **热病抽搐**:拳参有镇惊息风之功效,与钩藤、全蝎配合使用,治热病高热神昏,惊痫抽搐。

　　4. **毒蛇咬伤**:拳参能清热解毒,消肿散结,在药浴后,可将拳参捣烂敷于患处。

　　5. **防病保健**:对于多种致病菌具有抑制作用,可保护家人健康。

【使用方法】

　　1. **熏洗法**:取拳参 30 克,加水煎煮 30 分钟,趁热熏洗患处,一般为30 分钟左右（制作方法参照第 14 页）。

　　2. **浓汁制作方法**:（制作方法参照第 14 页）。

　　3. **坐浴**:每日 2 次,每次 30 分钟,可用于赤痢脓血、湿热泻痢（制作方法参照第 14 页）。

　　4. **足浴**:每日 1 次,每次 30 分钟（制作方法参照第 14 页）。

【使用禁忌】

　　1. 无实火热毒者不宜。

　　2. 阴证外疡忌服。

　　3. 在药材商品中,拳参习称"草河车"或"重楼",但"草河车""重楼"又为重楼的异名,应注意区别。

　　4. 拳参以粗大、坚硬、断面浅棕红色者为佳。

鱼腥草浴

【科属分类】三白草科。

【药材别称】岑草、臭草、折耳根、野花麦。

【主要产地】陕西、甘肃及长江流域以南地区。

【性味归经】性微寒、味苦。归肺经、膀胱、大肠经。

【功能主治】清热解毒，排脓消痈，利尿通淋。

【处方用量】鱼腥草100克。

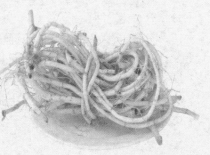

【适用病症】

1. **痈肿疮毒**：取其清热解毒；排脓消痈功效，药浴后将鲜品捣烂外敷患处，效果极佳。

2. **肺痈**：鱼腥草是治疗肺痈咳吐脓血的要药，可与桔梗、芦根等同用，以加强清热解毒，消肿 排脓作用。

3. **淋证**：鱼腥草清热解毒、利尿通淋的功效，可治疗湿热淋证。

4. **流行性腮腺炎**：新鲜鱼腥草适量，捣烂外敷患处。

5. **防病保健**：对于一些致病菌具有抑制作用，可保护家人的健康。

6. **皮肤病**：鱼腥草浴有清热消肿、除痱止痒的功效，对于多种皮肤病均有较好的效果。

【使用方法】

1. **熏洗法**：取鱼腥草100克，加水煎煮30分钟，趁热熏洗患处，一般为30分钟左右（制作方法参照第14页）。

2. **浓汁制作方法**：本方法是一次性取鱼腥草浓汁若干，每次使用时时将其加入热水中进行药浴（制作方法参照第14页）。

3. **足浴**：每日1次，每次30分钟（制作方法参照第14页）。

4. **直接泡浴法**：取鱼腥草若干，加入准备好的热水当中，使用者在含药的热水进行全身药浴，一般为30分钟（制作方法参照第14页）。

【使用禁忌】

1. 虚寒症者忌服。

2. 阴性外疡者忌服。

3. 鱼腥草不能多食。

4. 鱼腥草不宜久煎。

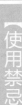

败酱草浴

【科属分类】菊科。

【药材别称】苦菜、节托莲、小苦麦菜、败酱。

【主要产地】福建、江苏、浙江、湖北。

【性味归经】味辛、苦、微寒。归肝、胃、大肠经。

【功能主治】清热解毒，凉血，消痈排脓，祛瘀止痛。

【处方用量】败酱草100克。

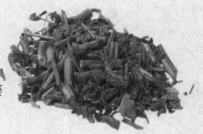

【适用病症】

1. **热毒疮疔**：取其清热解毒、凉血、消痈排脓的功效，药浴后把鲜品捣烂外敷于患处，效果更佳。

2. **痈肿**：对于肠痈、肺痈等各种痈肿导致的疾病，可分别配以红藤、薏苡仁等，效果更好。

3. **新生儿红斑**：败酱草有消痈排脓，祛瘀止痛的功效，对其具有一定的治疗效果。

4. **产后腹痛**：对于产后淤血，腹中刺痛，可配合红花、山楂等药，疗效显著。

【使用方法】

1. **直接泡浴法**：取败酱草 200 克，加入准备好的热水当中，使用者在含药的热水进行全身药浴，一般为 30 分钟（制作方法参照第 14 页）。

2. **熏洗法**：取败酱草若干，加水煎煮 30 分钟，趁热熏洗患处，一般为 30 分钟左右（制作方法参照第 14 页）。

3. **浓汁制作方法**：制作方法参照第 14 页。

4. **新生儿红斑浴**：败酱草 60 克，加水 2500 毫升，煮沸 5 分钟后倒入小儿洗澡的盆里，将患儿浸泡至药液内 5 分钟，每日 1 次。

【使用禁忌】

1. 脾胃虚弱者慎用。

2. 泄泻不食之症忌服。

3. 阴性外疡者忌服。

马齿苋浴

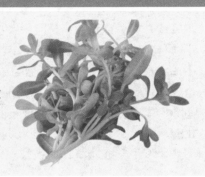

【科属分类】马齿苋科

【药材别称】马生菜、五行草、长命菜、五方草。

【主要产地】我国南北各地均产。

【性味归经】性寒、味甘、酸。入心、肝、脾、大肠经。

【功能主治】清热解毒，利水去湿，散血消肿。

【处方用量】马齿苋20克。

【适用病症】

1. **痈肿疮疡**：取其清热解毒、散血消肿的功效，对于热毒疮疡有显著疗效，可同时取鲜品捣烂敷于患处，效果更佳。

2. **湿热下痢**：马齿苋具有清热解毒，凉血止血之功，为治痢疾的常用药物。

3. **崩漏便血**：马齿苋有清热凉血止血之效，对血热妄行、崩漏下血有一定的效果。

4. **热淋血淋**：单用或配其他止血通淋药，效果更好。

5. **防病保健**：对痢疾杆菌、伤寒杆菌和大肠杆菌有较强的抑制作用，可用于各种炎症的辅助治疗。

【使用方法】

1. **熏洗法**：取马齿苋20克，加水煎煮30分钟，趁热熏洗患处，一般为30分钟左右（制作方法参照第14页）。

2. **直接泡浴法**：取马齿苋若干，加入准备好的热水当中，使用者在含药的热水进行全身药浴，一般为30分钟（制作方法参照第14页）。

3. **浓汁制作方法**：制作方法参照第14页。

4. **坐浴**：每日2次，每次30分钟。可用于生殖泌尿系统疾病，如湿热下痢、痔疮出血等（制作方法参照第14页）。

【使用禁忌】

1. 脾胃虚寒者忌服。

2. 肠滑作泄者忌服。

3. 孕妇忌服。

4. 不宜与甲鱼同食，否则会导致消化不良、食物中毒等症。

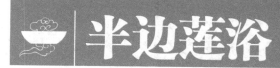

半边莲浴

【科属分类】桔梗科。

【药材别称】急解索、细米草、蛇舌草、半边花。

【主要产地】江苏、安徽、浙江、江西。

【性味归经】味甘、性平。归心经、肺经、小肠经。

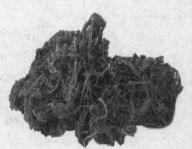

【功能主治】清热解毒，利水消肿。

【处方用量】半边莲100克。

【适用病症】

1. **毒蛇咬伤**：半边莲浴有清热解毒的功效，善治毒蛇咬伤，可单味煎服或鲜品捣汁加酒服；若与黄芩、黄连等清热解毒药同用，则疗效更佳。

2. **痈肿疔疮**：取其鲜品适量捣烂，敷患处，具有一定的疗效。

3. **湿热泄泻**：取其清热解毒、利水消肿的功效，半边莲适量，水煎服，对其有一定的效果。

4. **乳腺炎**：鲜半边莲适量，捣烂敷患处，效果确切。

5. **黄疸，小便不利**：半边莲味甘性平，具有利水消肿的功效，可配合白茅根水煎服使用。

【使用方法】

1. **直接泡浴法**：取半边莲100克，加入准备好的热水当中，使用者在含药的热水进行全身药浴，一般为30分钟（制作方法参照第14页）。

2. **浓汁制作方法**：本方法是一次性取半边莲浓汁若干，每次使用时时将其加入热水中进行药浴（制作方法参照第14页）。

3. **熏洗法**：取地锦草若干，加水煎煮30分钟，趁热熏洗患处，一般为30分钟左右。对于乳房肿痛，同时用力按摩乳房（制作方法参照第14页）。

【使用禁忌】

1. 虚证水肿者禁服。

2. 口服可引起呕吐。

3. 半边莲与半枝莲用时，应注意区分清楚。

四季青浴

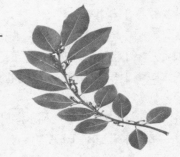

【科属分类】冬青科。

【药材别称】红冬青、油叶树、树顶子、一口血。

【主要产地】江苏、浙江、广东、广西。

【性味归经】苦、涩、寒。归肺经、心经。

【功能主治】清热解毒，生肌敛疮，活血止血。

【处方用量】四季青250克。

【适用病症】

1. **水火烫伤**：四季青浴有清热解毒凉血，敛疮之功，用于水火烫伤。在用四季青浴冲洗后，可将四季青鲜品捣烂，与麻油调敷，外敷患处，效果更佳。

2. **外伤出血**：四季青浴有收敛止血之效。用于外伤出血，可将鲜叶捣烂，外敷伤口，疗效显著。

3. **肺热咳嗽，咽喉肿痛**：四季青浴有清泻肺火而解热毒。用于肺火上壅致咳嗽、咽痛，以及风热感冒。

4. **下肢溃烂**：可用四季青干叶研成细粉，用麻油调涂患处，疗效更佳。

【使用方法】

1. **熏洗法**：取四季青 250 克，加水煎煮 30 分钟，趁热熏洗患处，一般为 30 分钟左右（制作方法参照第 14 页）。

2. **直接泡浴法**：取四季青若干，加入准备好的热水当中，使用者在含药的热水进行全身药浴，一般为 30 分钟（制作方法参照第 14 页）。

3. **浓汁制作方法**：制作方法参照第 14 页。

4. **坐浴**：每日 2 次，每次 30 分钟（制作方法参照第 14 页）。

【使用禁忌】

1. 四季青煎剂内服可引起轻度恶心和食欲减退。

2. 四季青涂布于早期烧伤创面也可有持续 5 ~ 10 分钟的一过性疼痛。

3. 四季青药液用于烫伤时，应加入纯净水稀释后，大量冲洗患处。

红藤浴

【科属分类】木通科。

【药材别称】血藤、红皮藤、千年健、大活血、血通。

【主要产地】陕西、四川、贵州、湖北。

【性味归经】味苦、性平。归大肠经、肝经。

【功能主治】清热解毒，活血，祛风止痛。

【处方用量】红藤60克。

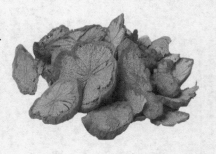

【适用病症】

1 **热毒疮疡**：红藤浴具有清热解毒，活血的功效，可治疗各种原因引起的疮疡肿毒。

2. **肠痈**：红藤是治疗肠痈的要药，红藤可配合紫花地丁使用，效果更佳。

3. **风湿筋骨疼痛**：取其清热解毒、祛风止痛的功效，可水煎服使用。

4. **妇科疾病**：红藤浴既能活血，又能祛风止痛，对于血崩、血虚经闭等妇科病有很好的疗效。

5. **跌打损伤**：红藤配合骨碎补使用，捣烂敷伤处。

【使用方法】

1. **直接泡浴法**：取红藤 60 克，加入准备好的热水当中，使用者在含药的热水进行全身药浴，一般为 30 分钟（制作方法参照第 14 页）。

2. **浓汁制作方法**：制作方法参照第 14 页。

3. **熏洗法**：取红藤若干，加水煎煮 30 分钟，趁热熏洗患处，一般为 30 分钟左右（制作方法参照第 14 页）。

4. **酊浴**：加入白酒当中浸泡 2 周以上，适量涂抹后，再按摩跌打损伤处。

【使用禁忌】

1. 孕妇不宜多用。

2. 红藤使用时，应与鸡血藤鉴别清楚。

3. 夏秋季采收藤茎应除去枝叶入药。

清热燥湿

清热燥热药：本类药物药性苦寒，清热之中燥湿力强，称为清热燥湿药。清热燥湿药用于湿热内蕴或湿邪化热的症状，如心烦口苦、小便短赤、泄泻、痢疾、黄疸、关节肿痛等病症。因湿热所侵机体部位的不同，临床症状各有所异：如湿温或暑温夹湿、湿热蕴结、气机不畅，则症见身热不扬、胸脘痞闷、小便短赤、舌苔黄腻；如湿热蕴结脾胃、升降失常，则症见脘腹胀满、呕吐、泻痢等。

清热燥湿药一般不适用于津液亏耗或脾胃虚弱等证，如需使用，亦应分别配伍养阴或益胃药同用。

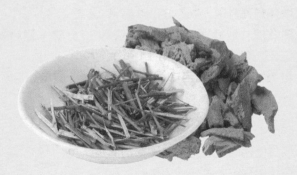

重楼浴

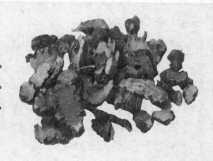

【科属分类】百合科。
【药材别称】华重楼、七叶楼、草河车。
【主要产地】江苏、浙江、福建、江西、安徽。
【性味归经】苦、凉、有小毒。入心经、肝经。
【功能主治】清热解毒，平喘止咳，熄风定惊。
【处方用量】重楼60克。

【适用病症】

1. **痈疮疗毒**：取其清热解毒、消肿止痛的功效，在药浴的同时，将其研成粉末，加入醋调成糊状，外敷于患处，效果极佳。

2. **毒蛇咬伤**：将重楼鲜根捣烂，外敷于患处。重楼是治疗毒蛇咬伤的要药，对毒蛇咬伤效果显著。

3. **小儿胎风，手足搐搦**：重楼研末，冷水服下，可有效缓解小儿惊风的各种症状。

4. **跌打损伤**：取其根水煎服，药渣同酒糟捣烂外敷于患处。

5. **脱肛**：重楼适量，用醋磨汁，外涂患部。

6. **防病保健**：对于一些致病菌有抑制作用，经常使用，有益健康。

【使用方法】

1. **直接泡浴法**：取重楼60克，加入准备好的热水当中，使用者在含药的热水进行全身药浴，一般为30分钟（制作方法参照第14页）。

2. **浓汁制作方法**：制作方法参照第14页。

3. **熏洗法**：取重楼若干，加水煎煮30分钟，趁热熏洗患处，一般为30分钟左右（制作方法参照第14页）。

4. **酊浴**：取重楼60克，加入白酒当中浸泡1周以上，适量涂抹后，再按摩跌打损伤处。

【使用禁忌】

1. 体虚者忌服。
2. 无实火热毒者忌服。
3. 阴证外疡忌服。
4. 孕妇忌服。

黄连浴

【科属分类】毛茛科。

【药材别称】王连、支连、川连、味连、鸡爪连。

【主要产地】四川、湖北、贵州、陕西。

【性味归经】苦、寒。归心、胃、肝、大肠经。

【功能主治】清热燥湿，泻火解毒。

【处方用量】黄连100克。

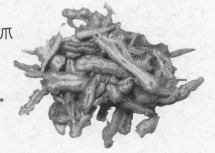

【适用病症】

1. **热毒疮疡**：黄连浴既能清热燥湿，又能泻火解毒，是治疗热毒疮疡的良药。可配合赤芍、牡丹皮等来提高疗效。

2. **呕吐、泻痢**：用于湿热内蕴、肠胃湿热导致的呕吐、泻痢，是治疗湿热泻痢的要药。

3. **温病高热、口渴烦躁**：黄连浴可泻火解毒，对于温病高热、心火亢盛等，具有一定的效果，可同时口服黄连汤剂。

4. **耳目肿痛**：取其清热燥湿，泻火解毒的功效，用黄连浴洗双眼。

5. **火烫伤**：黄连研末，调茶油搽之。

6. **防病保健**：对于一些致病菌有抑制作用，可保护家人健康。

【使用方法】

1. **熏洗法**：取黄连 10 克，加水煎煮 30 分钟，趁热熏洗患处，一般为 30 分钟左右可用于耳道流脓、疔毒（制作方法参照第 14 页）。

2. **直接泡浴法**：取黄连 10 克，加入准备好的温水当中，使用者在含药的水中进行全身药浴，一般为 30 分钟（制作方法参照第 14 页）。

3. **浓汁制作方法**：制作方法参照第 14 页。

4. **洗眼浴**：用 3 层纱布过滤黄连浓汁，清洗双目，每次 10 分钟。

【使用禁忌】

1. 脾胃虚寒者忌用。

2. 阴虚津伤者慎用。

3. 五更肾泻者慎服

4. 黄连不可与菊花、芫花、白鲜皮等同用。

龙胆草浴

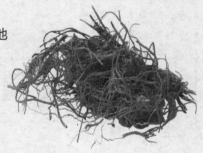

【科属分类】龙胆科。

【药材别称】四叶胆、草龙胆、苦龙胆草、地胆草。

【主要产地】内蒙古、河北、陕西。

【性味归经】味苦、性寒。归肝、胆、膀胱经。

【功能主治】清热燥湿，泻肝定惊。

【处方用量】龙胆草150克。

【适用病症】

1. **热痢**：龙胆草浴有清热燥湿的功效，可配合木棉花、红猪母菜等来提高疗效。

2. **目赤肿痛**：龙胆草水煎，取渣捶烂敷眼，具有一定的效果。

3. **惊厥抽搐**：可用于高热等原因引起的惊厥、手足抽搐等症。

4. **泌尿生殖系统疾病**：龙胆草浴既能清热燥湿、又能泻肝定惊，对于急性膀胱炎、阴道炎、急性肾盂肾炎有很好的治疗效果。

5. **湿热黄疸**。

6. **肝胆实火上炎证**：龙胆草浴苦寒沉降，能泻肝胆实火，对其导致的头痛目赤、胁痛口苦、耳聋、耳肿具有很好的效果。

【使用方法】

1. **熏洗法**：取龙胆草150克，加水煎煮30分钟，趁热熏洗患处，一般为30分钟（制作方法参照第14页）。

2. **直接泡浴法**：取龙胆草若干，加入准备好的热水当中，使用者在含药的热水中进行全身药浴，一般为30分钟（制作方法参照第14页）。

3. **浓汁制作方法**：制作方法参照第14页。

4. **坐浴**：每日2次，每次30分钟，可用于泌尿生殖系统疾病（制作方法参照第14页）。

【使用禁忌】

1. 脾胃虚弱作泄者忌服。

2. 无湿热实火者忌服。

3. 勿空腹服用。

4. 阴虚津伤者忌服。

秦皮浴

【科属分类】木樨科。
【药材别称】梣木、苦枥木、石檀、樊鸡木。
【主要产地】辽宁、吉林、河北、河南。
【性味归经】味苦、性寒。归肝、胆、大肠经。
【功能主治】清热燥湿，清肝明目，收涩止痢。
【处方用量】秦皮60克。

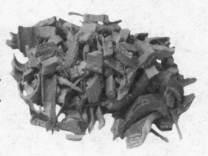

【适用病症】

1. **热毒泻痢**：取其清热燥湿，收涩止痢的功效，对热毒有很好的疗效，可配合白头翁、黄檗等使用，效果更佳。

2. **赤眼及眼睛上疮**：秦皮浴能既能清热燥湿，又能清肝明目，可用其清洗双眼。

3. **妇人赤白带下，血崩不止**：秦皮浴对妇科疾病效果很好，同时可配合丹皮、当归来提高疗效。

4. **睑腺炎，大便干燥**：秦皮配合大黄使用，水煎服。

5. **男性不育**：对于男子少精、精子活力不足导致的不育有一定的治疗作用。

【使用方法】

1. **熏洗法**：取秦皮60克，加水煎煮30分钟，趁热熏洗患处，一般为30分钟（制作方法参照第14页）。

2. **浓汁制作方法**：可用浓汁清洗双眼（制作方法参照第14页）。

3. **直接泡浴法**：取秦皮若干，加入准备好的热水当中，使用者在含药的热水中进行全身药浴，一般为30分钟（制作方法参照第14页）。

4. **坐浴**：每日2次，每次30分钟，可用于妇科疾病（制作方法参照第14页）。

【使用禁忌】

1. 脾胃虚寒者忌服。

2. 用时，应与水曲柳的树皮区分清楚。

3. 以条长、外皮薄、光滑者为佳。

苦参浴

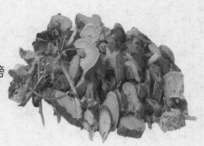

【科属分类】豆科。

【药材别称】地槐、好汉枝、山槐子、野槐。

【主要产地】全国各地均产。

【性味归经】味苦、性寒。肝、肾、大肠、膀胱经。

【功能主治】清热燥湿，杀虫，利尿。

【处方用量】苦参60克。

【适用病症】

1. **湿疹疥癣**：苦参浴能够清除下焦湿热，并且杀虫止痒，对湿疹疥癣引起的皮肤瘙痒有很好的缓解作用。

2. **小便不利**：苦参浴可治疗各种原因引起的小便不利，灼热涩痛。尤其对妇女因妊娠而引起的小便不利有较好的疗效。

3. **带下阴痒**：取其清热燥湿、杀虫、利尿的功效，对湿热所致的妇女带下色黄，以及男性阴肿，阴痒均有很好的治疗作用。

4. **湿热泻痢**：苦参浴对胃肠湿热所致的泻痢具有一定的疗效。

5. **血痢不止**：苦参炒焦为末，制丸服，有良效。

【使用方法】

1. **直接泡浴法**：将苦参60克，放入到水中煎煮30分钟，使用者在含药的热水中进行全身药浴，一般为30分钟（制作方法参照第14页）。

2. **熏洗法**：取苦参若干，加水煎煮30分钟，趁热熏洗患处，一般为30分钟（制作方法参照第14页）。

3. **坐浴**：每日2次，每次30分钟。治疗妇科带下瘙痒、湿热泻痢和各种便血疾病（制作方法参照第14页）。

4. **浓汁制作方法**：制作方法参照第14页。

【使用禁忌】

1. 脾胃虚寒者忌服。

2. 肾虚无热者忌服。

3. 苦参不可与藜芦、贝母、漏芦、菟丝子同时使用。

4. 苦参有小毒，用量不宜过大。

白鲜皮浴

【科属分类】芸香科。
【药材别称】白鲜皮、八股牛、山牡丹、羊鲜草。
【主要产地】河北、山东、江苏、山西。
【性味归经】苦、咸、寒。归脾、肺、小肠、胃、膀胱经。
【功能主治】祛风，燥湿，清热，解毒，止痒。
【处方用量】白鲜皮60克。

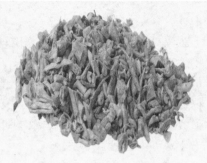

【适用病症】

1. **风湿热痹**：取其清热燥湿、祛风通痹的功效，对于湿热引起的肌肉、关节红肿热痛者有一定的效果。

2. **湿热黄疸**：白鲜皮浴能清热燥湿，可治疗湿热蕴蒸导致的黄疸、尿赤。

3. **湿热所致皮肤病**：有清热燥湿、止痒的功效，对于肌肤溃烂、疮毒、湿疹、风疹等有确切的效果。

4. **急性肝炎**：白鲜皮浴有祛风、燥湿、清热、解毒的功效，可配合茵陈、栀子等同时使用。

【使用方法】

1. **直接泡浴法**：将白鲜皮60克，放入到水中煎煮30分钟，使用者在含药的热水中进行全身药浴，一般为30分钟（制作方法参照第14页）。

2. **浓汁制作方法**：本方法是一次性取白鲜皮浓汁若干，每次使用时时将其加入热水中进行药浴（制作方法参照第14页）。

3. **熏洗法**：取白鲜皮若干，加水煎煮30分钟，趁热熏洗患处，一般为30分钟（制作方法参照第14页）。

【使用禁忌】

1. 白鲜皮属于寒性类药物，脾胃虚寒者会有腹胀、不消化等不良反应，所以以脾胃虚寒者慎用。

2. 不可与螵蛸、桔梗、茯苓、萆薢同用。

3. 与品锦鸡儿是两种不同的药，用时要区分清楚。

椿皮浴

【科属分类】苦木科。

【药材别称】臭椿、椿根皮、樗白皮、樗根皮。

【主要产地】河南、山东、辽宁、山东。

【性味归经】苦、涩、寒。归大肠、胃、肝经。

【功能主治】清热燥湿，收涩止带，止泻，止血。

【处方用量】椿皮160克。

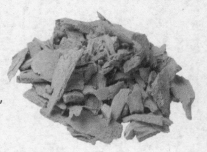

【适用病症】

1. **赤白带下**：椿皮浴苦可燥湿，寒以清热，涩能收敛。既可清热燥湿，又能收敛止带，为止带之常用药物。对于湿热下注，带脉失约而致赤白带下者，具有一定的疗效。

2. **久泻久痢，湿热泻痢**：取其收涩止泻，清热燥湿的功效，对于久泻久痢，湿热泻痢效果明显。

3. **崩漏经多**：椿皮浴能收敛止血，因其性寒，对于血热崩漏、便血者、治崩漏、月经过多者有一定的效果。

4. **蛔虫腹痛**：椿皮浴有杀虫功效，对于蛔虫腹痛有效。

5. **疥癣**：对疥癣具有一定的疗效。

【使用方法】

1. **直接泡浴法**：将椿皮60克，放入到水中煎煮30分钟，使用者在含药的热水中进行全身药浴，一般为30分钟（制作方法参照第14页）。

2. **足浴**：每日1次，每次10分钟。（制作方法参照第14页）。

3. **坐浴**：每日2次，每次30分钟（制作方法参照第14页）。

4. **灌肠法**：椿皮加热煮30分钟，用3层纱布过滤，待水温合适后再进行灌肠，须在医生指导下进行。

【使用禁忌】

1. 脾胃虚寒者慎用。

2. 臭椿与香椿容易混淆，用时要加以区分。

3. 灌肠浴会引起不适，须在医生指导下进行。

解表

解毒药：凡能疏肌解表、促使发汗，用以发散表邪、解除表证的药物，称为解表或发表药。所谓表证，就是指病在浅表。多见于外感初期，肺部受邪，症状有恶寒、发热头痛、无汗或有汗、鼻塞、咳嗽、苔薄白、脉浮等。相当于现代医学的上呼吸道感染及传染病初期的症状。解表药一般都具有发汗的功效，通过发汗而达到发散表邪，以解除表证的目的。部分药物兼有利尿消肿、止咳平喘、透疹和止痛等作用。解表药虽有辛散发汗之共性，但其性质又有温、凉不同，所以用以治疗表证时必须注意辨证准确，分清表寒证或是表热证。

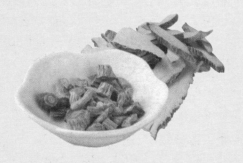

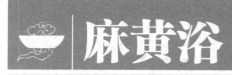

麻黄浴

【科属分类】麻黄科。

【药材别称】龙沙、狗骨、卑相、卑盐、色道麻。

【主要产地】吉林、辽宁、陕西、新疆、河南。

【性味归经】辛、微苦、温。归肺、膀胱经。

【功能主治】发汗散寒，宣肺平喘，利水消肿。

【处方用量】麻黄60克。

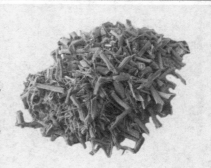

【适用病症】

1. **外感风寒**：可治疗由风寒邪气导致的恶寒发热、头身疼痛、无汗等症。麻黄有发汗解表的功效，常与桂枝配合使用，以提高疗效。

2. **哮喘**：麻黄能宣肺，平喘咳，可用于治疗各种原因引起的哮喘，其内服的平喘效果是最为显著的，辅助于药浴的治疗能起到事半功倍的效果。

3. **水肿**：取其发汗利水的作用以消水肿，常配生姜、白术等同用。

4. **冻疮**：麻黄、附子等制成酊剂，用棉签蘸药涂在患处，效果显著，但使用前应咨询有关医师。

5. **胃肠疾病**：对上消化道出血、泄泻、便秘均有一定的效果。

6. **冻伤**：麻黄浴对冻疮的效果明显。

【使用方法】

1. **直接泡浴法**：将麻黄 60 克，放入到水中煎煮 30 分钟，使用者在含药的热水中进行全身药浴，一般为 30 分钟（制作方法参照第 14 页）。

2. **浓汁制作方法**：本方法是一次性取麻黄浓汁若干，每次使用时将其加入热水中进行药浴（制作方法参照第 14 页）。

3. **熏洗法**：取麻黄若干，加水煎煮 30 分钟，趁热熏洗患处，一般为 30 分钟（制作方法参照第 14 页）。

4. **坐浴**：每日 1 次，每次 30 分钟（制作方法参照第 14 页）。

【使用禁忌】

1. 麻黄发汗力较强，故表虚自汗及阴虚盗汗慎用。

2. 由于肾不纳气的虚喘者均应慎用。

3. 麻黄能兴奋中枢神经，多汗、失眠患者慎用。

4. 麻黄不可与辛夷、石韦同用。

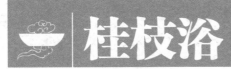 桂枝浴

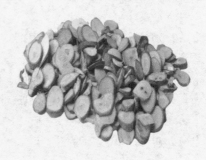

【科属分类】樟科。
【药材别称】柳桂。
【主要产地】福建、台湾、海南、广东。
【性味归经】辛、甘、温。归心、肺、膀胱经。
【功能主治】发汗解肌，温经通脉，散寒止痛。
【处方用量】桂枝100克。

【适用病症】

1.**寒凝血滞诸痛证**：桂枝有温通经脉，散寒止痛之效。对脘腹冷痛、产后腹痛、肩臂疼痛，可配合不同的药物来提高疗效。

2.**风寒感冒**：桂枝有发汗解肌，外散风寒之功。常与麻黄同用，以开宣肺气，发散风寒。

3.**心悸**：桂枝能助心阳，通血脉，止悸动。

4.**防病保健**：对流感病毒、大肠杆菌等有较强抑制作用。

5.**水肿、小便不利**：对膀胱气化不行以致水肿、小便不利者，桂枝浴有一定的疗效。

6.**颈椎病**：桂枝可配合白芍、甘草、生姜、大枣等共同使用，具有一定的疗效。

【使用方法】

1.**直接泡浴法**：将桂枝50克，放入到水中煎煮30分钟，使用者在含药的热水中进行全身药浴，一般为30分钟（制作方法参照第14页）。

2.**浓汁制作方法**：本方法是一次性取桂枝浓汁若干，每次使用时将其加入热水中进行药浴（制作方法参照第14页）。

3.**精油制备**：进行药浴的同时在局部擦精油，效果更佳。

【使用禁忌】

1.桂枝辛温助热，易伤阴动血，凡温热病及阴虚阳盛、血热妄行者忌用。

2.孕妇胎热忌用。

3.产后风湿伴有多汗等情形均忌用。

4.月经过多者慎用。

香薷浴

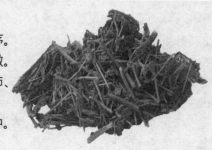

【科属分类】唇形科。

【药材别称】香绒、香草、石香茅、紫花香茅。

【主要产地】辽宁、河北、山东、河南、安徽。

【性味归经】味辛、甘、性温，无毒。归肺、胃、脾经。

【功能主治】发汗解表，化湿和中，利水消肿。

【处方用量】香薷20克。

【适用病症】

1. **水肿**：香薷具有化湿和中，利水消肿的作用，可用于脚气水肿者。

2. **伤暑**：由于暑天因乘凉、或生冷不节，以致头痛发热、干呕、四肢发冷等症状，香薷浴可发汗解表，化湿和中，因此是治疗伤暑证的最佳选择。

3. **鼻血不止**：香薷研末，水冲服。

4. **小便不利**：取其利水消肿的功效，患者使用香薷浴后可起到通利小便的作用。

5. **防病保健**：对于一些致病菌具有抑制作用，可保护家人健康。

6. **心烦胁痛**：用香薷捣汁服用。

【使用方法】

1. **直接泡浴法**：将香薷 20 克，放入到水中煎煮 30 分钟，使用者在含药的热水中进行全身药浴，一般为 30 分钟（制作方法参照第 14 页）。

2. **浓汁制作方法**：制作方法参照第 14 页。

3. **足浴**：每日 1 次，每次 30 分钟。可用于脚气水肿（制作方法参照第 14 页）。

4. **坐浴**：每日 1 次，每次 30 分钟，可用于小便不利（制作方法参照第 14 页）。

【使用禁忌】

1. 火盛气虚忌用。

2. 阴虚有热者忌用。

3. 阳暑证忌用。

4. 身体虚弱、表虚有汗忌用。

荆芥浴

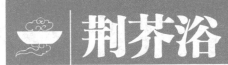

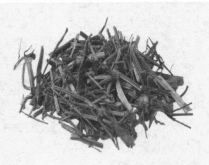

【科属分类】唇形科。

【药材别称】鼠蓂、姜荠、四棱杆蒿、假苏。

【主要产地】河南、安徽、江苏、浙江、江西。

【性味归经】味辛、微苦、性微温。入肺、肝经。

【功能主治】解表散风，透疹，消疮，止血。

【处方用量】荆芥50克。

【适用病症】

1. **外感表证**：荆芥浴长于发表散风，对于外感表证，无论风寒、风热或寒热不明显者，均可广泛使用。

2. **疮疡初起兼有表证**：取其解表散风、消疮的功效，在疮疡初起效果明显。但是配置复方药浴须在医生的指导下方可使用。

3. **出血证**：对于吐血、便血、崩漏等多种出血证有一定的疗效，同时可配合升麻、槐花炭等使用。

4. **风疹瘙痒**：可取净荆芥碾为细面，均匀地撒布患处，然后用手掌反复的揉搓。

5. **麻疹不透**：荆芥可配合蝉蜕、薄荷同时使用。

【使用方法】

1. **直接泡浴法**：将荆芥 60 克，放入到水中煎煮 30 分钟，使用者在含药的热水中进行全身药浴，一般为 30 分钟（制作方法参照第 14 页）。

2. **浓汁制作方法**：本方法是一次性取荆芥浓汁若干，每次使用时时将其加入热水中进行药浴（制作方法参照第 14 页）。

3. **精油制备**：进行药浴的同时在局部擦精油，效果更佳。

【使用禁忌】

1. 表虚自汗者忌服。
2. 阴虚火旺者忌服。
3. 荆芥不宜久煎，防止有效成分被破坏。
4. 不可与驴肉共同使用。

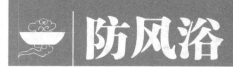

防风浴

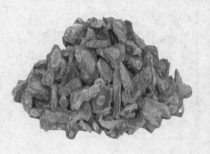

【科属分类】伞形科。

【药材别称】铜芸、回云、回草、百枝、百种。

【主要产地】陕西、甘肃、宁夏、山东。

【性味归经】味辛、甘、性微温。归膀胱、肺、脾、肝经。

【功能主治】祛风解表，胜湿止痛，解痉，止痒。

【处方用量】防风60克。

【适用病症】

1. **风湿痹痛**：防风浴既能祛风解表，又能胜湿止痛，与桂枝、羌活等配伍可提高疗效。

2. **肺寒咳嗽**：取其祛风解表、胜湿止痛的功效，配合五味子、半夏共奏温肺化痰、止咳的功效。

3. **外感表证**：用于感受风寒所致的头痛、身疼、恶寒等证，或属风热壅盛，目赤肿痛之证，疗效显著。

4. **破伤风**：防风浴有祛风止痉的功效，或与天麻配伍，内服使用，效果更好。

5. **泄泻**：可用于肝郁气滞导致的腹痛泄泻。

【使用方法】

1. **熏洗法**：取防风60克，加水煎煮30分钟，趁热熏洗患处，一般为30分钟（制作方法参照第14页）。

2. **直接泡浴法**：将防风若干，放入到水中煎煮30分钟，使用者在含药的热水中进行全身药浴，一般为30分钟（制作方法参照第14页）。

3. **浓汁制作方法**：本方法是一次性取防风浓汁若干，每次使用时将其加入热水中进行药浴。（制作方法参照第14页）。

4. **防风精油**：患处涂擦精油，可用于感冒头痛。

【使用禁忌】

1. 阴血亏虚者忌服。

2. 热病动风者不宜使用。

3. 血虚痉急者忌服。

4. 头痛不因风邪者忌服。

白芷浴

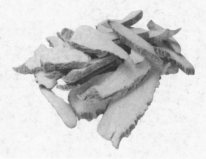

【科属分类】伞形科。
【药材别称】芷、芳香、泽芬、白臣、番白芷。
【主要产地】河南、河北、四川、浙江。
【性味归经】性温、味辛。入肺、脾、胃经。
【功能主治】祛风散寒、燥湿止带、通窍止痛。
【处方用量】白芷50克。

【适用病症】

1. **外感风寒**：对"风邪"引起的外感表证，如头痛、鼻塞等有一定的效果。

2. **妇人带下**：白芷浴能够治疗妇人由于湿热所致白带过多，疗效明显。

3. **疮疡肿痛**：对乳痈初期、排脓不畅都有明显效果。

4. **鼻塞、头晕**：有化湿通鼻窍之功，对鼻痛、鼻渊浊涕有良好的作用。

5. **痔疮**：白芷浴具有祛风散寒、止痛的功效，可缓解痔疮的症状。

6. **美容作用**：白芷能改善局部血液循环，消除色素在组织中过度堆积，促进皮肤新陈代谢，进而起到美容的作用。

【使用方法】

1. **直接泡浴法**：将白芷 50 克，放入到水中煎煮 30 分钟，使用者在含药的热水中进行全身药浴，一般为 30 分钟（制作方法参照第 14 页）。

2. **熏洗法**：取白芷若干，加水煎煮 30 分钟，趁热熏洗患处，一般为 30 分钟（制作方法参照第 14 页）。

3. **坐浴**：每日 1 次，每次 30 分钟（制作方法参照第 14 页）。

4. **浓汁制作方法**：本方法是一次性取白芷浓汁若干，每次使用时将其加到热水中进行药浴（制作方法参照第 14 页）。

【使用禁忌】

1. 气虚血热者忌服。
2. 阴虚阳亢者禁服。
3. 白芷不可与旋覆花同时使用。
4. 白芷可做美白面膜。

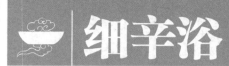

细辛浴

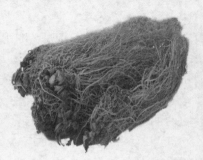

【科属分类】马兜铃科。

【药材别称】小辛、细草、少辛、独叶草、山人参。

【主要产地】云南、陕西、吉林、黑龙江、西藏。

【性味归经】味辛、性温、小毒。肺、肾、心、肝、胆经。

【功能主治】散寒祛风，止痛，温肺化饮，通窍。

【处方用量】细辛10克。

【适用病症】

1. **肺寒咳喘**：细辛既能发散风寒，又可温肺化饮，可将细辛熏蒸，之后再进行一次药浴。

2. **风寒感冒**：细辛长于解表散寒，祛风止痛，可治疗由风寒之邪所导致的头身疼痛、发热、牙痛等，常与羌活、防风等同用，可提高疗效。

3. **鼻渊**：取其散风邪，化湿浊，通鼻窍的功效，常用治鼻科疾病之鼻塞流涕、头痛者，为治鼻渊之良药。

4. **肿胀**：对于各种原因所致的肿胀，特别是机体炎症肿胀，细辛浴疗效显著。

【使用方法】

1. **坐浴**：细辛适量，加水煎煮30分钟，待到药液水温适宜时，浸泡双足。每日1次，每次30分钟（制作方法参照第14页）。

2. **直接泡浴法**：将细辛20克，放入到水中煎煮30分钟，使用者在含药的热水中进行全身药浴，一般为30分钟（制作方法参照第14页）。

3. **浓汁制作方法**：本方法是一次性取细辛浓汁若干，每次使用时将其加到热水中进行药浴（制作方法参照第14页）。

4. **精油制备**：药浴的同时可在局部擦精油，疗效更佳。

【使用禁忌】

1. 细辛有一定的毒性，口服、外用必须遵医嘱。

2. 细辛用量必须谨慎。内服必须遵医嘱，药浴可适当地增加药量。

3. 气虚多汗者慎服；热病及阴虚、血虚者禁服。

4. 要分清楚细辛跟许多"土细辛"的区别，以免疗效差或无效。

藁本浴

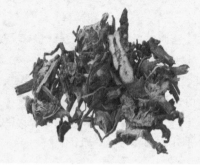

【科属分类】伞形科。
【药材别称】香藁本、鬼卿、地新、山苣、蔚香。
【主要产地】河南、陕西、甘肃、江西、湖南。
【性味归经】味辛、性温。归膀胱、肝经。
【功能主治】祛风，散寒，除湿，止痛。
【处方用量】藁本60克。

【适用病症】

1. **风寒湿痹**：藁本浴能祛风散寒、除湿止痛，与姜活、防风等同用可提高疗效。

2. **风寒感冒，巅顶头痛**：取其祛风、散寒、除湿、止痛之功效，治疗头痛、鼻塞、巅顶痛甚者效果显著。也可用于由外感风寒湿邪所导致的全身疼痛。

3. **小儿疥癣**：可用藁本粉末擦头发，同时为小儿洗浴，效果俱佳。

4. **防病保健**：对于常见的致病性皮肤癣菌有抗菌作用。

5. **寒滞肝脉、腹疼痛**。

【使用方法】

1. **直接泡浴法**：将藁本60克，放入到水中煎煮30分钟，使用者在含药的热水中进行全身药浴，一般为30分钟（制作方法参照第14页）。

2. **浓汁制作方法**：浓汁制作法是一次性取藁本浓汁若干，每次使用时将其加入热水中进行药浴（制作方法参照第14页）。

3. **精油制备**：藁本含有特殊香味的挥发油，药浴的同时可在局部擦精油，疗效更佳。

【使用禁忌】

1. 血虚头痛者忌服。
2. 可把藁本放入箱柜里，可抑制和杀灭蛀虫。
3. 藁本以体轻、质较硬、易折断、气味浓香为佳。

苍耳子浴

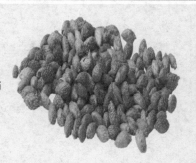

【科属分类】菊科。
【药材别称】葈耳实、牛虱子、胡寝子、苍郎种。
【主要产地】山东、江西、湖北、江苏。
【性味归经】味苦、甘、辛，性温、小毒。入肺经、肝经。
【功能主治】散风寒，通鼻窍，祛风湿，止痒。
【处方用量】苍耳子50克。

【适用病症】

1. **鼻渊**：取其散风除湿、通窍止痛的功能，对于鼻渊，及伴有头痛、鼻塞特别有效。

2. **皮肤病**：苍耳子浴既能祛风湿、又能止痒，对于风疹、湿疹、疥癣等皮肤病，是治疗皮肤病的最佳药浴之一。

3. **牙痛**：苍耳子研成细末，与鸡蛋炒熟，服食有一定的疗效。

4. **疟疾**：鲜苍耳子洗净捣烂，加水煎煮去渣，打入鸡蛋煮熟，在发作前服用。

5. **腮腺炎**：苍耳子适量，加水煎服。

6. **下肢溃疡**。

【使用方法】

1. **熏洗法**：取苍耳子50克，加水煎煮30分钟，趁热熏洗患处，一般为30分钟（制作方法参照第14页）。

2. **直接泡浴法**：将苍耳子若干，放入到水中煎煮30分钟，使用者在含药的热水中进行全身药浴，一般为30分钟（制作方法参照第14页）。

3. **浓汁制作方法**：本方法是一次性取苍耳子浓汁若干，每次使用时将其加到热水中进行药浴（制作方法参照第14页）。

【使用禁忌】

1. 血虚之头痛忌服。

2. 痹痛忌服。

3. 苍耳有毒，口服、外用时一定要遵循医嘱：苍耳全株有毒，以果实最毒，鲜叶比干叶毒，嫩叶比老叶毒。

4. 不可与猪肉同食。

辛夷浴

【科属分类】木兰科。
【药材别称】林兰、木兰、桂兰、杜兰、紫玉兰。
【主要产地】河南、四川、江苏、浙江、安徽。
【性味归经】性温、味辛、微苦。归肺、胃经。
【功能主治】发散风寒，宣通鼻窍。
【处方用量】辛夷50克。

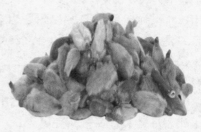

【适用病症】

1. **鼻渊**：取其散风寒，通鼻窍的功效，对于鼻渊流涕伴有的头痛、鼻塞有一定的疗效，配合苍耳子、香白芷等效果更好。

2. **面部疾病**：辛夷浴对于面部的各种痘疱，可起到治病美容的作用。

3. **牙痛**：辛夷与蛇床子配合使用，有一定的疗效。

4. **鼻炎、鼻窦炎**：该品既可散风寒，又可通鼻窍。可与鸡蛋同煮，吃蛋饮汤。

5. **头昏欲呕**：辛夷可与半夏、胆南星、天麻、干姜等同用，研为末，有一定的功效。

【使用方法】

1. **直接泡浴法**：将辛夷50克，放入到水中煎煮30分钟，使用者在含药的热水中进行全身药浴，一般为30分钟（制作方法参照第14页）。

2. **浓汁制作方法**：本方法是一次性取辛夷浓汁若干，每次使用时将其加到热水中进行药浴。（制作方法参照第14页）。

3. **精油制备**：辛夷的主要成分是里面的挥发油，药浴的同时可在局部擦精油，疗效更佳。

【使用禁忌】

1. 阴虚火旺者慎服。

2. 不宜与菖蒲、蒲黄、黄连、石膏同用。

3. 辛夷与五石脂相克。

4. 辛夷有毛，易刺激咽喉，入汤剂宜用纱布包煎。

紫草浴

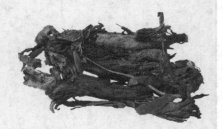

【科属分类】紫草科。
【药材别称】山紫草、紫丹、紫草根、红石根。
【主要产地】辽宁、山西、湖南、甘肃、山东。
【性味归经】性寒，味甘、咸。归心、肝经。
【功能主治】凉血，活血，解毒透疹。
【处方用量】紫草60克。

【适用病症】

1. **斑疹紫黑，麻疹不透**：紫草浴可以咸寒入血，主入肝经，有凉血活血、解毒透疹之功。对于温毒发斑，血热毒盛，斑疹紫黑者，及麻疹气虚，疹出不畅，都具有很好的疗效。

2. **水火烫伤**：取其清热解毒，能清热凉血，并能活血消肿的功效，对于水火烫伤，可在药浴后，将紫草用植物油浸泡，滤取油液，外涂患处，效果更好。

3. **疮疡，湿疹**：取其清热解毒、清热凉血的功效，对于疮疡、湿疹具有一定的效果。

4. **美容作用**：可适用于各种肤质，有促进伤口愈合的作用。

【使用方法】

1. **直接泡浴法**：将紫草60克，放入到水中煎煮30分钟，使用者在含药的热水中进行全身药浴，一般为30分钟（制作方法参照第14页）。

2. **浓汁制作方法**：对于烫伤要在紫草中加入冷水，方可使用（制作方法参照第14页）。

3. **熏洗法**：取紫草若干，加水煎煮30分钟，趁热熏洗患处，一般为30分钟（制作方法参照第14页）。

4. **足浴**：每日1次，每次30分钟。（制作方法参照第14页）。

【使用禁忌】

1. 脾虚便溏者忌服。

2. 紫草浓汁加入凡士林，效果更好。

3. 与北紫草需鉴别：常用全草假冒，其根呈圆柱形，表面紫褐色，具纵沟及纵皱纹，质坚硬，难折断；断面皮部为紫色。

发散风热

发散风热药：凡能疏风解表、促使发汗，用以发散表邪、解除表证的药物，称为解表药，或发表药。

解表药多属辛散之品，皆具有发汗解表的功效，主要治疗外感表证。症见怕冷、发热、头痛、身痛、鼻塞、无汗、脉浮等。根据解表药的药性和主治差异，一般将其分为发散风寒药和发散风热药两类，又称辛温解表药与辛凉解表药。

发散风热药药物以其祛风之功，还兼收止痒，通鼻窍之效，又常用于风邪郁闭肌表之皮肤瘙痒，风邪郁阻肺窍之鼻塞不通。部分解表药物还有宣表透疹、止咳平喘、止痛、利水消肿等功效。

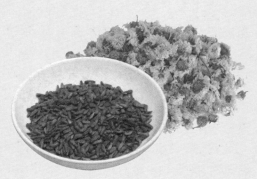

薄荷浴

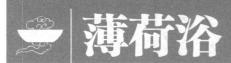

【科属分类】唇形科。
【药材别称】野薄荷、夜息香、南薄荷、升阳菜。
【主要产地】江西、四川、贵州、云南。
【性味归经】辛，凉。入肺、肝经。
【功能主治】疏散风热，清利头目，利咽透疹。
【处方用量】薄荷50克。

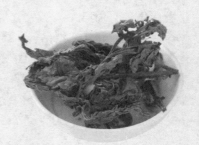

【适用病症】

1. **风热感冒，温病初起**：薄荷浴为疏散风热常用之品，故可用治风热感冒或温病初起，并伴有头痛、发热、微恶风寒等症状。

2. **麻疹不透，风疹瘙痒**：薄荷有疏散风热，宣毒透疹之功，用治风热束表，麻疹不透，可配蝉蜕、荆芥等提高疗效。

3. **头痛目赤，咽喉肿痛**：取其芳香通窍，善疏散风热，清头目、利咽喉之功。配合桑叶、菊花等有一定的效果。

4. **口气**：薄荷水漱口可去掉厚腻的舌苔，且可使口气清新。

5. **美容作用**：薄荷浴可调理不洁、阻塞的肌肤，其清凉的感觉，能舒缓发痒、发炎和灼伤，对于清除黑头粉刺及油性肤质也极具效果。

【使用方法】

1. **直接泡浴法**：将薄荷 50 克，放入到水中煎煮 30 分钟，使用者在含药的热水中进行全身药浴，一般为 30 分钟（制作方法参照第 14 页）。

2. **浓汁制作方法**：（制作方法参照第 14 页）。

3. **冰水浴**：薄荷水中加入冰块，可帮助退热和消除头痛，也可提神醒脑。

4. **精油制备**：药浴的同时可在局部擦精油，疗效更佳。

【使用禁忌】

1. 阴虚血燥、肝阳偏亢者忌服。

2. 表虚汗多者忌服。

3. 薄荷浴能通经和退乳，所以怀孕和哺乳期间避免使用薄荷浴。

4. 对薄荷使用相当敏感的人，请勿在晚上入睡前使用，以免难以入睡。

牛蒡子浴

【科属分类】菊科。
【药材别称】恶实、鼠粘子、黍粘子、大力子。
【主要产地】河北、山西、山东、江苏、安徽。
【性味归经】味辛、苦、性寒。归肺、胃经。
【功能主治】清热解毒透疹、宣肺利咽散肿。
【处方用量】牛蒡子80克。

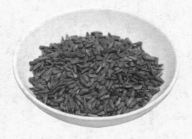

【适用病症】

　　1. **痈肿疮毒，痄腮喉痹**：取其清热解毒，消肿利咽之效，可用治风热外袭，火毒内结，痈肿疮毒等证，常与大黄、薄荷等同用提高疗效。
　　2. **麻疹不透**：牛蒡子能疏散风热，透泄热毒而促使疹子透发，用于治麻疹不透或透而复隐，须在咨询医生后使用牛蒡子浴。
　　3. **风热感冒，咽喉肿痛**：牛蒡子既有疏散风热，又有宣肺利咽之效，可用于风热、咽喉肿痛。
　　4. **预防猩红热**：取牛蒡子炒研成粉，过筛储存备用，预防效果俱佳。
　　5. **防病保健**：牛蒡子有抗菌、抗病毒的作用，对于一些致病菌具有抑制作用，可保护家人的健康。

【使用方法】

　　1. **熏洗法**：取牛蒡子 80 克，用两层纱布包好，加入准备好的热水中先浸泡 15 分钟，然后再煎煮 30 分钟，趁热熏洗患处，一般为 30 分钟（制作方法参照第 14 页）。
　　2. **直接泡浴法**：将牛蒡子若干，放入到水中煎煮 30 分钟，使用者在含药的热水中进行全身药浴，一般为 30 分钟（制作方法参照第 14 页）。
　　3. **浓汁制作方法**：制作方法参照第 14 页。

【使用禁忌】

　　1. 牛蒡性寒滑利，能滑肠通便，故脾虚腹泻者忌用。
　　2. 痈疽已溃、脓水清稀者也不宜应用。
　　3. 有用大鳍蓟的果实冒充正品牛蒡子，使用时注意鉴别。
　　4. 泡浴过程中如果出现胸闷、头晕、呕吐、皮肤丘疹、血压降低现象，请立即停止泡浴。

桑叶浴
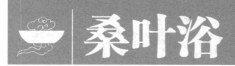

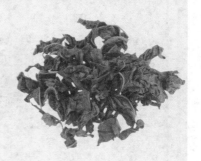

【科属分类】桑科。
【药材别称】家桑、荆桑、蚕叶、黄桑、铁扇子。
【主要产地】全国各地均产。
【性味归经】味苦、甘、性寒。归肺、脾、肝经。
【功能主治】疏散风热，清肺润燥，平肝明目，凉血止血。
【处方用量】桑叶100克。

【适用病症】

　　1. **肝阳眩晕，目赤昏花**：桑叶浴既能平降肝阳，又可凉血明目，对于肝阳上亢，头痛眩晕；肝火上攻所致目赤、涩痛、流泪等症状有很好的疗效。

　　2. **肺热燥咳**：取其清泄肺热，凉润肺燥之功效，对于燥热伤肺、干咳少痰等症状，可配杏仁、沙参等同用，可提高疗效。

　　3. **头发不长**：用桑叶、麻叶煮淘米水洗头。

　　4. **体虚出汗**：桑叶浴配合干燥的桑叶粉末，疗效颇佳。

　　5. **美容作用**：取鲜桑叶适量，捣烂敷痤疮处，对脸部的痤疮、褐色斑有比较好的疗效。

【使用方法】

　　1. **直接泡浴法**：取桑叶100克，在水中煎煮30分钟，然后将药汁倒入准备好的热水中，使用者在含药的热水中进行全身药浴，一般为30分钟（制作方法参照第14页）。随着浸泡时间的增加，药浴的水颜色会慢慢变深，散发出香味。

　　2. **浓汁制作方法**：制作方法参照第14页。

　　3. **洗眼浴**：取桑叶若干煎煮30分钟，将药液用3层纱布过滤后，可用于眼部疾病。

【使用禁忌】

　　1. 不可过量服用。

　　2. 桑叶可用做食品添加剂。

　　3. 可以将桑叶制成浓汁，加入各种购买的爽肤水、润肤露中，作为一种美容产品使用。

　　4. 用桑叶汁洗脸可治疗雀斑，光洁皮肤。过敏者禁用。

菊花浴

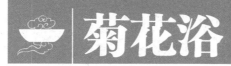

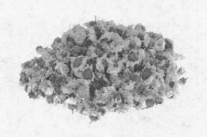

【科属分类】菊科。

【药材别称】寿客、金英、黄华、秋菊、陶菊。

【主要产地】安徽、河北、四川、浙江。

【性味归经】辛、甘、苦、寒。归肝、肺经。

【功能主治】散风清热，平肝明目。

【处方用量】菊花200克。

【适用病症】

1. **风热感冒**：对于由于感受风热之邪所导致的发热、头痛、咽喉疼痛、口渴等症状，配合菊花浴效果更好。

2. **热毒疮疡**：菊花清热解毒之功甚佳，为外科要药，用于热毒疮疡、红肿热痛之症，特别对于疔疮肿毒尤有良好疗效。

3. **眼部疾病**：取其平肝明目之功，可将菊花煎煮后清洗双眼，具有一定的疗效。

4. **防病保健**：菊花浴具有抑菌作用，经常使用可起到抗感染之效。

5. **膝风疼痛**：可以菊花、陈艾叶作护膝，有一定的作用。

【使用方法】

1. **直接泡浴法**：将菊花 200 克，放入到水中煎煮 30 分钟，使用者在含药的热水中进行全身药浴，一般为 30 分钟（制作方法参照第 14 页）。泡浴过程中可看到菊花亮黄的汤色，淡淡的菊花香。

2. **浓汁制作方法**：制作方法参照第 14 页。

3. **精油制备**：药浴的同时可在局部擦菊花精油，菊花具有挥发油，让人神清气爽，享受泡浴，这样疗效也会更佳。菊花精油按水蒸气蒸馏法制备即可。

【使用禁忌】

1. 煎煮时间不宜过久。

2. 药浴同时，可配合菊花茶。

3. 菊花品类很多，日常使用可不必强求菊花的品种。

4. 颜色太鲜艳或者发暗、发霉的菊花不要使用。

5. 可将没炮制过的菊花直接放入水中，进行药浴。

蔓荆子浴

【科属分类】马鞭草科。
【药材别称】白背木耳、白背杨、水捻子、白布荆。
【主要产地】山东、江西、浙江、福建。
【性味归经】辛、苦，微寒。归膀胱、肝、胃经。
【功能主治】疏散风热，清利头目。
【处方用量】蔓荆子100克。

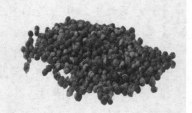

【适用病症】

1. **风热感冒，头痛头风**：取其辛能散风，微寒清热，轻浮上行，主散头面之邪，有祛风止痛之效，用治外感风热，头痛头晕，常配合蔓荆子浴，有一定疗效。

2. **目赤肿痛，目昏多泪**：蔓荆子既能疏散风热，又可清利头目，用蔓荆子药液可清洗双眼，对由风热上攻，目赤肿痛，目昏多泪的症状有很好的效果。

3. **风湿痹痛**：对于风湿痹痛具有效果，可与防风、秦艽等同用。

4. **麻疹不透，风疹瘙痒**：蔓荆子有疏散风热，宣毒透疹之功，用治风热束表，麻疹不透，有一定的疗效。

【使用方法】

1. **直接泡浴法**：将蔓荆子100克，放入水中煎煮30分钟，使用者在含药的热水中进行全身药浴，一般为30分钟（制作方法参照第14页）。

2. **浓汁制作方法**：制作方法参照第14页。

3. **洗眼浴**：取蔓荆子若干煎煮30分钟，将药液用3层纱布过滤后，用消毒纱布或者棉球蘸取药液淋洗眼睛；或者用消毒眼杯盛半杯药液，先俯首，将眼睛贴近眼杯浸在药汁中，然后仰首，不断转动眼珠，可用于眼部疾病。

【使用禁忌】

1. 胃虚体衰者慎服。

2. 蔓荆子可做成枕头芯，对于肩周炎、头痛都有效。

3. 本品主含挥发油，易散失气味、生霉、虫蛀。储藏期间，定期检查，高温多湿季节，可将商品小件密封或箱内保存，防止吸潮。发现吸潮，及时晾晒或敞开散潮。

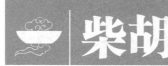

柴胡浴

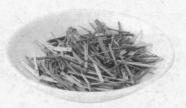

【科属分类】伞形科。

【药材别称】地熏、茈胡、山菜、茹草、柴草。

【主要产地】吉林、辽宁、河北、河南、山东。

【性味归经】性微寒、味苦、辛。归肝、胆经。

【功能主治】透表泄热，疏肝解郁，升举阳气。

【处方用量】柴胡60克。

【适用病症】

1. **眼赤痛微肿，眦赤烂多**：柴胡浴既能透表泄热，又能疏肝解郁，可配合黄连治疗目赤肿痛。

2. **皮肤病**：柴胡浴对于"疣"治疗效果明显。

3. **感冒发热，寒热往来**：取其透表泄热，疏肝解郁的功效，对于寒热往来伴有的胸胁苦满、口涩咽干，及感冒发热具有较好的作用。

4. **口腔疾病**：对于口糜生疮、牙齿肿痛等，用柴胡漱口水可以有效缓解这些症状。

5. **辐射损伤**：现研究表明，口服柴胡与柴胡浴同时使用，可以有效减少辐射损伤。

6. **黄疸**：柴胡与甘草适量，煎煮去渣。

【使用方法】

1. **熏洗法**：取柴胡60克，用3层纱布包好，加水煎煮30分钟，先以热气熏患处，待水稍凉后外洗患处，一般为30分钟（制作方法参照第14页）。

2. **直接泡浴法**：将柴胡若干，放入到水中煎煮30分钟，将中药浴液倒入清洁消毒后的浴缸里，加入热水，然后把水温调到适当的温度，使用者在含药的热水中进行全身药浴，一般为30分钟（制作方法参照第14页）。

3. **浓汁制作方法**：制作方法参照第14页。

【使用禁忌】

1. 肝阳上亢，肝风内动慎用。

2. 阴虚火旺及慎用。

3. 气机上逆者慎用。

4. 大叶柴胡不能代替柴胡使用，大叶柴胡里含有的"乙酰柴胡素"是一种剧毒。

升麻浴

【科属分类】毛茛科。
【药材别称】龙眼根、窟窿牙根、莽牛卡架。
【主要产地】黑龙江、吉林、辽宁、内蒙古。
【性味归经】辛、微甘、微寒。归肺、脾、胃、大肠经。
【功能主治】发表透疹，清热解毒，升举阳气。
【处方用量】升麻60克。

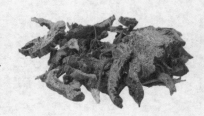

【适用病症】

1. **麻疹透发不畅**：升麻有发表透疹，用于麻疹透发不畅，伴有头痛、心烦口渴、面色苍白、咳喘的症状，用升麻浴效果是非常理想的，特别是小儿麻疹。

2. **气虚下陷，久泻脱肛、子宫脱垂**：取其升举阳气的功效，可与柴胡、党参等药物配合使用，有一定的效果。

3. **牙痛**：对于胃热牙痛，可用升麻煎汤，趁热漱口并咽下。

4. **美容作用**：浸泡升麻浴及用升麻水洗脸，可使皮肤光滑、细腻。

5. **解毒**：对于茛菪、野葛等毒，可用升麻煮汁，多服。

6. **防病保健**：常用升麻浴可有效得去除病菌，让家人健康。

【使用方法】

1. **直接泡浴法**：将升麻 60 克，放入到水中煎煮 30 分钟，然后将药汁倒入准备好的热水中，或者直接将升麻放入热水中也可，使用者在含药的热水中进行全身药浴，一般为 30 分钟（制作方法参照第 14 页）。

2. **浓汁制作方法**：浓汁的制作，可以更方便以后的使用，这样不必要每次泡浴时都要煎煮药汁。浓汁的制备方法简单易行，即一次性提取升麻浓汁若干，每次使用时加浓汁即可（制作方法参照第 14 页）。

【使用禁忌】

1. 阴虚阳浮，喘满气逆者忌服。

2. 麻疹已透者忌服。

3. 服用不宜过量，如果过量可产生一系列不良反应，比如头晕、震颤、四肢拘挛等。

4. 澳大利亚黑升麻有肝毒性，不要使用。

浮萍浴

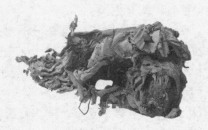

【科属分类】浮萍科。

【药材别称】水萍、水花、浮萍、藻、萍子草、水白。

【主要产地】全国各地均有分布。

【性味归经】辛，寒。归肺、膀胱经。

【功能主治】发汗解表，透疹止痒，利水消肿。

【处方用量】浮萍100克。

【适用病症】

1. **风热表征，发热无汗**：浮萍辛寒，有宣肺发汗，疏散风热之功。故可用治风热表证，发热无汗，可配荆芥、薄荷、连翘等同用。

2. **水肿小便不利**：浮萍上可开宣肺气而发汗，下可通调水道而利尿，用治水肿、小便不利兼风热表证者，配合浮萍浴效果更好。

3. **麻疹不透，风疹瘙痒**：取其疏散风热，解表透疹，祛风止痒之功，浮萍浴是治疗麻疹不透，风疹瘙痒最佳方法之一。

4. **急性肾炎**：浮萍与黑豆适量，水煎服。

5. **鼻出血不止**：干浮萍草末，吹入鼻中。

【使用方法】

1. **熏洗法**：取浮萍100克，加水煎煮30分钟，趁热熏洗患处，一般为30分钟（制作方法参照第14页）。

2. **直接泡浴法**：将浮萍若干，放入到水中煎煮30分钟，使用者在含药的热水中进行全身药浴，一般为30分钟（制作方法参照第14页）。

3. **浓汁制作方法**：制作方法参照第14页。

4. **足浴**：每日1次，每次30分钟。可用于水肿、小便不利（制作方法参照第14页）。

【使用禁忌】

1. 表虚而自汗者勿用。

2. 血虚肤燥、气虚风痛者禁用。

木贼浴

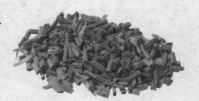

【科属分类】木贼科。

【药材别称】木贼草、锉草、节骨草、无心草、擦草。

【主要产地】黑龙江、吉林、辽宁、河北、安徽。

【性味归经】味甘，苦，性平。归肺、肝经。

【功能主治】疏散风热，明目退翳，止血。

【处方用量】木贼30克。

【适用病症】

1. **出血证**：对于外伤出血，消化道出血，妇科出血及其他出血证，可用木贼，益母草等，分别研末。

2. **眼部疾病**：木贼浴对于目赤肿痛、迎风流泪等症状具有很好的效果。

3. **便血，痔疮出血**：由于平素湿热湿热内积，过食辛辣燥热食物等导致的肛门疼痛、出血，块物突出等症状，用木贼浴效果颇佳。

4. **胎动不安**：木贼与川芎等分为末，加金银花煎服。

5. **血痢不止**：木贼适量，水煎温服。

6. **咽喉红痛**：鲜木贼草捣绞汁调蜜服。

【使用方法】

1. **洗眼浴**：取木贼30克，煎煮30分钟，将药液用3层纱布过滤后，可用于眼部疾病。

2. **浓汁制作方法**：浓汁制作方法是一次性取木贼浓汁，每次使用时将其加到热水中进行药浴（制作方法参照第14页）。

3. **坐浴**：每日1次，每次30分钟，可用于便血、痔疮出血（制作方法参照第14页）。

【使用禁忌】

1. 气血虚者慎服。

2. 多服损肝，不宜久服，口服或外用均应咨询相关医师。

3. 木贼的基部和顶部各有一黑色环，购买时可借此来辨别真伪。

清热泻火

清热泻火药：凡以清解里热为主要作用，用治里热证的药物，称为清热药。

清热药药性大多寒凉，少数平而偏凉，味多苦，或甘，或辛，或咸。主能清热、泻火、凉血、解热毒、退虚热，兼能燥湿、利湿、滋阴、发表等。主要用于高热、痢疾、痈肿疮毒、目赤肿痛、咽喉肿痛等呈现各种里热证候。

清热药性属寒凉，多服久服能损伤阳气，故对于阳气不足，或脾胃虚弱者须慎用，如遇真寒假热的证候，当忌用。

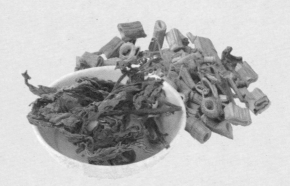

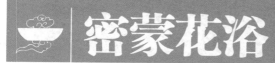

密蒙花浴

【科属分类】马钱科。

【药材别称】蒙花、小锦花、黄饭花、鸡骨头花。

【主要产地】陕西、甘肃、湖北、湖南、广东、广西。

【性味归经】味甘，性微寒。归肝，胆经。

【功能主治】清热养肝，明目退翳。

【处方用量】密蒙花200克。

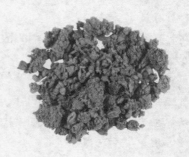

【适用病症】

1. **目赤肿痛、畏光多泪**：密蒙花浴可清泻肝火、明目退翳，用于治肝火上炎之目赤肿痛，可配合甘草、菊花等使用提高疗效。用于血虚肝热之眼病，常配枸杞子、菟丝子。治肝经实热之眼病则常配青葙子、菊花等。

2. **肝虚目暗、视物昏花**：取其既能清肝，又能养肝的功效，用于治肝虚有热导致的目暗干涩、视物昏花，有一定的疗效。

3. **美容作用**。

4. **调节情志**：密蒙花浴清新怡人，可调节情志。

【使用方法】

1. **直接泡浴法**：将密蒙花200克，放入到水中煎煮30分钟，使用者在含药的热水中进行全身药浴，一般为30分钟（制作方法参照第14页）。

2. **熏洗法**：取密蒙花若干，加水煎煮30分钟，趁热熏洗患处，一般为30分钟（制作方法参照第14页）。

3. **洗眼浴**：将药液用3层纱布过滤后，可用于眼部疾病。

4. **足浴**：每日1次，每次30分钟（制作方法参照第14页）。

【使用禁忌】

1. 目疾属阳虚内寒者慎服。

2. 密蒙花可以直接泡开水喝，当茶叶一样使用。

3. 密蒙花商品习称"新蒙花"或"蒙花珠"，四川草药名"梦花"。

芦根浴

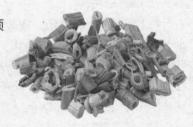

【科属分类】禾本科。

【药材别称】苇根、芦头、芦柴根、芦菇根、顺江龙。

【主要产地】全国各地均有。

【性味归经】味甘、性寒。归肺、胃经。

【功能主治】清热生津，除烦，止呕，利尿。

【处方用量】芦根40克。

【适用病症】

1. **热淋涩痛**：芦根浴有清热利尿的功效，可用治热淋涩痛，小便短赤，效果较好。

2. **肺热咳嗽，肺痈吐脓**：芦根清泄肺热，兼能利尿，可导热毒从小便出，故可治肺热咳嗽痰稠，及肺痈咳吐脓血有一定的效果。

3. **小儿麻疹初期疹出不畅**：在内服药物的同时，使用芦根配合芫荽，水煎浓液擦身，可助于麻疹的透达。

4. **咽喉肿痛**：鲜芦苇根，捣绞汁，调蜜服。

5. **解河豚中毒**。

6. **牙龈出血**：芦根水煎，代茶饮。

【使用方法】

1. **熏洗法**：取芦根 40 克，加水煎煮 30 分钟，趁热熏洗患处，一般为 30 分钟（制作方法参照第 14 页）。

2. **直接泡浴法**：将芦根若干，放入到水中煎煮 30 分钟，使用者在含药的热水中进行全身药浴，一般为 30 分钟（制作方法参照第 14 页）。

3. **浓汁制作方法**：制作方法参照第 14 页。

4. **坐浴**：每日 1 次，每次 30 分钟（制作方法参照第 14 页）。

【使用禁忌】

1. 脾胃虚寒者忌服。

2. 鲜品的药一般情况下药量加倍。

3. 干芦根呈扁圆柱形，节较硬，节间有纵皱纹，且断面中空，购买时可辨别。

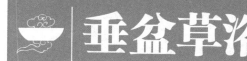

垂盆草浴

【科属分类】景天科。

【药材别称】狗牙半支、石指甲、半支莲、养鸡草。

【主要产地】全国各地均产。

【性味归经】性凉、味甘、凉。归肝、胆、小肠经。

【功能主治】清利湿热，清热解毒。

【处方用量】垂盆草100克。

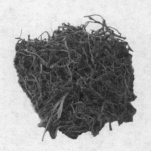

【适用病症】

1. **黄疸**：垂盆草能利湿退黄，用于湿热瘀结所致的身热烦渴，腹胀厌食，小便热痛等症状具有很好的疗效。常与虎杖、茵陈等同用以提高疗效。

2. **痈肿疮疡**：垂盆草有清热解毒及消痈散肿之功效，取垂盆草捣烂外敷患处，或配野菊花、紫花地丁、半边莲等药用。

3. **烫伤，烧伤**：可鲜品捣汁外涂。

4. **肺癌**：垂盆草、白英各适量，水煎服。

5. **防病保健**：对葡萄球菌、链球菌、大肠杆菌、痢疾杆菌等有一定抑制作用。

【使用方法】

1. **熏洗法**：取垂盆草100克，加水煎煮30分钟，趁热熏洗患处，一般为30分钟（制作方法参照第14页）。

2. **直接泡浴法**：将垂盆草若干，放入到水中煎煮30分钟，使用者在含药的热水中进行全身药浴，一般为30分钟（制作方法参照第14页）。

3. **浓汁制作方法**：遇到烫伤、烧伤等情况，在制好的药液中加入凉开水后使用（制作方法参照第14页）。

【使用禁忌】

1. 脾虚腹泻者慎服。

2. 烫伤、烧伤用的药浴一定要用冷药浴。

3. 垂盆草干燥品以稍卷缩，根细短，茎纤细，棕绿色，质地较韧或脆，断面中心淡黄色者为佳。

利水渗湿

利水渗湿药：凡能渗利水湿、通利小便的药物叫利水渗湿药。是中药中的利尿药，但也不完全等于利尿药。

利水渗湿药药物性平，甘淡渗泄。主入膀胱、脾、肾经。药性下行，能通畅小便、增加尿量、促进体内水湿之邪的排泄，故有利水渗湿的作用。利水渗湿药对心源性水肿、肝性水肿、肾病水肿、泌尿系感染、泌尿系结石、肝胆系统炎症、胆结石等病有一定治疗作用。

利水渗湿药忌用于阴亏阳少的病证，对脾虚水肿应以健脾为主，不宜强调利水。

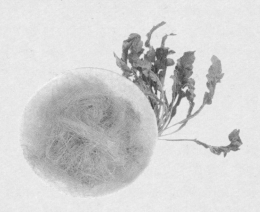

土茯苓浴

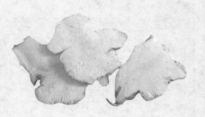

【科属分类】百合科。

【药材别称】禹余粮、刺猪苓、过山龙、山地栗。

【主要产地】安徽、浙江、江西、福建、湖南。

【性味归经】味甘、淡、性平。归肝经、胃经、脾经。

【功能主治】解毒，除湿，通利关节。

【处方用量】土茯苓60克。

【适用病症】

1. **梅毒**：土茯苓为主，配合银花、甘草，或配合苍耳子、白鲜皮、甘草煎服。且配合土茯苓的药浴，有确切的疗效。

2. **急慢性肾炎**：土茯苓适量水煎，退肿作用较好，服后小便增加。

3. **妇科疾病**：土茯苓浴具有解毒、除湿的功效，对于湿热导致的淋病、慢性盆腔炎等有一定的效果。

4. **肢体拘挛**：取其解毒、除湿、利关节的功效，对于梅毒及汞中毒所导致的肢体拘挛效果颇佳。

5. **颈淋巴结核**：用鲜品适量，水煎服。

6. **防病保健**：对于一些致病菌具有不同的抑制作用，可保护家人的健康。

【使用方法】

1. **坐浴**：每日1次，每次30分钟，可用于妇科疾病（制作方法参照第14页）。

2. **熏洗法**：取土茯苓60克，加水煎煮30分钟，趁热熏洗患处，一般为30分钟（制作方法参照第14页）。

3. **足浴**：每日1次，每次30分钟（制作方法参照第14页）。

4. **浓汁制作方法**：浓汁制作法是一次性取土茯苓浓汁，待用时将其加入热水中使用。（制作方法参照第14页）。

【使用禁忌】

1. 肝肾阴虚者慎服。

2. 服土茯苓时忌茶。

3. 土茯苓和茯苓不是同一种药物。茯苓是健脾利湿药，常常配伍在益气健脾的药方中，增强健脾利湿的作用，单方制剂没有很好的疗效。

泽泻浴

【科属分类】泽泻科。
【药材别称】水泻、水泽、建泽泻、芒芋、泽芝。
【主要产地】福建、广东、广西、四川。
【性味归经】味甘、淡、性寒。归肾、膀胱经。
【功能主治】利水渗湿，泄热通淋。
【处方用量】泽泻10克。

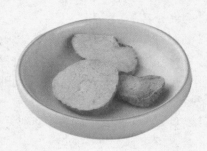

【适用病症】

1. **小便不利**：泽泻具有利水渗湿，泄热通淋的功效，对于小便短且少具有一定的疗效，可配合猪苓、车前子等提高疗效。

2. **水肿**：对于各种水肿常见的全身水肿，尤其腰以下更为明显，脘腹胀满等症状有较好的疗效。

3. **湿热黄疸，面目身黄**：茵陈、泽泻、滑石适量，水煎服。

4. **痰饮内停，头目晕眩，呕吐痰涎**：取其利水渗湿；泄热通淋的功效，可配合白术、荷叶蒂等使用。

5. **防病保健**：对于致病微生物如金黄色葡萄球菌、结核杆菌等都有抑制作用。

【使用方法】

1. **直接泡浴法**：将泽泻10克放入到水中煎煮30分钟，使用者在含药的热水中进行全身药浴，一般为30分钟（制作方法参照第14页）。

2. **浓汁制作方法**：浓汁制作法是一次性取泽泻浓汁，待用时在加入热水中。（制作方法参照第14页）。

3. **精油制备**：药浴的同时可在局部擦泽泻的精油，疗效更佳。

【使用禁忌】

1. 肾虚精滑无湿热者忌服。
2. 大量用泽泻时可能会有目昏眼花、视物不清的症状，属正常现象。
3. 泽泻不可与海蛤、文蛤一起使用。

冬瓜浴

【科属分类】葫芦科。

【药材别称】濮瓜、枕瓜、白冬瓜、水芝、地芝。

【主要产地】全国各地均产。

【性味归经】味甘淡、性微寒。归肺、大肠、小肠、膀胱经。

【功能主治】利尿，清热，化痰，生津，解毒。

【处方用量】冬瓜皮40克；冬瓜子20克。

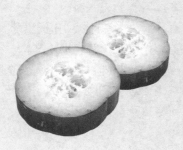

【适用病症】

1. **肺热咳嗽**：取其清热、化痰的功效，可将鲜冬瓜、鲜荷叶炖汤有一定的疗效，也可单用冬瓜子。

2. **肺痈**：冬瓜子、鲜芦根适量，水煎服。

3. **水肿、小便不利**：对于水肿且有热的症状，冬瓜皮配合冬瓜子效果更好。

4. **美容作用**：用其洗脸，洗身，可除黄褐斑，皮肤炎症，使皮肤柔软光洁、白皙。

5. **痈疽**：削一大块冬瓜贴在疮上，感到瓜热时就换掉。

6. **痱子**：冬瓜切成片摩擦痱子，治疗效果极为好。

7. **慢性肾炎**：冬瓜与鲤鱼，煮汤食。

【使用方法】

1. **直接泡浴法**：将冬瓜皮40克、冬瓜子20克，放入到水中煎煮30分钟，使用者在含药的热水中进行全身药浴，一般为30分钟（制作方法参照第14页）。

2. **浓汁制作方法**：浓汁制作法是一次性取冬瓜皮浓汁，待到用时再加入热水中使用（制作方法参照第14页）。

【使用禁忌】

1. 脾胃虚弱者忌服。

2. 肾脏虚寒者忌服。

3. 久病滑泄者忌服。

4. 阳虚肢冷者忌服。

玉米须浴

【科属分类】禾本科。
【药材别称】玉麦须、玉蜀黍蕊、棒子毛、番麦。
【主要产地】全国各地均产。
【性味归经】味甘、性平。归膀胱、肝、胆经。
【功能主治】利尿，泄热，平肝，利胆。
【处方用量】玉米须300克。

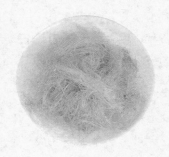

【适用病症】

1. **黄疸**：玉米须能利湿而退黄，药性平和，故阳黄或阴黄均可用。

2. **水肿，小便不利**：玉米须有利水而通淋的功效，尤宜于膀胱湿热之小便短赤涩痛，可与车前草、珍珠草等同用以提高疗效。

3. **急性肾炎**：取其利尿，平肝，利胆的功效，可与西瓜皮、生地黄、肉桂等水煎服。

4. **预防习惯性流产**：在怀孕以后，取适量的玉米须煎汤代饮。

5. **急性膀胱炎**：取玉米须、车前草等适量，水煎取汁温服。

6. **乳汁不通**：玉米须浴对于哺乳期妇女乳汁不通，红肿疼痛等症状有一定疗效。

【使用方法】

1. **直接泡浴法**：将玉米须 300 克，放入到水中煎煮 30 分钟，使用者在含药的热水中进行全身药浴，一般为 30 分钟（制作方法参照第 14 页）。

2. **浓汁制作方法**：浓汁制作法是一次性取玉米须浓汁，待用时在加入热水中（制作方法参照第 14 页）。

3. **乳房按摩法**：玉米须适量，放入热水中煎煮 30 分钟，用热毛巾热敷乳房，再用力按摩乳房，每次 20 分钟。

【使用禁忌】

1. 坐月子女性须在咨询医生后方可使用，以防止意外的发生。

2. 玉米须以质柔软，气无，味淡、有光泽者为佳。

3. 玉米须可用来做茶饮。

葫芦浴

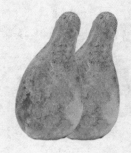

【科属分类】葫芦科。

【药材别称】葫芦壳、抽葫芦、壶芦、蒲芦、药壶卢。

【主要产地】全国各地均产。

【性味归经】味甘、性平。归肺、小肠经。

【功能主治】清热利尿，除烦止渴，消肿散结。

【处方用量】葫芦6～30克。

【适用病症】

1. **头面、全身水肿**：葫芦可清热利尿，可配合黄瓜皮、蝼蛄等使用，以提高疗效。

2. **肾炎**：葫芦、枸杞子、党参等适量，水煎服。

3. **脚气水肿**：葫芦与鲫鱼，煮食。

4. **肝炎黄疸、尿路结石**：鲜葫芦捣烂绞汁，以蜂蜜调服。

5. **肺燥咳嗽**：取其清热利尿、除烦止渴的功效，用鲜葫芦汁，可充分发挥其润肺的功效。

【使用方法】

1. **直接泡浴法**：将葫芦若干，放入到水中煎煮30分钟，使用者在含药的热水中进行全身药浴，一般为30分钟（制作方法参照第14页）。

2. **浓汁制作方法**：浓汁制作法是一次性取葫芦浓汁，待用时在加入热水中。（制作方法参照第14页）。

3. **熏洗法**：取葫芦若干，加水煎煮30分钟，趁热熏洗患处，一般为30分钟（制作方法参照第14页）。

【使用禁忌】

1. 脾胃虚弱者，不宜服食。

2. 选择利水效果好的，苦葫芦优于葫芦。

3. 葫芦以表面浅棕色或淡白色，较光滑，并有两面对称的四条深色花纹者为佳。

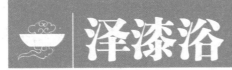

泽漆浴

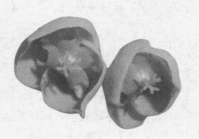

【科属分类】大戟科。

【药材别称】五朵云、猫儿眼草、奶浆草、五灯头草。

【主要产地】江苏、浙江。

【性味归经】性微寒、味苦、有毒。入大肠、小肠、脾经。

【功能主治】利尿消肿，化痰散结，杀虫止痒。

【处方用量】泽漆100克。

【适用病症】

1. **腹水，四肢面目水肿**：泽漆浴有较强的利尿消肿作用，对腹水，具有较好的疗效。

2. **瘰疬，癣疮瘙痒**：泽漆浴可化痰散结，化毒消肿。内服或外敷可治疗瘰疬痰核。治癣疮，该品捣汁外涂，配合泽漆浴，效果颇佳。

3. **痰饮喘咳**：取其辛宣苦降，有化痰止咳平喘之功，可以桂枝、生姜等同用。

4. **神经性皮炎**：鲜泽漆捣碎，敷患处。

5. **乳汁稀少**：鲜泽漆，黄酒适量，炖服。

【使用方法】

1. **直接泡浴法**：将泽漆100克，放入到水中煎煮30分钟，使用者在含药的热水中进行全身药浴，一般为30分钟（制作方法参照第14页）。

2. **浓汁制作方法**：浓汁制作法是一次性取泽漆浓汁，待用时在加入热水中。（制作方法参照第14页）。

3. **外敷汁制备**：将新鲜的泽漆适量，放在研钵当中研汁备用。

【使用禁忌】

1. 脾胃虚寒者慎用。

2. 泽漆有毒，不宜过量或长期使用。

3. 气血虚者慎用。

荠菜浴

【科属分类】十字花科。
【药材别称】护生草、地菜、地米菜、菱闸菜。
【主要产地】全国各地均产。
【性味归经】微寒，甘、淡。入肝、肺、脾经。
【功能主治】凉血止血，利尿除湿。
【处方用量】荠菜30克。

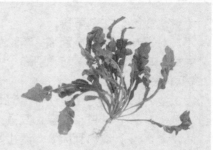

【适用病症】

　　1. **出血证**：荠菜浴有凉血止血的功效，对于妇女崩漏，月经过多，尿血，吐血等都有一定的疗效，同时也可配合白茅根、藕节等提高疗效。

　　2. **乳糜尿**：荠菜适量，煮汤顿服。

　　3. **预防麻疹**：荠菜适量，加水浓煎。

　　4. **水肿、泄泻**：取其凉血止血、利尿除湿的作用，荠菜浴对其都有效。

　　5. **暴赤眼、疼痛碜涩**：荠菜根适量，捣烂取汁滴眼。

　　6. **痢疾**：荠菜适量，水煎服。

　　7. **高血压**：荠菜浴能降压明目，对于高血压有较好的疗效。

【使用方法】

　　1. **直接泡浴法**：将荠菜30克，放入到水中煎煮30分钟，使用者在含药的热水中进行全身药浴，一般为30分钟（制作方法参照第14页）。

　　2. **浓汁制作方法**：浓汁制作法是一次性取荠菜浓汁，待用时在加入热水中（制作方法参照第14页）。

【使用禁忌】

　　1. 荠菜可润肠通便，故便溏者慎服。
　　2. 体质虚寒者慎服。
　　3. 不宜久烧久煮。
　　4. 鲜品用量加倍。

车前子、车前草浴

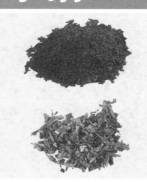

【科属分类】车前草科。

【药材别称】车前草别称：车轮菜、猪肚菜、灰盆草，车轱辘菜；车前子别称：牛么草子、车轱辘草子、车前仁。

【主要产地】黑龙江、辽宁、河北。

【性味归经】味甘、性寒。归肾、肺、肝经。

【功能主治】清热利尿，渗湿止泻，祛痰。

【处方用量】车前子100克；车前草100克。

【适用病症】

1. **暑湿泻痢**：取其清热利尿、渗湿止泻的功效，对于湿盛大肠所导致的泄泻具有一定的疗效。

2. **小便不通**：车前草适量，水煎服。

3. **水肿**：二者都具有性寒凉，清热利尿的功效，特别是由于湿热下注于膀胱而导致的小便短赤、身重疲乏等症状，具有很好的效果。

4. **痰热咳喘**：常用于风热邪毒犯肺导致的咳嗽，咳黄痰，伴有咽痛，尿赤等症状，有较好的效果。

5. **鼻血不止**：用车前叶捣汁饮下。

6. **目赤肿痛**：车前草汁，调朴硝末，睡前涂眼睛上，次日清晨洗掉。

【使用方法】

1. **直接泡浴法**：将车前子 100 克（纱布包裹）；车前草 100 克，放入到水中煎煮 30 分钟，使用者在含药的热水中进行全身药浴，一般为 30 分钟（制作方法参照第 14 页）。

2. **浓汁制作方法**：制作方法参照第 14 页。

3. **洗眼浴**：放入车前子（纱布包好）和车前草若干，将药液用 3 层纱布过滤后，可用于眼部疾病。

【使用禁忌】

1. 内伤劳倦，阳气下陷者慎服。

2. 肾虚精滑及内无湿热者。

3. 车前草是车前子的全草。

4. 车前子煎煮必须用纱布包裹起来，可以防止车前子漂浮、沉淀等现象。

木通浴

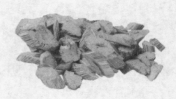

【科属分类】木通科。

【药材别称】附支、丁翁、丁父、蓄藤、王翁、万年。

【主要产地】四川、湖北、湖南、广西。

【性味归经】味苦、性寒。入心、小肠、膀胱经。

【功能主治】利尿通淋，清心除烦，通经下乳。

【处方用量】木通30克。

【适用病症】

　　1. **热淋涩痛，水肿**：木通能利水消肿，下利湿热，治疗膀胱湿热，小便短赤，淋沥涩痛，常与车前子、滑石等配用；用于水肿，则配以猪苓、桑白皮等同用，有一定的效果。

　　2. **经闭乳少**：取其通经下乳的功效，用治血瘀经闭，配红花、桃仁等同用；乳汁短少或不通，可与王不留行、穿山甲等同用，可提高疗效。

　　3. **口舌生疮，心烦尿赤**：木通能上清心经之火，下泄小肠之热。常治心火上炎，口舌生疮或心火下移下肠而致的心烦尿赤等症，具有较好的效果。

　　4. **尿血**：木通、牛膝等适量，水煎服。

　　5. **湿热痹痛**。

【使用方法】

　　1. **乳房按摩法**：将木通 60 克，放入热水中煎煮 30 分钟，用热毛巾热敷乳房，再用力按摩乳房，每次 20 分钟。

　　2. **直接泡浴法**：将木通若干，放入到水中煎煮 30 分钟，使用者在含药的热水中进行全身药浴，一般为 30 分钟（制作方法参照第 14 页）。

　　3. **浓汁制作方法**：制作方法参照第 14 页。

　　4. **精油制备**：药浴的同时可在局部擦精油，疗效更佳。

【使用禁忌】

　　1. 木通有毒，须慎用，使用前咨询相关医师。

　　2. 关木通属马兜铃科，其所含马兜铃酸经研究证明可能引起人体肾脏损害。

　　3. 精滑及阳虚气弱，内无湿热者忌用。

通草浴

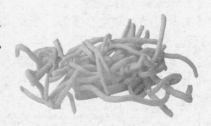

【科属分类】五加科。
【药材别称】寇脱、离南、活芃、倚商、通脱木。
【主要产地】陕西、江苏、安徽、浙江、江西。
【性味归经】味甘、淡、性微寒。入肺、胃经。
【功能主治】清热利湿，通气下乳。
【处方用量】通草100克。

【适用病症】

1. **淋证，水肿**：取其气寒味淡而体轻，引热下降而利小便，既通淋，又消肿。尤其对于热淋之小便不利，淋沥涩痛有一定的效果，可与冬葵子、滑石等同用，提高疗效。

2. **产后乳汁不下**：通草入胃经，通胃气上达而下乳汁，多用于产后乳汁不畅或不下，可配合猪蹄同用，效果更佳。

3. **鼻痛，气息不通，不闻香臭，鼻息肉**：可配合木通、细辛等使用。

4. **黄疸**：通草浴具有清热利湿的功效，对于黄疸有一定的疗效。

【使用方法】

1. **直接泡浴法**：将通草100克，放入到水中煎煮30分钟，使用者在含药的热水中进行全身药浴，一般为30分钟（制作方法参照第14页）。

2. **浓汁制作方法**：制作方法参照第14页。

3. **坐浴**：每日1次，每次30分钟（制作方法参照第14页）。

4. **乳房按摩法**：将通草若干，放入热水中煎煮30分钟，用热毛巾热敷乳房，再用力按摩乳房，每次20分钟。

【使用禁忌】

1. 气阴两虚者慎服。

2. 内无湿热者慎服。

3. 孕妇慎服通草。

4. 中寒者勿服通草。

瞿麦浴

【科属分类】石竹科。

【药材别称】野麦、石柱花、十样景花、剪绒花。

【主要产地】河北、河南、辽宁、江苏。

【性味归经】味苦、性寒。归心、小肠、膀胱。

【功能主治】利尿通淋，破血通经。

【处方用量】瞿麦100克。

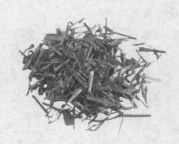

【适用病症】

1. **淋证**：取其利尿通淋之功，为治淋常用药。尤以热淋最为适宜。常与扁蓄、木通等同用，以提高疗效。

2. **闭经，月经不调**：瞿麦具有破血通经的功效，对于血热淤阻之经闭或月经不调尤宜，常与桃仁、红花等同用，效果俱佳。

3. **目赤肿痛，浸淫等疮**：瞿麦炒黄为末，捣汁涂之。

4. **鱼脐毒疮肿**：瞿麦和生油熟捣涂之。

5. **防病保健**：对于杆菌、葡萄球菌均有抑制作用，可起到预防疾病的作用。

【使用方法】

1. **熏洗法**：取瞿麦100克，加水煎煮30分钟，趁热熏洗患处，一般为30分钟（制作方法参照第14页）。

2. **坐浴**：每日1次，每次30分钟（制作方法参照第14页）。

3. **直接泡浴法**：将瞿麦若干，放入到水中煎煮30分钟，使用者在含药的热水中进行全身药浴，一般为30分钟（制作方法参照第14页）。

4. **浓汁制作方法**：制作方法参照第14页。

【使用禁忌】

1. 脾、肾气虚者忌服。

2. 瞿麦具有破血通经的功效，所以孕妇忌服。

3. 瞿麦以节部膨大，表面淡绿色或黄绿色，略有光泽，无毛者为佳。

扁蓄浴

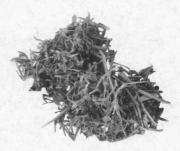

【科属分类】蓼科。

【药材别称】扁竹、扁筑、畜辩、扁蔓、地扁蓄。

【主要产地】全国各地均产。

【性味归经】味苦、性微寒。归膀胱经。

【功能主治】利尿通淋，杀虫止痒。

【处方用量】扁蓄250克。

【适用病症】

1. **湿热淋证**：取其利尿通淋的功效，对于小便短赤，淋沥涩痛的湿热淋证有一定的效果。可配合滑石、木通、车前子、栀子等同用。

2. **寄生虫病**：扁蓄具有杀虫止痒的功效，可治疗蛲虫等寄生虫病。

3. 腮腺炎：鲜扁蓄适量，切细捣烂，再调入蛋清，涂敷患处。

4. 牙痛：取扁蓄适量，水煎服。

5. **皮肤湿疹、阴痒**。

6. 胆道蛔虫症：可用扁蓄和醋，加水煎服。

7. **治赤白痢，黄疸**。

【使用方法】

1. **直接泡浴法**：将扁蓄250克，放入到水中煎煮30分钟，使用者在含药的热水中进行全身药浴，一般为30分钟（制作方法参照第14页）。

2. **熏洗法**：取扁蓄若干，加水煎煮30分钟，趁热熏洗患处，一般为30分钟（制作方法参照第14页）。

3. **坐浴**：每日1次，每次30分钟，可用于泌尿生殖系统疾病和妇科疾病（制作方法参照第14页）。

【使用禁忌】

1. 无湿热水肿者忌服。

2. 体弱津液亏损者不宜服用。

3. 灌肠后，人体会有一定的不适感，属于正常现象，进行灌肠须在医生指导下进行。

海金沙浴

【科属分类】海金沙科。
【药材别称】铁蜈蚣、金砂截、罗网藤、铁线藤。
【主要产地】江苏、浙江、安徽、福建、台湾。
【性味归经】性寒、味甘。归膀胱、小肠经。
【功能主治】清利湿热，通淋止痛。
【处方用量】海金沙100克。

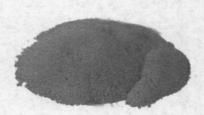

【适用病症】

1. **热淋急痛**：取其清利湿热，通淋止痛的功效。取海金沙适量，研为末，与生甘草汤一起使用，有一定的效果。

2. **小便出血**：海金沙为末，以新汲水调下。

3. **尿酸结石症**：海金沙、滑石共研为末。以车前子、麦冬等煎水调药末，温服。

4. **脾湿肿满**：对于腹胀如鼓，气喘，不能卧的脾湿肿满的症状，可用海金沙、白术等适量，共研为末，水送下。

5. **防病保健**：对于一些致病菌均有抑制作用，可有效保护家人健康。

【使用方法】

1. **直接泡浴法**：将海金沙100克，放入到水中煎煮30分钟，使用者在含药的热水中进行全身药浴，一般为30分钟（制作方法参照第14页）。

2. **浓汁制作方法**：制作方法参照第14页。

3. **坐浴**：每日1次，每次30分钟（制作方法参照第14页）。

4. **熏洗法**：取海金沙若干，加水煎煮30分钟，趁热熏洗患处，一般为30分钟（制作方法参照第14页）。

【使用禁忌】

1. 肾阴亏虚者慎服海金沙。
2. 小便不利者慎服。
3. 诸淋由于肾水真阴不足者勿服海金沙。
4. 海金沙全草可用来药浴，清热解毒效果更佳。

石韦浴

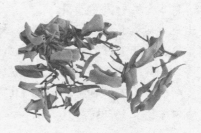

【科属分类】水龙骨科。

【药材别称】石皮、石苇、金星草、石兰、石背柳。

【主要产地】安徽、江苏、浙江、河南、福建。

【性味归经】味甘、苦、性微寒。归肺、膀胱经。

【功能主治】利水通淋，清肺泄热。

【处方用量】石韦100克。

【适用病症】

1. **小便淋痛**：石韦具有利水通淋的功效，可用石韦、滑石等研为末，水送服，具有一定的效果。

2. **气热咳嗽**：取其清肺泄热之效，用石韦、槟榔等研为末，姜汤送下。

3. **崩中漏下**：石韦为末，温酒服。

4. **尿路结石**：石韦、车前草、生栀子等适量，水煎服。

5. **痢疾**：石韦全草适量，水煎，冰糖适量。

6. **防病保健**：对于金黄色葡萄球菌及变形杆菌有抑制作用，可起到抑病保健的作用。

【使用方法】

1. **直接泡浴法**：将石韦100克，放入到水中煎煮30分钟，使用者在含药的热水中进行全身药浴，一般为30分钟（制作方法参照第14页）。

2. **浓汁制作方法**：浓汁制作法是一次性取石韦浓汁，待用时在加入热水中（制作方法参照第14页）。

【使用禁忌】

1. 阴虚者忌服。

2. 无湿热者忌服。

3. 石韦粉末对肺热咳喘有一定的疗效。

冬葵子浴

【科属分类】锦葵科。
【药材别称】葵子、葵菜子、滑菜、卫足、马蹄菜。
【主要产地】全国各地均产。
【性味归经】味甘，性寒。入大肠、小肠、膀胱经。
【功能主治】利水通淋，下乳润肠。
【处方用量】冬葵子20克。

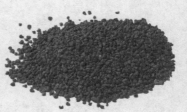

【适用病症】

1. **淋证**：冬葵子甘寒滑利，有利尿通淋之功。用于热淋，与石韦、瞿麦等同用，可提高疗效。

2. **水肿胀满，小便不利**：取其质滑，通关格，利小便消水肿之功效，可与猪苓、泽泻、茯苓等同用。

3. **乳汁不通、乳房胀痛**：冬葵子滑润利窍，有通经下乳之功。可用于产后乳汁不通，乳房胀痛。

4. **血淋及妊娠子淋**：坚持冬葵子浴对于血淋及妊娠子淋具有很好的效果。

5. **便秘**：冬葵子质润滑利，润肠而通便，用于肠燥便秘证，可与杏仁同用。

【使用方法】

1. **直接泡浴法**：将冬葵子20克，放入到水中煎煮30分钟，使用者在含药的热水中进行全身药浴，一般为30分钟（制作方法参照第14页）。

2. **浓汁制作方法**：浓汁制作法是一次性取冬葵子浓汁，待用时在加入热水中（制作方法参照第14页）。

3. **乳房按摩法**：将冬葵子若干，放入热水中煎煮30分钟，用热毛巾热敷乳房，再用力按摩乳房，每次20分钟。

【使用禁忌】

1. 使用时，不可用苘麻子代替冬葵子，两者虽然均可药用，但其主治功效不相同，应该区别使用。

2. 脾虚肠滑者忌服。

3. 孕妇慎服。

灯芯草浴

【科属分类】灯芯草科。

【药材别称】灯芯草、蔺草、龙须草、野席草。

【主要产地】江苏、四川、云南、黑龙江、吉林。

【性味归经】微寒、甘、淡，归心、肺、小肠、膀胱经。

【功能主治】利水通淋，清心降火。

【处方用量】灯芯草60克。

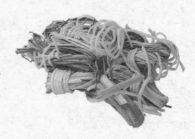

【适用病症】

1. **热淋**：取其利水通淋之功效，取鲜灯芯草、车前草等适量，淘米水煎服。

2. **水肿**：灯芯草适量，水煎服。

3. **小儿热惊**：灯芯草、车前草各适量，酌冲开水炖服。

4. **小儿心烦夜啼**：灯芯草适量，水煎服。

5. **湿热黄疸**：鲜灯芯草、白英各适量，水煎服。

6. **急性咽炎，咽部生颗粒或舌炎，口疮**：灯芯草、麦门冬各适量，水煎服。

7. **伤口流血**：用灯芯草嚼烂敷患处。

【使用方法】

1. **直接泡浴法**：将灯芯草 60 克，放入到水中煎煮 30 分钟，使用者在含药的热水中进行全身药浴，一般为 30 分钟（制作方法参照第 14 页）。

2. **浓汁制作方法**：浓汁制作法是一次性取灯芯草浓汁，待用时在加入热水中（制作方法参照第 14 页）。

【使用禁忌】

1. 下焦虚寒者禁服。

2. 小便不禁者禁服。

3. 对于小儿热惊、心烦夜啼，药浴是较好的选择。

茵陈蒿浴

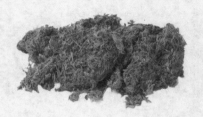

【科属分类】菊科。

【药材别称】因尘、茵陈、因陈蒿、绵茵陈、绒蒿。

【主要产地】陕西、山西、安徽、山东、江苏。

【性味归经】味苦、微辛、性微寒；归肝、胆、脾经。

【功能主治】清热利湿，利胆退黄。

【处方用量】茵陈蒿250克。

【适用病症】

1. **湿热熏蒸之阳黄**：取其清热利湿，利胆退黄的功效，对于目黄身黄，发热烦渴，小便短赤等症状，具有很好的疗效，可与大黄、栀子配伍，以提高疗效。

2. **风瘙瘾疹，皮肤肿痒**：茵陈蒿具有清热利湿的功效，可配合荷叶捣罗为散，食后服。

3. **遍身风痒生疥疮**：茵陈适量，煮浓汁洗患处。

4. **感冒，漆疮**：用茵陈蒿、车前子等分，水煎服。

5. **防病保健**：对金黄色葡萄球菌有明显的抑制作用，对痢疾杆菌等有不同程度的抑制作用，可起到预防作用。

【使用方法】

1. **直接泡浴法**：将茵陈蒿 250 克，放入到水中煎煮 30 分钟，使用者在含药的热水中进行全身药浴，一般为 30 分钟（制作方法参照第 14 页）。

2. **浓汁制作方法**：浓汁制作法是一次性取茵陈蒿浓汁，待用时在加入热水中（制作方法参照第 14 页）。

3. **精油制备**：药浴的同时可在局部擦精油，疗效更佳。

【使用禁忌】

1. 脾虚血亏而致的虚黄、萎黄者忌服。

2. 非因湿热引起的发黄者忌服茵陈。

3. 蓄血发黄者，忌服茵陈。

4. 热甚发黄，无湿气者忌服。

金钱草浴

【科属分类】报春花科。
【药材别称】神仙对坐草、地蜈蚣、蜈蚣草、铜钱草。
【主要产地】四川、山西、陕西、云南、贵州。
【性味归经】味甘、微苦、性凉。归肝、胆、肾、膀胱经。
【功能主治】利水通淋，清热解毒，散瘀消肿。
【处方用量】金钱草200克。

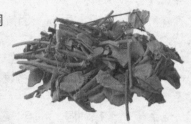

【适用病症】

1. **肝胆结石及尿路结石**：金钱草有良好的利湿退黄及排石通淋作用，治肝胆结石及黄疸，可配伍茵陈、郁金等以提高疗效。

2. **疮毒痈肿**：取其清热解毒；散瘀消肿的功效，将金钱草捣烂敷患处，也可与野菊花、蒲公英等同用，以加强清热解毒作用。

3. **毒蛇咬伤**：金钱草捣汁饮，以渣敷伤口。

4. **跌打损伤**：金钱草适量，洗净，捣汁服用。

5. **腹水肿胀**：金钱草适量，捣烂敷脐部。

6. **疝气**：仙人对坐草、青木香各适量。两味捣汁，冲酒服。

【使用方法】

1. **直接泡浴法**：将金钱草200克，放入到水中煎煮30分钟，使用者在含药的热水中进行全身药浴，一般为30分钟（制作方法参照第14页）。

2. **浓汁制作方法**：浓汁制作法是一次性取金钱草浓汁，待用时在加入热水中（制作方法参照第14页）。

3. **熏洗法**：取金钱草若干，加水煎煮30分钟，趁热熏洗患处，一般为30分钟（制作方法参照第14页）。

【使用禁忌】

1. 凡阴疽诸毒忌服。

2. 脾虚泄泻者忌服。

3. 对于广金钱草、连钱草等当作金钱草来使用的药物，药效尚无定论。

虎杖浴

【科属分类】蓼科。

【药材别称】活血龙、大活血、花斑竹、酸筒杆、酸桶笋。

【主要产地】山东、河南、陕西、湖北、湖南。

【性味归经】微苦、微寒。归肝、胆、肺经。

【功能主治】清热解毒，利胆退黄，祛风利湿。

【处方用量】虎杖200克。

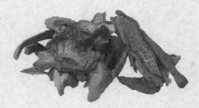

【适用病症】

1. **痈肿疮毒**：取其清热解毒、散瘀定痛得功效，可用于湿毒蕴结肌肤所致的痈肿疮毒，药浴后，可把虎杖烧成灰涂在患处。

2. **毒蛇咬伤**：虎杖适量，取鲜品捣烂外敷患处，配合药浴，效果更好。

3. **月经不通**：用虎杖、凌霄花适量，共研为末，热酒送下。

4. **湿热黄疸**：虎杖浴具有清热活血、利胆退黄之功，对于湿热瘀结所致的身热烦渴，腹胀厌食，小便热痛等症状具有很好的疗效。

5. **跌打损伤**：虎杖具有散瘀定痛得功效，可配合当归、红花来提高疗效。

【使用方法】

1. **直接泡浴法**：将虎杖 200 克，放入到水中煎煮 30 分钟，使用者在含药的热水中进行全身药浴，一般为 30 分钟（制作方法参照第 14 页）。

2. **浓汁制作方法**：浓汁制作法是一次性取虎杖浓汁，待用时在加入热水中（制作方法参照第 14 页）。

3. **酊浴**：将虎杖加入白酒中，浸泡一个星期后，擦洗按摩跌打损伤处。

【使用禁忌】

1. 孕妇禁服。

2. 虎杖可以用于烧烫伤。

3. 脾虚便溏者忌服。

理气

理气药：凡用以调理气分疾病，能疏畅气机，可使气行通顺的药物，称为理气药。以理气药为主组成的方剂，称为理气方。

理气方药具行气或降气之功，主要用于肝郁气滞、脾胃气滞、肺气壅滞、胃气上逆等证。气分病主要包括气虚与气逆。气虚病证主要表现为机体或脏器的功能低下，气虚宜补气。气滞、气逆病证主要表现为机体或脏器的功能障碍，气滞宜行气，气逆宜降气。

理气药物以辛燥者居多，易于耗气伤阴，气虚及阴亏者慎用。

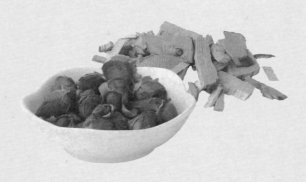

枳实浴

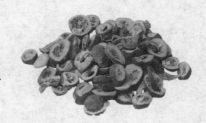

【科属分类】芸香科。
【药材别称】鹅眼枳实。
【主要产地】四川、江西、福建、江苏。
【性味归经】味苦、辛、性寒。归脾、胃、肝、心经。
【功能主治】破气除痞，化痰消积。
【处方用量】枳实100克。

【适用病症】

1. **气滞胸胁疼痛**：枳实浴善破气行滞而止痛，治疗气血阻滞之胸胁疼痛，可与川芎配伍。

2. **产后腹痛**：取其行气以助活血而止痛，对于产后与淤滞腹痛、烦躁等症状具有一定的效果。

3. **湿热泻痢、胃肠积滞**：枳实浴既能善破气除痞，又能消积导滞。适用于饮食积滞，脘腹痞满胀痛等症状，以及湿热泻痢、里急后重。

4. **美容作用**：枳实浴可以有效地改善皮肤干燥、减少皱纹，同时对色素沉着也有效。

5. **调节情志**：枳实浴可缓解紧张和压力，同时也可用来醒脑。

【使用方法】

1. **直接泡浴法**：将枳实 100 克，放入到水中煎煮 30 分钟，使用者在含药的热水中进行全身药浴，一般为 30 分钟（制作方法参照第 14 页）。

2. **浓汁制作方法**：浓汁制作法是一次性取枳实浓汁，待用时在加入热水中（制作方法参照第 14 页）。

3. **精油制备**：药浴的同时可在局部擦精油，疗效更佳。

【使用禁忌】

1. 脾胃虚弱及孕妇慎服枳实。

2. 虚而久病，不可误服。

3. 枳实与枳壳皆为果实，枳实力强，枳壳力缓。破气除痞，消积导滞多用枳实，理气宽中消胀除满多用枳壳。

木香浴

【科属分类】菊科。

【药材别称】蜜香、青木香、五香、五木香。

【主要产地】云南、四川、陕西、甘肃、湖北。

【性味归经】味辛、苦、性温。入肺、肝、脾经。

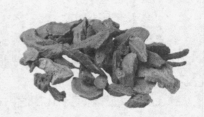

【功能主治】理气调中，燥湿化痰。

【处方用量】木香60克。

【适用病症】

1. **脾胃气滞证**：取其善通行脾胃之滞气，既为行气止痛之要药，又为健脾消食之佳品。对于脾胃气滞，脘腹胀痛，可配砂仁、藿香等同用。

2. **湿热泻痢**：木香浴辛行苦降，善行大肠之滞气，对湿热泻痢里急后重有很好的效果。

3. **腹痛胁痛，黄疸，疝气疼痛**：木香浴既能行气健脾又能疏肝利胆。对于湿热郁蒸、气机阻滞之脘腹胀痛、胁痛、黄疸等症状，具有一定的效果。

4. **防病保健**：木香浴可有效起到抑菌保健的作用，可保护家人健康。

【使用方法】

1. **直接泡浴法**：将木香60克，放入到水中煎煮30分钟，使用者在含药的热水中进行全身药浴，一般为30分钟（制作方法参照第14页）。

2. **浓汁制作方法**：浓汁制作法是一次性取木香浓汁，待用时在加入热水中（制作方法参照第14页）。

【使用禁忌】

1. 阴虚津液不足者慎服。

2. 脏腑燥热，胃气虚弱者禁用。

3. 川木香又称为铁杆木香、槽子木香。

檀香浴

【科属分类】檀香科。
【药材别称】旃檀、白檀、檀香木、真檀、裕香。
【主要产地】台湾、广东、云南。
【性味归经】味辛、性温。归脾、胃、心、肺经。
【功能主治】行气止痛，散寒调中。
【处方用量】檀香20克。

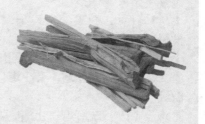

【适用病症】

　　1. **胸腹寒凝气滞证**：檀香浴辛散温通而芳香，善理脾胃，调肺气，利膈宽胸，有行气止痛、散寒调中之功。常与白豆蔻、砂仁、丁香等同用。

　　2. **泌尿生殖系统疾病**：檀香浴可改善膀胱炎，同时对疼痛瘙痒的症状有一定的效果。

　　3. **胸腹胀痛**：木香浴具有行气止痛，散寒调中的功效，对于胸腹胀痛有效。

　　4. **防病保健**：檀香浴具有很好的抗菌作用，可以保护家人健康。

　　5. **调节情志**：檀香浴安抚神经紧张及缓解焦虑，可以带给使用者更为祥和、平静的感觉。

【使用方法】

　　1. **直接泡浴法**：将檀香 20 克，放入到水中煎煮 30 分钟，使用者在含药的热水中进行全身药浴，一般为 30 分钟（制作方法参照第 14 页）。

　　2. **浓汁制作方法**：浓汁制作法是一次性地取檀香浓汁，待用时在加入热水中（制作方法参照第 14 页）。

　　3. **精油制备**：药浴的同时可在局部擦精油，疗效更佳。

【使用禁忌】

　　1. 阴虚火盛，有动血致嗽者忌服。
　　2. 檀香的精油可用于办公室、书房等。
　　3. 檀香水对于支气管炎具有一定的疗效。

川楝子浴

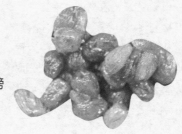

【科属分类】楝科。

【药材别称】楝实、金铃子、仁枣、苦楝子、楝子。

【主要产地】甘肃、湖北、四川、贵州、云南。

【性味归经】苦、寒、有小毒。归肝、小肠、膀胱经。

【功能主治】疏肝行气止痛，驱虫。

【处方用量】川楝子100克。

【适用病症】

1. **胁肋脘腹胀痛**：川楝子浴具有疏肝行气止痛的功效，对于肝胃气滞化热而致胁肋脘胀痛者有效。可与延胡索配合使用，以增疏肝行气止痛之功。

2. **头癣**：川楝子浴可杀菌驱虫，每日使用川楝子浴，可起到较好的效果。用时先将患者头发剃光或剪短，用清水洗净疮痂，将川楝子烤黄研成细末，加入凡士林中，涂抹患处。

3. **急性乳腺炎**：将川楝子适量，捣碎晒干，炒微黄，研细末，开水冲服。

4. **疥疮**：坚持使用川楝子浴，可缓解皮肤瘙痒。

5. **痔疮**：使用川楝子浴，效果理想。

【使用方法】

1. **直接泡浴法**：将川楝子100克，放入到水中煎煮30分钟，使用者在含药的热水中进行全身药浴，一般为30分钟（制作方法参照第14页）。

2. **浓汁制作方法**：浓汁制作法是一次性地取川楝子浓汁，待用时在加入热水中（制作方法参照第14页）。

3. **坐浴**：每日1次，每次30分钟，可用于痔疮（制作方法参照第14页）。

【使用禁忌】

1. 脾胃虚寒者禁服。

2. 川楝子有毒，不可过量使用。

3. 川楝子不可口服，口服过量可中毒。

乌药浴

【科属分类】樟科。

【药材别称】旁其、天台乌药、鳑魮、矮樟、鲫鱼姜。

【主要产地】浙江、安徽、江苏、陕西、湖南。

【性味归经】辛、温。归肺、脾、肾、膀胱经。

【功能主治】行气止痛，温肾散寒。

【处方用量】乌药20克。

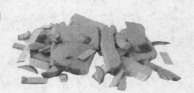

【适用病症】

1. **尿频，遗尿**：乌药浴温肾散寒，缩尿止遗，治肾阳不足、膀胱虚冷之小便频数、小儿遗尿，有较好的疗效。

2. **寒凝气滞之胸腹诸痛证**：味辛行散，性温祛寒，入肺而宣通，入脾而宽中，故能行气散寒止痛。用于胸腹胁肋闷痛，有一定的疗效。

3. **跌打损伤（背部伤尤宜）**：乌药、威灵仙等适量，水煎服。

4. **风湿麻痹**：用乌药、人参等适量，共研为末，姜盐汤送下。

5. **脚气**：对于干湿脚气，乌药浴有很好的治疗效果。

6. **白浊**：对于尿液浑浊不清，色白如泔浆，留置稍长，沉淀呈积粉样的白浊症状，乌药浴具有一定的效果。

【使用方法】

1. **直接泡浴法**：将乌药20克，放入到水中煎煮30分钟，使用者在含药的热水中进行全身药浴，一般为30分钟（制作方法参照第14页）。

2. **浓汁制作方法**：浓汁制作法是一次性取乌药浓汁，待用时在加入热水中（制作方法参照第14页）。

3. **坐浴**：每日1次，每次30分钟（制作方法参照第14页）。

4. **足浴**：乌药适量，放入到水中煎煮30分钟，待到药液温度适宜后，浸泡双足。每日1次，每次30分钟（制作方法参照第14页）。

【使用禁忌】

1. 气虚及内热证患者禁服。

2. 孕妇慎服。

3. 体虚者慎服。

青木香浴

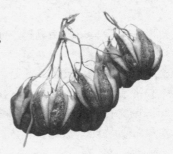

【科属分类】马兜铃科。

【药材别称】马兜铃根、土青木香、独行根、兜零根。

【主要产地】江苏、浙江、安徽、广西、湖南。

【性味归经】味辛、苦、性寒。入肺、胃经。

【功能主治】行气，解毒，消肿，辟秽。

【处方用量】青木香30克。

【适用病症】

1. **疗疮肿毒**：青木香浴有解毒消肿的功效，可取其鲜品捣烂外敷于患处，配合药浴效果更佳。

2. **泻痢腹痛**：取其清热解毒辟秽，味辛行气止痛。可取鲜品捣汁服，同时可与葛根、黄连等配伍使用。

3. **胸胁、脘腹疼痛**：青木香浴能行气疏肝，和中止痛。可用于肝胃气滞的胸胁胀痛，脘腹疼痛。

4. **毒蛇咬伤**：对于毒蛇咬伤，与白芷配伍，内服并可用青木香浴，效果更好。

5. **防病保健**：对金黄色葡萄球菌及绿脓、大肠、变形等杆菌有不同程度的抑制作用，可起到保健作用。

【使用方法】

1. **熏洗法**：取青木香适量，加水煎煮30分钟，趁热熏洗患处，一般为30分钟（制作方法参照第14页）。

2. **浓汁制作方法**：浓汁制作法是一次性地取青木香浓汁，待用时在加入热水中（制作方法参照第14页）。

【使用禁忌】

1. 虚寒患者慎服。

2. 青木香有毒，口服、外用必须遵医嘱。

3. 青木香不宜多服，过量可引起恶心、呕吐等胃肠道反应。

荔枝核浴

【科属分类】无患子科。

【药材别称】丹荔、丽枝、大荔核、荔仁。

【主要产地】广东、广西、福建、台湾。

【性味归经】性温、味甘、微苦。归肝、肾经。

【功能主治】行气散结，祛寒止痛。

【处方用量】荔枝核100克。

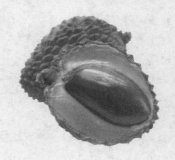

【适用病症】

1. **疝气痛，睾丸肿痛**：取其疏肝理气、行气散结、散寒止痛之功。对于寒凝气滞之疝气痛、睾丸肿痛，可与小茴香、青皮等同用，有一定的效果。

2. **胃脘久痛**：荔枝核浴有疏肝和胃、理气止痛作用。对于肝气郁结、肝胃不和之胃脘久痛，有较好的效果。

3. **痛经，产后腹痛**：荔枝核浴对肝郁气滞血瘀之痛经及产后腹痛，效果颇佳。

4. **肋间神经痛**：荔枝核烧炭存性捣碎，加广木香适量，水煎服。

5. **癣**：荔枝核研末，调醋搽患处。

【使用方法】

1. **直接泡浴法**：将荔枝核100克，放入到水中煎煮30分钟，使用者在含药的热水中进行全身药浴，一般为30分钟（制作方法参照第14页）。

2. **浓汁制作方法**：制作方法参照第14页。

3. **坐浴**：每日1次，每次30分钟，对于男性睾丸肿痛，用冷水浴（制作方法参照第14页）。

4. **热敷法**：用毛巾蘸取荔枝核煎剂，热敷患处。可用于痛经、产后腹痛。

【使用禁忌】

1. 无寒湿滞气者勿服。

2. 口服荔枝核汤剂可治疗疝气。

3. 荔枝核以表面棕红色或紫棕色，平滑，有光泽，略有凹陷及细波纹者为佳。

香附浴

【科属分类】莎草科。

【药材别称】香头草、回头青、雀头香、莎草根、香附子。

【主要产地】辽宁、河北、山东、山西、江苏。

【性味归经】味辛、微苦、甘、性平。入肝、三焦经。

【功能主治】理气解郁，调经止痛，安胎。

【处方用量】香附60克。

【适用病症】

1. **胸胁及胃腹胀痛**：香附浴具有理气解郁的功效，对于肝气郁结之胸胁及胃腹胀痛有很好的效果。

2. **妇科疾病**：香附浴有调经止痛的功效，对于月经不调、经闭痛经、小腹胀痛、乳房胀痛、崩漏等妇科疾病，有很好的效果。

3. **跌打损伤**：香附、姜黄适量，共研细末服用。

4. **调节情志**：香附浴能够调节情绪、舒缓压力。

5. **胎动不安**：香附子研为细末，浓煎紫苏汤调下。

6. **脚气**：坚持使用香附浴，对于脚气具有一定的治疗效果。

【使用方法】

1. **直接泡浴法**：将香附60克，放入到水中煎煮30分钟，使用者在含药的热水中进行全身药浴，一般为30分钟（制作方法参照第14页）。

2. **浓汁制作方法**：制作方法参照第14页。

3. **熏洗法**：取香附适量，加水煎煮30分钟，趁热熏洗患处，一般为30分钟（制作方法参照第14页）。

4. **坐浴**：每日1次，每次30分钟（制作方法参照第14页）。

5. **精油制备**：药浴的同时可在局部擦精油，疗效更佳。

【使用禁忌】

1. 气虚无滞者慎服。

2. 阴虚、血热者禁服。

3. 香附质坚硬，棕黄色或棕红色，生晒者断面粉质，白色者为佳。

玫瑰花浴

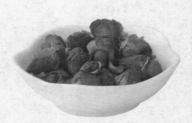

【科属分类】蔷薇科。

【药材别称】徘徊花、刺客、穿心玫瑰、湖花。

【主要产地】辽宁、山东、云南、江苏、浙江。

【性味归经】味甘、微苦、性温。归肝、脾经。

【功能主治】行气解郁，和血，止痛。

【处方用量】玫瑰花100克。

【适用病症】

1. **痈肿初起**：玫瑰花浴有理气解郁、和血止痛的功效，对于痈肿初起有一定的疗效。

2. **肝胃气病**：取其理气解郁的功效，对于胸膈满闷，胃脘、胁肋、恶心呕吐等症状有效。

3. **跌打损伤**：玫瑰花浴能活血，散瘀，消肿，对跌打损伤引起的疼痛均有一定疗效。

4. **皮肤炎症**：玫瑰花浴对皮肤炎症有一定的缓解作用，还能收缩微血管，可治疗小静脉破裂。

5. **美容作用**：玫瑰花浴对于松弛、老化或敏感的皮肤都有很好的疗效，可使皮肤变得光滑、紧致。

【使用方法】

1. **熏洗法**：取玫瑰花适量，加水煎煮30分钟，趁热熏洗患处，一般为30分钟（制作方法参照第14页）。

2. **直接泡浴法**：将玫瑰花100克，放入到水中煎煮30分钟，使用者在含药的热水中进行全身药浴，一般为30分钟（制作方法参照第14页）。

3. **浓汁制作方法**：浓汁制作方法是一次性地取玫瑰花药液，待到用时再将其加入热水之中（制作方法参照第14页）。

4. **坐浴**：每日1次，每次30分钟，可用于妇科疾病（制作方法参照第14页）。

【使用禁忌】

1. 阴虚有火者勿服。

2. 孕妇禁用。

3. 以体轻、质脆、气味芳香浓郁、味微苦涩为佳。

绿萼梅浴

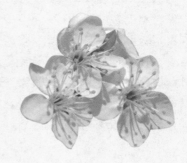

【科属分类】蔷薇科。
【药材别称】白梅花、绿梅花。
【主要产地】江苏、浙江、四川、湖北、江西。
【性味归经】味酸、涩、性平。归肝、胃、肺经。
【功能主治】疏肝和胃，理气化痰，调节情志。
【处方用量】绿萼梅200克。

【适用病症】

1. **梅核气**：绿萼梅浴芳香行气，化痰散结。对于患者总觉得咽喉异物感如梅核梗阻，咽之不下，咳之不出，时发时止等症状，有一定的效果。

2. **肝胃气痛**：绿萼梅浴芳香行气入肝胃，能疏肝解郁，醒脾，理气和中。对于肝胃气滞之胁肋胀痛，脘腹痞满，嗳气纳呆等症状，有很好的效果。

3. **唇上生疮**：绿萼梅瓣贴之，如开裂出血者即止。

4. **调节情志**：绿萼梅浴可有效地缓解紧张、焦虑、沮丧的情绪。

5. **解暑除烦**：对于暑热或热伤胃阴的心烦口渴，有一定的作用。

【使用方法】

1. **直接泡浴法**：将绿萼梅200克，放入到水中煎煮30分钟，使用者在含药的热水中进行全身药浴，一般为30分钟（制作方法参照第14页）。

2. **浓汁制作方法**：浓汁制作法是一次性取绿萼梅浓汁，待用时在加入热水中（制作方法参照第14页）。

3. **精油制备**：药浴的同时可在局部擦精油，疗效更佳。

【使用禁忌】

1. 要细心开导，解除其思想顾虑，增强治疗信心。
2. 少食煎炒炙焯辛辣食物。

大腹皮浴

【科属分类】棕榈科。

【药材别称】槟榔皮、大腹毛、茯毛、槟榔衣。

【主要产地】海南、广西、云南、台湾、福建。

【性味归经】味辛、性微温。归脾、胃、大肠、小肠经。

【功能主治】下气宽中，行水消肿。

【处方用量】大腹皮50克。

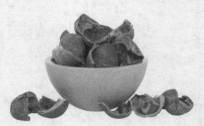

【适用病症】

1. **胃肠气滞**：大腹皮浴辛能行散，主入脾、胃经，能行气导滞，为宽中利气之捷药。对于食积气滞之脘腹痞胀，嗳气反酸、大便秘结或泻而不爽，有一定的效果。

2. **脚气水肿**：取其行水消肿的功效，对于各种原因导致的脚气水肿均有效。

3. **水肿胀满，小便不利**：大腹皮浴能开宣肺气而行水消肿，对于水湿外溢，皮肤水肿，小便不利，有较好的效果，可与茯苓皮、五加皮等同用，以提高疗效。

4. **漏疮恶秽**：大腹皮煎汤洗之。

【使用方法】

1. **直接泡浴法**：将大腹皮 50 克，放入到水中煎煮 30 分钟，使用者在含药的热水中进行全身药浴，一般为 30 分钟（制作方法参照第 14 页）。

2. **浓汁制作方法**：浓汁制作法是一次性取大腹皮浓汁，待用时在加入热水中（制作方法参照第 14 页）。

3. **足浴**：大腹皮适量，放入到热水中煎煮 30 分钟，待到药液温度适宜后，浸泡双足。每日 1 次，每次 30 分钟（制作方法参照第 14 页）。

【使用禁忌】

1. 气虚体弱者慎服。

2. 大腹皮是槟榔的果皮。

3. 可与槟榔同用。

4. 以外果皮深棕色至近黑色，具不规则的纵皱纹及隆起的横纹，顶端有花柱残痕，基部有果梗及残存萼片者为佳。

活血化瘀

活血化瘀药：凡能通常血行、消散瘀血，治疗瘀血证为主要作用的药物，称为活血化瘀药，又称活血祛瘀药，简称活血药或化瘀药。

活血化瘀药，味多辛、苦，主归肝、心经，入血分。善于走散通行，而有活血化瘀的作用，并通过活血化瘀作用，而产生止痛、调经、破血消症、疗伤消肿、活血消痈等作用。所以本类药物主治范围很广，遍及内、妇、儿、外、伤各科。如内科之胸、腹、头诸痛，而痛如针刺，痛处固定者；中风后半身不遂，肢体麻木；关节痹痛日久；血证之出血色紫，夹有血块，外伤科之跌扑损伤，瘀肿疼痛，痈肿疮疡等。

活血化瘀药物易耗血动血，妇女月经过多、出血证无瘀血现象者忌用；孕妇慎用或忌用。

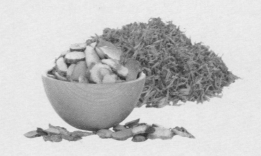

乳香浴、没药浴

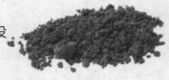

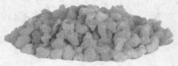

【科属分类】橄榄科。

【药材别称】乳香：熏陆香、马尾香、乳头香；没药：末药、明没药、没药、末药。

【主要产地】均产于索马里、埃塞俄比亚。

【性味归经】味辛、苦、性温。归肝、心、脾经。

【功能主治】活血行气，消肿止痛，生肌。

【处方用量】乳香与没药各40克。

【适用病症】

1. **跌打损伤**：取其活血行气，消肿止痛的功效，乳香浴对外伤所导致的跌打损伤具有很好的效果。

2. **痈疮肿毒**：乳香浴既能活血化瘀，又能消肿生肌，对于疮疡初起、红肿热痛等症状均有确切的疗效。

3. **美容作用**：乳香浴和没药浴对于皮肤老化、干燥、敏感及因皮肤干燥导致的发炎、蜕皮等症，效果颇佳

4. **妇科疾病**：乳香浴与没药浴均有活血行气的功效，对于血瘀所致之心腹疼痛、痛经、产后淤阻腹痛均有一定的疗效。

5. **生殖泌尿系统疾病**：对于膀胱炎、各种尿道、阴道感染等疾病，乳香浴与没药浴可以有效得缓解。

【使用方法】

1. **熏洗法**：取乳香与没药各 40 克，加水煎煮 30 分钟，趁热熏洗患处，一般为 30 分钟（制作方法参照第 14 页）。

2. **直接泡浴法**：将乳香与没药若干，放入到水中煎煮 30 分钟，使用者在含药的热水中进行全身药浴，一般为 30 分钟（制作方法参照第 14 页）。

3. **浓汁制作方法**：制作方法参照第 14 页。

4. **坐浴**：每日 1 次，每次 30 分钟，可用于妇科疾病（制作方法参照第 14 页）。

5. **足浴**：每日 1 次，每次 30 分钟（制作方法参照第 14 页）。

【使用禁忌】

1. 孕妇忌服乳香与没药。

2. 脾胃虚弱、虚证无瘀者慎服没药。

3. 痈疽脓已溃破者不宜使用乳香。

红花浴

【科属分类】菊科。
【药材别称】草红、刺红花、杜红花、金红花。
【主要产地】河南、浙江、四川、江苏。
【性味归经】味辛、性温。归心、肝经。
【功能主治】活血通经，祛瘀止痛。
【处方用量】红花100克。

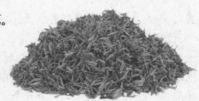

【适用病症】

　　1. **跌打损伤，瘀滞肿痛**：红花善能通利血脉，消肿止痛，为治跌打损伤，瘀滞肿痛之要药，对于暴力击打、意外碰撞等有很好的效果，常配木香、苏木等药用。

　　2. **瘀滞斑疹色暗**：红花浴可活血通脉以化滞消斑，可用于瘀热郁滞之斑疹色暗，常配伍清热凉血透疹的紫草、大青叶等，效果颇佳。

　　3. **妇科疾病**：取其辛散温通，为活血祛瘀、通经止痛之要药，是妇产科血瘀病症的常用药，对于血滞经闭、痛经、产后淤滞腹痛等证有很好的效果。

【使用方法】

　　1. **直接泡浴法**：将红花100克，放入到水中煎煮30分钟，使用者在含药的热水中进行全身药浴，一般为30分钟（制作方法参照第14页）。

　　2. **浓汁制作方法**：制作方法参照第14页。

　　3. **足浴**：每日1次，每次30分钟（制作方法参照第14页）。

　　4. **酊剂**：取适量的红花，放入到白酒中，1个星期后可擦洗瘀滞肿痛处，每日不少于2次，每次30分钟。

【使用禁忌】

　　1. 孕妇慎用。

　　2. 月经过多者忌用。

　　3. 有溃疡病与出血性疾病者不宜多用。

　　4. 以花片长、色鲜红、质柔软者为佳。

益母草浴

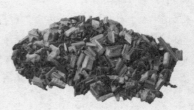

【科属分类】唇形科。

【药材别称】益母蒿、益母艾、红花艾、坤草。

【主要产地】内蒙古、河北、山西、陕西、甘肃。

【性味归经】味辛、苦。入心、肝、膀胱经。

【功能主治】活血，祛瘀，调经，消水。

【处方用量】益母草20克。

【适用病症】

1. **痈肿疮疡**：益母草浴具有清热解毒的功效，可治疗疮痈肿毒、皮肤痒疹，具有一定的效果，同时可取其鲜品捣烂敷于患处，效果更好。

2. **妇科疾病**：益母草浴具有活血、祛瘀、调经的功效，对于月经不调，胎漏难产，胞衣不下，产后血晕，瘀血腹痛，崩中漏下等，具有很好的效果。

3. **水肿，小便不利**：取其活血、祛瘀、消水的功效，对于水肿、小便不利有一定的效果，可配白茅根、泽兰等使用。

4. **抑病保健**：对于红色表皮癣菌、星形奴卡菌等皮肤致病性真菌，均有不同程度的抑制作用，可起到防病保健的作用。

【使用方法】

1. **直接泡浴法**：将益母草 20 克，放入到水中煎煮 30 分钟，使用者在含药的热水中进行全身药浴，一般为 30 分钟（制作方法参照第 14 页）。

2. **浓汁制作方法**：制作方法参照第 14 页。

3. **足浴**：每日 1 次，每次 30 分钟（制作方法参照第 14 页）。

4. **熏洗法**：取益母草若干，加水煎煮 30 分钟，趁热熏洗患处，一般为 30 分钟（制作方法参照第 14 页）。

【使用禁忌】

1. 孕妇禁用。

2. 阴虚血少者忌服。

3. 干益母草茎表面灰绿色或黄绿色，体轻，质韧为佳。

泽兰浴

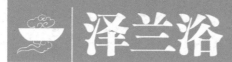

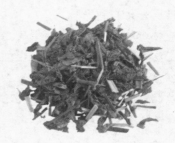

【科属分类】唇形科。
【药材别称】地瓜儿苗、地笋、地石蚕、蛇王草。
【主要产地】浙江、江苏、安徽等。
【性味归经】苦、辛、微温。归肝、脾经。
【功能主治】活血化瘀，行水消肿。
【处方用量】泽兰50克。

【适用病症】

1. **水肿，腹水**：泽兰浴既能活血祛瘀，又能利水消肿，对瘀血阻滞、水瘀互结之水肿、腹水具有一定的效果。

2. **血瘀经闭，痛经，产后瘀滞腹痛**：泽兰浴善活血调经，为妇科经产瘀血病症的常用药，对于血瘀经闭、痛经、产后瘀滞腹痛等证有效。

3. **跌打损伤，瘀肿疼痛及疮痈肿毒**：取其能活血祛瘀以消肿止痛。治跌打损伤，瘀肿疼痛及疮痈肿毒等，同时可将泽兰鲜品捣烂外敷于患处，效果更好。

4. **蛇咬伤**：泽兰适量，加水煎服。

【使用方法】

1. **直接泡浴法**：将泽兰50克，放入到水中煎煮30分钟，使用者在含药的热水中进行全身药浴，一般为30分钟（制作方法参照第14页）。

2. **浓汁制作方法**：浓汁制作法是一次性取泽兰浓汁，待用时在加入热水中（制作方法参照第14页）。

3. **足浴**：泽兰适量，放入到热水中煎煮30分钟，待到水温适宜后，浸泡双足。每日1次，每次30分钟（制作方法参照第14页）。

【使用禁忌】

1. 孕妇忌用。
2. 血虚及无瘀滞者慎用。
3. 产后水肿治疗时，要注意调节产妇的心情。

月季花浴

【科属分类】蔷薇科。

【药材别称】月月红、长春花、胜春、斗雪红、月贵红。

【主要产地】全国各地均产。

【性味归经】味甘、性温。归肝经。

【功能主治】活血调经，散毒消肿。

【处方用量】月季花50克。

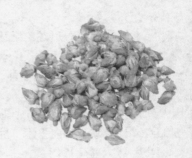

【适用病症】

1. **痈疽肿毒**：月季花浴具有散毒消肿的功效，对于痈疽肿毒具有一定的效果。

2. **妇科疾病**：月季花浴有活血调经、消肿解毒之功效，对于妇女肝气不疏、气血失调、经脉瘀阻不畅，以致月经不调、胸腹疼痛等症状，具有很好的效果。

3. **瘰疬**：对于颈部缓慢出现豆粒大小圆滑肿块，累累如串珠，溃后脓水清稀等症状，月季花浴具有很好的疗效，同时取其鲜品捣烂外敷于患处，效果颇好。

4. **调节情志**：月季花浴能够安抚愤怒、沮丧的情绪，可舒缓神经紧张和压力。

【使用方法】

1. **直接泡浴法**：将月季花50克，放入到水中煎煮30分钟，使用者在含药的热水中进行全身药浴，一般为30分钟（制作方法参照第14页）。

2. **浓汁制作方法**：制作方法参照第14页。

3. **酊剂**：取适量的月季花，放入到药酒中浸泡，可擦洗瘀滞肿痛处，跌打损伤处。

4. **精油制备**：药浴的同时可在局部擦月季花精油，疗效更佳。

【使用禁忌】

1. 月季花不宜久服。

2. 脾胃虚寒者慎用。

3. 孕妇慎用。

凌霄花浴

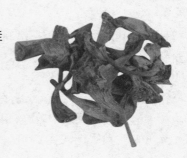

【科属分类】紫葳科。

【药材别称】紫葳、五爪龙、红花倒水莲、倒挂金钟。

【主要产地】陕西，河北、河南、山东、江苏、江西。

【性味归经】味甘、酸，性寒。归肝、心包经。

【功能主治】止咳，行血去瘀，凉血祛风。

【处方用量】凌霄花100克。

【适用病症】

1. **皮肤病**：凌霄花浴具有凉血祛风、行血去瘀的功效，对于风疹、皮癣、皮肤瘙痒、痤疮等具有一定的效果。

2. **便血、崩漏**：凌霄花浴性寒清热，凉血止血，对于血热便血、崩漏等证有效，同时可研末冲服，效果更好。

3. **血瘀经闭、跌打损伤**：取其辛散行血，能破瘀血、通经脉、消肿痛。治血瘀经闭、跌打损伤，具有很好的效果。

4. **烫伤、烧伤**：凌霄根、鲜冬青叶适量，捣烂取汁，与麻油调匀擦患处。

5. **调节情志**：凌霄花浴可振奋精神，缓解抑郁的情绪。

【使用方法】

1. **熏洗法**：取凌霄花100克，加水煎煮30分钟，趁热熏洗患处，一般为30分钟（制作方法参照第14页）。

2. **直接泡浴法**：将凌霄花若干，放入到水中煎煮30分钟，使用者在含药的热水中进行全身药浴，一般为30分钟（制作方法参照第14页）。

3. **浓汁制作方法**：制作方法参照第14页。

4. **酊剂**：取适量的凌霄花，放入到药酒中，等到一个星期后，可擦跌打损伤处。

【使用禁忌】

1. 孕妇慎用。

2. 气血虚弱者慎用。

3. 凌霄花与泡桐花形状极为相似，主要不同点是凌霄花一般带有萼筒，且气微香、味微酸苦；而泡桐花则萼筒多脱落，气微、味淡。

马钱子浴

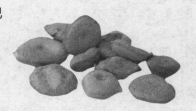

【科属分类】马钱科。

【药材别称】番木鳖、苦实把豆儿、火失刻把都、苦实。

【主要产地】福建、台湾、广东、广西、云南。

【性味归经】味苦、性寒、有毒。归肝、脾经。

【功能主治】通络止痛，消肿散结。

【处方用量】马钱子3克。

【适用病症】

　　1. **外伤瘀肿疼痛及痈疽肿痛**：马钱子浴有消肿散结的功效，对于各种外伤瘀肿疼痛、痈疽肿痛、皮肤炎症有很好的效果。

　　2. **风湿顽痹**：马钱子浴有通络止痛的功效，对于风湿顽痹、肢体拘挛麻木、屈伸不利具有理想的效果。

　　3. **狂犬病**：马钱子适量，酒磨成粉末，开水吞服

　　4. **小儿麻痹后遗症，腰椎间盘突出症，三叉神经痛、面神经麻痹，重症肌无力**：对于以上疾病，具有一定的疗效。

　　5. **喉痹作痛**：与番木鳖、青木香各等量，为末吹。

【使用方法】

　　1. **浓汁制作方法**：浓汁制作法是一次性取马钱子浓汁，待用时在加入热水中（制作方法参照第14页）。

　　2. **酊剂**：取适量的马钱子，放入到白酒中，泡2个星期后，可擦跌打损伤、痈疽肿痛处。每日1次，每次10分钟。

【使用禁忌】

1. 体质虚弱者及孕妇禁服。

2. 马钱子有毒，不宜生用、多服、久服。

3. 马钱子口服、外用时，必须遵照医嘱。

4. 麝香、延胡索可增强马钱子的毒性，故不宜同用。

苏木浴

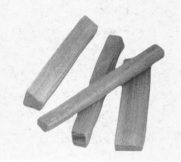

【科属分类】苏木科。
【药材别称】苏方、苏方木、棕木、赤木。
【主要产地】福建、台湾、广东、海南、广西、四川。
【性味归经】味甘、咸、性平。归心、肝、脾经。
【功能主治】行血祛瘀，消肿止痛。
【处方用量】苏木适量。

【适用病症】

　　1. **妇科疾病**：苏木浴具有行血祛瘀，消肿止痛的功效，对于经闭痛经，产后瘀阻，痛经、心腹瘀痛等，有一定的疗效。
　　2. **血瘀肿痛、跌打损伤**：取其行血祛瘀，消肿止痛之功，对于外力所致的内外损伤具有很好的效果。
　　3. **骨折**：苏木浴对轻伤骨折具有很好的疗效，对于重伤引起的骨断、骨裂等，用在术后恢复性的治疗，苏木浴是骨折理想的选择。
　　4. **伤筋**：苏木浴对于筋伤而未断裂者效果最佳，对于筋伤而断裂的，往往用在术后恢复的治疗。
　　5. **痈肿疮毒**。

【使用方法】

　　1. **熏洗法**：取苏木适量，加水煎煮 30 分钟，趁热熏洗患处，一般为 30 分钟（制作方法参照第 14 页）。
　　2. **浓汁制作方法**：浓汁制作法是一次性取苏木浓汁，待用时在加入热水中（制作方法参照第 14 页）。
　　3. **酊剂**：取适量的苏木，放入到白酒中，泡 1 个星期后，可擦跌打损伤处、痈疽肿痛处。

【使用禁忌】

　　1. 血虚无瘀者忌服。
　　2. 孕妇忌服。
　　3. 骨折治疗须遵医嘱。

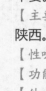

骨碎补浴

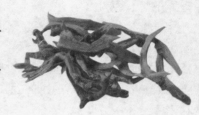

【科属分类】水龙骨科。

【药材别称】肉碎补、石岩姜、猴姜、毛姜、申姜。

【主要产地】浙江、湖北、广东、广西、四川、陕西。

【性味归经】味苦、性温。归肾、肝经。

【功能主治】补肾强骨，续伤止痛。

【处方用量】骨碎补适量。

【适用病症】

1. **肾虚所致的疾病**：骨碎补浴具有补肾强骨的功效，对于肾虚所致的肾虚腰痛、足膝痿弱、耳聋、久泄、遗尿等，具有很好的疗效。

2. **跌打损伤**：取其补肾强骨，续伤止痛的功效，骨碎补浴对于创伤和挫伤具有很好的治疗效果。

3. **白癜风**：骨碎补浴对于白癜风的预防和治疗都有一定的效果，可配合汤剂使用，效果更好。

4. **牙痛**：骨碎补适量，打碎煎服，有良好的止痛效果。

5. **防治链霉素毒性及过敏反应**：骨碎补适量，水煎服。

6. **斑秃**。

【使用方法】

1. **熏洗法**：取骨碎补适量，加水煎煮 30 分钟，趁热熏洗患处，一般为 30 分钟（制作方法参照第 14 页）。

2. **浓汁制作方法**：浓汁制作法是一次性取骨碎补浓汁，待用时在加入热水中（制作方法参照第 14 页）。

3. **足浴**：骨碎补适量，加水煎煮 30 分钟，待到药液温度适宜时，浸泡双足。每日 1 次，每次 30 分钟（制作方法参照第 14 页）。

【使用禁忌】

1. 阴虚火旺不宜用。

2. 血虚风燥者不宜用。

3. 若无瘀血征象者也应慎用。

4. 骨碎补以体轻，质脆，易折断，断面红棕色者为佳。

儿茶浴

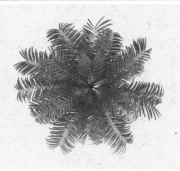

【科属分类】豆科。

【药材别称】儿茶膏、孩儿茶、黑儿茶。

【主要产地】云南、海南、广西。

【性味归经】味苦、涩、性微寒。归肺经。

【功能主治】活血疗伤，止血生肌，收湿敛疮，清肺化痰。

【处方用量】儿茶适量。

【适用病症】

1. **肺热咳嗽**：儿茶浴可清肺化痰，对于肺热咳嗽有痰、痰黄稠、咳吐不爽、鼻塞流浊涕、咽痛声哑等症状，具有一定的疗效。

2. **跌打伤痛，出血**：儿茶浴既能活血散瘀，又能收敛止血，可用于多种内外伤出血病证。对于外伤出血，内伤出血，如吐血、便血、崩漏等都有很好的效果。

3. **疮疡，湿疮**：儿茶浴有活血疗伤，止血生肌，收湿敛疮的功效，对于诸疮溃烂，久不收口，皮肤湿疮有较好的疗效。

4. **牙疳**：对于牙龈红肿、溃烂疼痛、流腐臭脓血等牙疳症状，儿茶浴具有预防和治疗的作用。

5. **鼻渊流水**：儿茶末吹之。

【使用方法】

1. **熏洗法**：取儿茶适量，加水煎煮 30 分钟，趁热熏洗患处，一般为 30 分钟（制作方法参照第 14 页）。

2. **浓汁制作方法**：浓汁制作法是一次性取儿茶浓汁，待用时在加入热水中（制作方法参照第 14 页）。

3. **足浴**：儿茶适量，加水煎煮 30 分钟，待到药液温度适宜时，浸泡双足。每日 1 次，每次 30 分钟（制作方法参照第 14 页）。

【使用禁忌】

1. 寒湿之证禁服。

2. 儿茶以表面黑色或棕褐色，平滑而稍有光泽，质脆，断面不整齐，内部棕红色为佳。

莪术、三棱浴

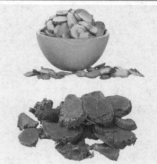

【科属分类】莪术：姜科；三棱：黑三棱科。
【药材别称】莪术：蓬莪茂、篷莪、蓬术、羌
七；三棱：黑三棱，湖三棱。
【主要产地】莪术：广西、四川；三棱：江苏、
河南。
【性味归经】味辛、苦、性温。归肝、脾经。
【功能主治】破血行气，消积止痛。
【处方用量】莪术50克；三棱50克。

【适用病症】

1. **脘腹胀满疼痛**：莪术浴或三棱浴具有行气消积止痛的功效，对于饮食失调，脘腹胀满疼痛有一定的缓解作用。

2. **癌症**：取其两者破血行气，消积止痛的功效，对于肝癌、胰腺癌、肠癌、恶性淋巴瘤、卵巢癌、宫颈癌、肝癌等具有不同程度的效果。

3. **跌打损伤**：莪术浴或三棱浴既能破血行气，又能化瘀止痛，对于跌打损伤具有较好的效果，如醋制后，可加强祛瘀止痛作用。

4. **抑菌保健**：莪术浴与三棱浴对于一些致病菌具有抑制和杀灭的作用，可起到防病保健的作用。

5. **妇科疾病**：对于血瘀气滞所致的经闭腹痛、胸痹心痛，莪术浴或三棱浴都可起到有效的作用。

【使用方法】

1. **直接泡浴法**：将莪术 50 克或三棱 50 克，放入到水中煎煮 30 分钟，使用者在含药的热水中进行全身药浴，一般为 30 分钟（制作方法参照第14 页）。

2. **浓汁制作方法**：浓汁制作法是一次性取莪术浓汁，待用时再加入热水中（制作方法参照第 14 页）。

3. **精油制备**：药浴的同时可在局部擦莪术精油，疗效更佳。

【使用禁忌】

1. 孕妇忌用莪术与三棱。

2. 三棱以破血祛瘀之功效较强，药性峻猛，能伤正气。体虚无瘀滞及瘀症出血者不宜应用。

3. 月经过多者忌用莪术与三棱。

化痰止咳平喘

化痰止咳药： 凡以祛痰或消痰为主的药物称为化痰药，能缓和或制止咳嗽喘息的药物称止咳平喘药。

化痰药药性辛而燥者，多有燥湿化痰、温化寒痰的作用；药性甘苦微寒者，多有清化热痰、润燥化痰的作用。化痰药主要用于痰多咳嗽、咯痰不爽以及与痰有关的病症，如瘿瘤瘰疬等证。止咳平喘药中，由于药物性味的不同，分别具有宣肺、降肺、泻肺、清肺、润肺、敛肺止咳平喘的作用。止咳平喘药主要用于治疗症见咳嗽、气喘的多种疾患。使用化痰止咳平喘药时，须根据不同的病情适当配伍。

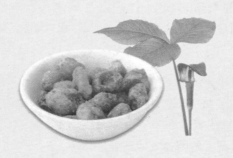

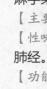

半夏浴

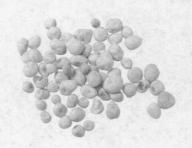

【科属分类】天南星科。

【药材别称】地文、守田、羊眼半夏、蝎子草、麻芋果。

【主要产地】四川、湖北、江苏、安徽。

【性味归经】味辛、性温、有毒。归脾、胃、肺经。

【功能主治】消肿止痛、消痞散结。

【处方用量】半夏30克。

【适用病症】

1. **瘿瘤瘰疬**：半夏能化痰散结，对于痰湿结聚所致的瘿瘤、瘰疬痰核等都有好的效果。半夏浴配合汤剂效果更佳。

2. **疮疡肿痛**：半夏浴具有消肿止痛、消痞散结的功效，对于疮疡肿痛有一定的效果。同时，可取其研末，调醋外敷，可提高疗效。

3. **梅核气**：半夏浴能够消痞散结，治疗梅核气等病，可配合汤剂使用。

4. **妇科疾病**：坚持使用半夏浴，对宫颈炎具有确切的疗效。

5. **蛇咬伤**：半夏浴后，可将鲜半夏、鸭跖菜各等量，混合捣碎，敷于伤处。

【使用方法】

1. **浓汁制作方法**：浓汁制作方法是一次性取半夏浓汁，待用时再加入热水中（制作方法参照第 14 页）。

2. **足浴**：每日 1 次，每次 30 分钟（制作方法参照第 14 页）。

3. **坐浴**：每日 2 次，每次 30 分钟，可用于妇科疾病（制作方法参照第 14 页）。

4. **熏洗法**：取半夏适量，加水煎煮 30 分钟，趁热熏洗患处，一般为 30 分钟（制作方法参照第 14 页）。

【使用禁忌】

1. 一切血证及阴虚燥咳、津伤口渴者忌服。

2. 半夏一般宜炮制过使用。

3. 生半夏擅长止呕，法半夏擅长燥湿，功效有所差异，用时应根据病情辨证使用。

4. 半夏有毒，使用前咨询有关医师。

天南星浴

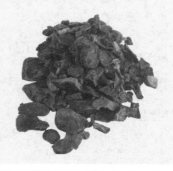

【科属分类】天南星科。
【药材别称】南星、白南星、山苞米、蛇包谷、山棒子。
【主要产地】全国各地均产。
【性味归经】苦、辛，温、有毒。归肺、肝、脾经。
【功能主治】燥湿化痰，祛风止痉，散结消肿。
【处方用量】天南星30克。

【适用病症】

1. **痈疽肿痛**：天南星浴有消肿散结止痛的功效，对于痈疽肿痛、痰核等有一定的效果，同时可取天南星的鲜品，研末醋调敷，效果更好。

2. **蛇虫咬伤**：取其散结消肿的功效，对于毒蛇咬伤，药浴之后可配雄黄外敷患处，效果更佳。

3. **风痰眩晕、中风**：天南星浴善祛风痰而止痉厥。对于风痰眩晕及风痰留滞经络，半身不遂，手足顽麻，口眼歪斜等症状，有较好的效果。

4. **癌症**：天南星浴对于宫颈癌有一定的效果，配合汤剂效果更好。

5. **阴部瘙痒**：天南星浴对于阴部瘙痒有效。

【使用方法】

1. **熏洗法**：取天南星适量，加水煎煮 30 分钟，趁热熏洗患处，一般为 30 分钟（制作方法参照第 14 页）。

2. **足浴**：天南星适量，加水煎煮 30 分钟，待药液温度合适时，浸泡双足。每日 1 次，每次 30 分钟（制作方法参照第 14 页）。

3. **坐浴**：阴部瘙痒可用此法，男性则应将整个生殖器浸入到药液中。每日 2 次，每次 30 分钟（制作方法参照第 14 页）。

【使用禁忌】

1. 阴虚燥痰忌服。

2. 孕妇忌服。

3. 天南星有毒，口服、外用须遵医嘱。

4. 胆南星是天南星用牛胆汁拌制而成的。

禹白附浴

【科属分类】天南星科。

【药材别称】天南星、白附子、疗毒豆。

【主要产地】河北、吉林、辽宁、河南、湖北。

【性味归经】味辛、甘，性温，有毒。归胃经、肝经。

【功能主治】燥湿化痰，祛风止痉，解毒散结止痛。

【处方用量】禹白附50克。

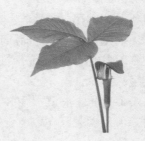

【适用病症】

1. **瘰疬痰核，毒蛇咬伤**：禹白附浴有解毒散结止痛的功效，对于瘰疬痰核，可鲜品捣烂外敷；毒蛇咬伤可磨汁内服并外敷，具有一定的疗效。

2. **中风痰壅，口眼歪斜**：取其善祛风痰而解痉止痛的功效，对于中风痰壅、口眼歪斜有很好的疗效，配合汤剂效果更佳。

3. **破伤风**：禹白附浴对于破伤风杆菌具有很好的抑制和杀灭作用，是治疗破伤风理想的药浴。

4. **惊风癫痫**：禹白附浴具有祛风止痉的功效，对于风痰壅盛之惊风、癫痫有缓解的作用。

5. **惊风**：禹白附浴对小儿惊风具有很好的效果。

【使用方法】

1. **熏洗法**：取禹白附适量，加水煎煮30分钟，趁热熏洗患处，一般为30分钟（制作方法参照第14页）。

2. **足浴**：禹白附适量，加水煎煮30分钟，待药液温度合适时，浸泡双足。每日1次，每次30分钟（制作方法参照第14页）。

3. **坐浴**：每日2次，每次30分钟（制作方法参照第14页）。

【使用禁忌】

1. 血虚动风者慎用。

2. 孕妇慎用。

3. 禹白附有毒，口服、外用须遵医嘱。

4. 禹白附以个大、质坚实、色白、粉性足者为佳。

旋覆花浴

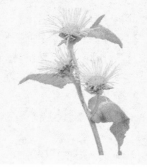

【科属分类】菊科。

【药材别称】金佛花、金佛草、六月菊、复花。

【主要产地】河南、河北、浙江、江苏、安徽。

【性味归经】味苦、辛、咸、性微温。归肺、胃、大肠经。

【功能主治】降气，消痰，行水，止呕。

【处方用量】旋覆花100克。

【适用病症】

1. **咳嗽**：旋覆花浴具有降气化痰而平喘咳，消痰行水而除痞满的功效，对于咳喘痰多，痰饮蓄结，胸膈痞满具有一定的效果。

2. **噫气、呕吐**：取其善降胃气而止呕逆的功效，对于由于治痰浊中阻，胃气上逆而噫气呕吐有效。

3. **胸胁痛**：旋覆花浴有疏通脉络之功效，对于气血不和之胸胁痛有效，同时可配合香附来提高疗效。

4. **抑菌作用**：对于很多致病菌均有抑制的作用，可起到防病保健的作用。

5. **调节情志**：旋覆花浴可减轻胸闷气短的症状。

【使用方法】

1. **熏洗法**：取旋覆花100克，加水煎煮30分钟，趁热熏洗患处，一般为30分钟（制作方法参照第14页）。

2. **直接泡浴法**：将旋覆花若干，放入到水中煎煮30分钟，使用者在含药的热水中进行全身药浴，一般为30分钟（制作方法参照第14页）。

3. **足浴**：旋覆花适量，加水煎煮30分钟，待药液温度合适时，浸泡双足。每日1次，每次30分钟（制作方法参照第14页）。

【使用禁忌】

1. 阴虚劳嗽忌服。

2. 津伤燥咳者忌用。

3. 口服时须注意：该品有绒毛，易刺激咽喉发痒而致呛咳呕吐，需布包入煎。

紫苏浴

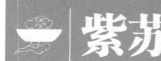

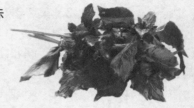

【科属分类】唇形科。

【药材别称】香苏、白苏、桂荏、皱叶苏、赤苏、红苏。

【主要产地】台湾、浙江、江西、湖南。

【性味归经】味辛、性温。归肺、脾经。

【功能主治】发汗解表，理气宽中，解鱼蟹毒。

【处方用量】紫苏20克。

【适用病症】

1. **风寒感冒**：紫苏浴可散表寒，发汗力较强，对于恶寒、发热、胸脘满闷、恶心呕逆等风寒表证有较好的效果。

2. **脾胃气滞，胸闷呕吐**：紫苏浴能行气以宽中除胀，和胃止呕，对于气机郁滞之胸脘胀满，恶心呕吐等症状，有一定的效果。

3. **安胎**：紫苏浴可有行气安胎之功效，对于胎气上逆，胸闷呕吐，胎动不安等症状有效。

4. **鱼蟹中毒**：取其和中解毒的功效，对于进食鱼蟹中毒而致腹痛吐泻有一定的疗效。

5. **子宫下垂**：紫苏适量，煎汤熏洗，对子宫下垂有疗效。

【使用方法】

1. **熏洗法**：取紫苏 20 克，加水煎煮 30 分钟，趁热熏洗患处，一般为 30 分钟（制作方法参照第 14 页）。

2. **直接泡浴法**：将紫苏若干，放入到水中煎煮 30 分钟，使用者在含药的热水中进行全身药浴，一般为 30 分钟（制作方法参照第 14 页）。

3. **浓汁制作方法**：浓汁制作方法是一次性取紫苏浓汁，待用时再加入热水中（制作方法参照第 14 页）。

4. **精油制备**：药浴的同时可在局部擦紫苏精油，疗效更佳。

【使用禁忌】

1. 气弱表虚者服。

2. 孕妇使用须遵医嘱。

3. 紫苏以叶片大、色紫、不带枝梗、香气浓郁者为佳。

款冬花浴

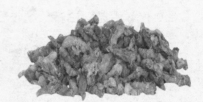

【科属分类】菊科。

【药材别称】冬花、蜂斗菜、看灯花、艾冬花、九九花。

【主要产地】河北、河南、湖北、四川、山西、陕西。

【性味归经】味辛、性温。归肺经。

【功能主治】镇咳下气，润肺祛痰。

【处方用量】款冬花200克。

【适用病症】

1. **咳喘**：款冬花辛温而润，对于咳嗽偏寒、肺热咳喘、阴虚燥咳、喘咳日久痰中带血、肺痈咳吐脓痰者等，具有一定的疗效，特别对于寒痰咳嗽具有很好的疗效。

2. **口中疳疮**：用款冬花、黄连各等分，为末，将其敷患处。

3. **调节情志**：款冬花浴对于紧张、焦虑、沮丧的情绪都有很好的安抚作用。

4. **喉痹**：款冬花具有镇咳下气的功效，对于喉痹有效。

5. **慢性支气管炎**：百合、款冬花各适量，冰糖适量。将上料同置砂锅中煮成糖水。对其有一定的疗效。

【使用方法】

1. **熏洗法**：取款冬花200克，加水煎煮30分钟，趁热熏洗患处，一般为30分钟（制作方法参照第14页）。

2. **直接泡浴法**：将款冬花若干，放入到水中煎煮30分钟，使用者在含药的热水中进行全身药浴，一般为30分钟（制作方法参照第14页）。

3. **坐浴**：每日2次，每次30分钟（制作方法参照第14页）。

4. **足浴**：款冬花适量，加水煎煮30分钟，待药液温度合适时，浸泡双足。每日1次，每次30分钟（制作方法参照第14页）。

【使用禁忌】

1. 阴虚劳嗽忌服。

2. 不可与皂荚、硝石、玄参、贝母、辛夷、麻黄、黄芩、黄连同用。

3. 款冬花以蕾大、身干、色紫红、梗极短、无开放花朵者为佳。

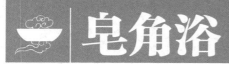 皂角浴

【科属分类】苏木科。

【药材别称】鸡栖子、大皂荚、长皂荚、悬刀、长皂角。

【主要产地】河北、四川、陕西、河南。

【性味归经】辛、咸、温，有小毒。归肺、大肠经。

【功能主治】祛痰止咳，开窍通闭，杀虫散结。

【处方用量】皂角5克。

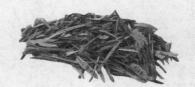

【适用病症】

1. **痈肿疮疡**：皂角浴具有散结消肿之效，对于疮肿未溃者有一定的疗效，在皂角浴后，可将皂角熬膏外敷于患处，可提高疗效。

2. **皮癣**：取其祛风杀虫止痒之功效，对于头癣、手癣、足癣、体癣等有较好的效果，在药浴后可用陈醋浸泡后的皂角，研末涂抹患处。

3. **顽痰阻肺，咳喘痰多**：皂角浴通利气道，软化胶结之痰，对顽痰胶阻于肺，见咳逆上气，时咳稠痰，难以平卧等症状，具有一定的疗效。

4. **便秘**：皂角浴能通肺及大肠气，有通便作用，在药浴后，可用皂角和细辛研末，加蜂蜜调匀，制成栓剂用。

5. **脱发、白发**：用皂角加以何首乌研磨成粉末状，每日洗头，可减轻脱发、白发状况。

【使用方法】

1. **熏洗法**：取皂角适量，加水煎煮30分钟，趁热熏洗患处，一般为30分钟（制作方法参照第14页）。

2. **坐浴**：每日2次，每次30分钟（制作方法参照第14页）。

3. **足浴**：皂角适量，加水煎煮30分钟，待药液温度合适时，浸泡双足。每日1次，每次30分钟（制作方法参照第14页）。

4. **灌肠法**：皂角加热煮30分钟，用3层纱布过滤，待水温合适后在进行灌肠，须在医生指导下进行。

【使用禁忌】

1. 孕妇忌服。

2. 体虚及有出血倾向者忌服皂角。

3. 灌肠浴会引起不适，须在医生指导下进行。

4. 本品有小毒，使用前咨询有关医师。

攻毒杀虫止痒

攻毒杀虫止痒药：凡以攻毒疗疮，杀虫止痒为主要作用的药物，分别称为攻毒药或杀虫止痒药。

本类药物以外用为主，兼可内服，具有解毒杀虫、消肿定痛等功效，主要适用于疥癣、湿疹、痈疮疔毒、麻风、梅毒、毒蛇咬伤等病证。外用方法分别有研末外撒，用香油和茶水调敷，制成软膏涂抹，制成药捻或栓剂栓塞，煎汤熏洗、热敷等。

本类药物多有毒，外用与内服均应严格控制剂量和用法，不宜过量或持续使用，以防中毒。制剂时，应严格遵守炮制及制剂法度，以降低毒性，确保用药安全。

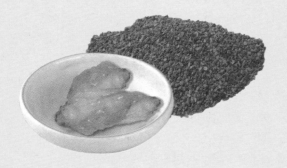

雄黄浴

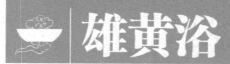

【科属分类】砷化合物类。

【药材别称】二硫化二砷、石黄、鸡冠石、黄金石。

【主要产地】贵州、湖南、湖北、云南、四川。

【性味归经】味辛、性温、有毒。归肝、大肠经。

【功能主治】解毒杀虫，燥湿祛痰，截疟疾。

【处方用量】雄黄0.5克。

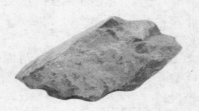

【适用病症】

1. **痈肿疔疮**：雄黄浴具有解毒杀虫的功效，对于痈肿疔疮具有较好的疗效，可将雄黄研末涂抹于患处。

2. **蛇虫咬伤**：取其解毒杀虫疗疮的功效，对于蛇虫咬伤，在药浴后，对于轻者用其与香油调，涂患处。

3. **湿疹疥癣**：雄黄浴具有解毒杀虫，燥湿祛痰的功效，对于湿疹疥癣有效。

4. **虫积腹痛**：可配合牵牛子、槟榔等同用，有一定的疗效。

5. **偏头痛**：雄黄、细辛各等量研末，左边痛吹入右鼻，右边痛吹入左鼻。

【使用方法】

1. **坐浴**：每日2次，每次30分钟（制作方法参照第14页）。

2. **直接泡浴法**：雄黄经过水飞后（水飞是利用粗细粉末在水中悬浮性不同，将不溶于水的药材，如矿物，贝壳类等药物与水共研，经反复研磨制备成极细腻粉末的方法，称水飞法。水飞可去除杂质，洁净药物；使药物质地细腻，便于内服和外用；防止药物在研磨过程中粉尘飞扬，污染环境），在稀释后的水溶液当中进行药浴。

【使用禁忌】

1. 雄黄有毒，口服、外用须遵医嘱。

2. 外用不宜大面积涂擦及长期持续使用。

3. 孕妇禁用。

4. 切忌火煅。煅烧后的雄黄可分解为三氧化二砷，也就是砒霜，有剧毒。

硫黄浴

【科属分类】自然元素类矿物硫族。
【药材别称】石硫黄、昆仑黄、石亭脂、黄碉砂、硫黄粉。
【主要产地】河南、山东、湖北、江苏、四川。
【性味归经】味酸、性温、有毒。归肾、大肠经。
【功能主治】解毒，杀虫，疗疮。
【处方用量】硫黄15克。

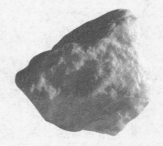

【适用病症】

1. **阴疽疮疡**：硫黄浴具有解毒、疗疮的功效，对于阴疽疮疡具有一定的疗效，在药浴后，可将硫黄与白面研末外敷患处。

2. **疥癣，湿疹**：取其解毒疗疮，燥湿止痒的功效，尤为治疗疥疮的要药。对于疥癣，湿疹，在清洗皮肤后，可将硫黄为末，麻油调成糊状，涂抹于患处。具有一定的效果。

3. **秃疮**：硫黄对于生在头上，初起白痂，瘙痒难忍，久则发枯脱落，形成秃斑等秃疮的症状有效。

4. **螨虫及虫咬性皮炎**。

5. **带下**：硫黄、乌梅肉适量，制成丸状，用酒服下。

【使用方法】

1. **直接泡浴法**：将硫黄适量，加入水中，浸泡10分钟，每日3次。

2. **坐浴**：男性治疗外生殖器疾病时，一定要将全部的阴囊泡于药液中，必要时需将包皮拨开露出龟头。每日2次，每次30分钟（制作方法参照第14页）。

【使用禁忌】

1. 阴虚火旺忌服。
2. 孕妇忌服。
3. 不可与朴硝一起使用。
4. 硫黄如果内服，必须和豆腐一同煮，等到风干方可使用。
5. 本品使用前咨询有关医师。

白矾浴

【科属分类】天然硫酸盐类。

【药材别称】石涅、矾石、羽涅、羽泽、涅石、理石、白君。

【主要产地】甘肃、安徽、福建、山西。

【性味归经】酸涩、寒、有毒。归肺、脾、肝、大肠、膀胱经。

【功能主治】消痰，止泻，止血，解毒，杀虫。

【处方用量】白矾6克。

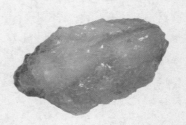

【适用病症】

　　1. **皮肤病**：白矾浴具有燥湿、解毒的功效，对于湿疹、湿疮、疥癣等有一定的功效。

　　2. **出血证**：可治内外出血证，如崩漏下血、便血、创伤出血等。

　　3. **急慢性化脓性中耳炎**：将外耳道脓性分泌物用棉棒擦干后，吹入药。

　　4. **泄泻**：对小儿伏暑泄泻、老人久泻不止，都有一定的效果。

　　5. **痔疮**：与芒硝同用，可提高疗效。

　　6. **小儿鹅口疮**。

　　7. **防病保健**：对大肠杆菌、葡萄球菌、白色念珠菌、溶血性链球菌、肺炎球菌等有不同程度的抑制作用。

【使用方法】

　　1. **熏洗法**：取白矾适量，加水煎煮10分钟，趁热熏洗患处，一般为30分钟（制作方法参照第14页）。

　　2. **坐浴**：取适量的白矾，加水煎煮10分钟，趁热熏洗患处。女性注意清洗阴道。男性应注意将生殖器完全浸入药液当中。每日2次，每次10分钟（制作方法参照第14页）。

【使用禁忌】

　　1. 体虚胃弱忌服。

　　2. 无湿热痰火者忌服。

　　3. 白矾以块大、无色、透明、无杂质者为佳。

蛇床子浴

【科属分类】伞形科。
【药材别称】野茴香、野胡萝卜子、蛇米、蛇栗。
【主要产地】广东、广西、江苏、安徽。
【性味归经】味辛、苦、性温、有小毒。归肾经。
【功能主治】解毒杀虫，燥湿祛风。
【处方用量】蛇床子30克。

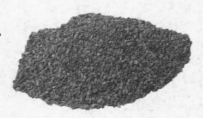

【适用病症】

　　1. **疥癣**：蛇床子浴具有解毒杀虫的功效，在进行药浴后，可将蛇床子研成粉末，猪油调成糊状，涂于患处，对于治疗疥癣瘙痒有效果。

　　2. **阴部湿痒**：蛇床子可以辛苦温燥，有杀虫止痒，燥湿等作用。为皮肤及妇科病常用药，对于妇女阴部瘙痒、男性阴囊湿疹、汗疱疹糜烂期有很好的效果。

　　3. **肾虚阳痿，宫冷不孕**：蛇床子浴温肾壮阳之功亦佳，对于肾虚阳痿，宫冷不孕，可配伍当归、枸杞子、淫羊藿等来提高疗效。

　　4. **寒湿带下，湿痹腰痛**：取其性温热可助阳散寒，辛苦又具燥湿祛风之功。对于带下，腰痛尤宜于寒湿兼肾虚所致者，均有很好疗效。

　　5. **滴虫性阴道炎**：蛇床子适量，水煎，灌洗阴道。

【使用方法】

　　1. **熏洗法**：取蛇床子100克（用纱布包裹），加水煎煮30分钟，趁热熏洗患处，一般为30分钟。

　　2. **坐浴**：每日2次，每次30分钟（制作方法参照第14页）。

　　3. **足浴**：每日1次，每次30分钟（制作方法参照第14页）。

　　4. **浓汁制作方法**：制作方法参照第14页。

　　5. **灌肠法**：蛇床子加热煮30分钟，用3层纱布过滤，待水温合适后在进行灌肠，须在医生指导下进行。

【使用禁忌】

　　1. 阴虚火旺忌服。

　　2. 下焦有湿热者忌服。

　　3. 灌肠浴会引起不适，须在医生指导下进行。

土荆皮浴

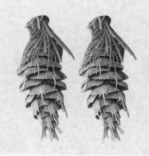

【科属分类】松科。
【药材别称】土槿皮、荆树皮、金钱松皮。
【主要产地】江苏、安徽、浙江、江西。
【性味归经】味辛、性温、有毒。归肺、脾经。
【功能主治】杀虫，止痒。
【处方用量】土荆皮50克。

【适用病症】

1. **癣病**：土荆皮浴有较好杀虫疗癣，祛湿止痒作用。对于体癣、手足癣、头癣等多种癣病，在进行药浴后，可把土荆皮研末，加醋调成糊状，敷于患处，有一定的疗效。

2. **湿疹，皮炎，皮肤瘙痒**：土荆皮浴有祛湿止痒的功效，在药浴后，可把土荆皮浸入酒中，外擦患处，以提高疗效。

3. **防病保健**：对于一些致病菌有一定的杀灭作用，可起到个防病保健的作用，保护家人的健康。

4. **神经性皮炎**：土荆皮浴可以缓解皮肤瘙痒的症状。

【使用方法】

1. **熏洗法**：取土荆皮50克（用纱布包裹），加水煎煮30分钟，趁热熏洗患处，一般为30分钟。

2. **坐浴**：每日2次，每次30分钟（制作方法参照第14页）。

3. **足浴**：每日1次，每次30分钟（制作方法参照第14页）。

4. **浓汁制作方法**：制作方法参照第14页。

5. **酊浴**：取土荆皮适量，浸泡到白酒中，一个星期后取出，用药酒擦洗皮肤患处。

【使用禁忌】

1. 土荆皮只供外用，不可内服。

2. 药浴时加入适量的白酒或醋，效果更好。

3. 以形大、黄褐色、有纤维质而无栓皮者为佳。

驱虫

驱虫药：驱虫药，凡能将肠道寄生虫能杀死或驱出体外的药物，称为驱虫药。

本类药物多具毒性，入脾、胃、大肠经，对人体内的寄生虫，特别是肠道内寄生虫，有杀、麻痹作用，促使其排出体外。故驱虫药主要用于治疗肠道寄生虫病，如蛔虫病、蛲虫病、绦虫病、钩虫病、姜片虫病等。此类寄生虫病患者每见绕脐腹痛、不思饮食或善饥多食、嗜食异物，久则出现形体消瘦、面色萎黄、腹大青筋暴露、水肿等症状。也有部分病人症状较轻，无明显症候，只在查验大便时才被发现。

驱虫药一般在空腹时服用，以便使药物与虫体易于接触，更好地发挥驱虫效果。常配伍泻下药，促虫排出。部分驱虫药毒性较大，孕妇慎用。

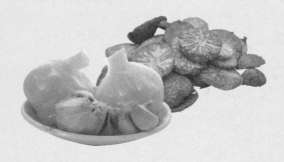

使君子浴

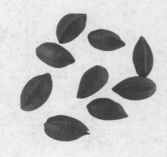

【科属分类】使君子科。

【药材别称】留求子、史君子、五棱子、索子果、冬均子。

【主要产地】广东、广西、云南、四川、贵州。

【性味归经】味甘，性温。归脾、胃、大肠经。

【功能主治】驱虫，健脾消积。

【处方用量】使君子20克。

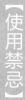

【适用病症】

1. **蛔虫病，蛲虫病**：使君子浴既有良好的驱杀蛔虫作用，又具缓慢的滑利通肠之性，故为驱蛔要药，尤宜于小儿。在药浴后，可将使君子炒香嚼服，效果更佳。

2. **小儿疳疾**：使君子浴既能驱虫，又能健脾消疳。对于小儿疳疾之面色萎黄、形瘦腹大、腹痛有虫等症状，具有一定的效果。

3. **疮疡**：使君子可以有效缓解疔疮、疖肿、瘰疬等病证。

4. **防病保健**：对铁锈色小芽胞癣菌、腹股沟表皮癣菌、星形奴卡菌等皮肤真菌，均有不同程度的抑制作用。

5. **虫牙疼痛**：使君子煎汤，漱口。

【使用方法】

1. **熏洗法**：取使君子 20 克，加水煎煮 30 分钟，趁热熏洗患处，一般为 30 分钟。

2. **直接泡浴法**：将使君子若干，放入到水中煎煮 30 分钟，使用者在含药的热水中进行全身药浴，一般为 30 分钟。

3. **浓汁制作方法**：制作方法参照第 14 页。

4. **灌肠法**：使君子加热煮 30 分钟，用 3 层纱布过滤，待水温合适后在进行灌肠，须在医生指导下进行。

【使用禁忌】

1. 大量服用可致呃逆、眩晕、呕吐、腹泻等反应。

2. 若与热茶同服，亦能引起呃逆、腹泻，故服用时忌饮茶。

3. 灌肠浴会引起不适，须在医生指导下进行。

槟榔浴

【科属分类】棕榈科。

【药材别称】槟榔子、大腹槟榔、宾门、橄榄子、青仔。

【主要产地】海南、台湾、广西、福建、云南。

【性味归经】味苦、辛、性温。归胃、大肠经。

【功能主治】驱虫，消积，下气，行水，截疟疾。

【处方用量】槟榔50克。

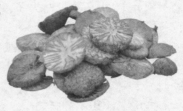

【适用病症】

1. **多种肠道寄生虫病**：槟榔浴有驱虫、消积的功效，对绦虫、蛔虫、蛲虫、钩虫等肠道寄生虫都有驱杀作用，并以泻下作用驱除虫体为其优点。用治绦虫症疗效较好，配合汤剂效果更佳。

2. **水肿，脚气肿痛**：槟榔浴既能利水，又能行气，气行则助水运，对于水肿，脚气肿痛有一定的疗效。

3. **食积气滞，泻痢后重**：取其辛散苦泄，入胃肠经，善行胃肠之气，消积导滞，兼能缓泻通便。对于食积气滞、腹胀便秘等证有效。

4. **疟疾**：槟榔浴具有截疟疾的功效，可配合汤剂一起使用。

5. **防病保健**：对于一些致病菌和病毒均有不同程度的抑制作用，可起到保健的作用。

【使用方法】

1. **熏洗法**：取槟榔 50 克，加水煎煮 30 分钟，趁热熏洗患处，一般为 30 分钟。

2. **浓汁制作方法**：制作方法参照第 14 页。

3. **足浴**：每日 1 次，每次 30 分钟（制作方法参照第 14 页）。

4. **灌肠法**：槟榔加热煮 30 分钟，用 3 层纱布过滤，待水温合适后再进行灌肠，须在医生指导下进行。

【使用禁忌】

1. 脾虚便溏或气虚下陷者忌服。

2. 孕妇慎用。

3. 灌肠浴会引起不适，须在医生指导下进行。

4. 咀嚼槟榔要适量。

大蒜浴

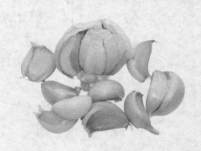

【科属分类】百合科。

【药材别称】蒜、蒜头、独蒜、胡蒜。

【主要产地】山东、河南、安徽、四川、陕西。

【性味归经】性温，味辛平。入脾、胃、肺经。

【功能主治】行气消积，杀虫解毒。

【处方用量】大蒜100克。

【适用病症】

1. **痈肿疔毒，疥癣**：大蒜浴具有解毒，杀虫，消肿作用。在药浴后，对于治疮疖初发可用独头蒜切片贴肿处。对于皮肤或头癣瘙痒，可把大蒜捣烂，外敷于患处，具有较好的效果。

2. **钩虫病，蛲虫病**：取其行气消积，杀虫解毒的功效，在药浴后，可可将大蒜捣烂，加茶油少许，睡前涂于肛门周围，有一定的疗效。

3. **痢疾，泄泻，肺痨**：对于泻痢，可用大蒜浸液保留灌肠。

4. **防病保健**：对多种球菌、杆菌、真菌和病毒等均有抑制和杀灭作用，可有效起到保健作用。

5. **抗衰老**：大蒜里的某些成分有类似维生素 E 与维生素 C 的抗氧化物质，可抗衰老。

【使用方法】

1. **熏洗法**：取大蒜 100 克，加水煎煮 30 分钟，趁热熏洗患处，一般为 30 分钟。

2. **坐浴**：每日 2 次，每次 30 分钟（制作方法参照第 14 页）。

3. **足浴**：每日 1 次，每次 30 分钟（制作方法参照第 14 页）。

4. **灌肠法**：大蒜加热煮 30 分钟，用 3 层纱布过滤，待水温合适后再进行灌肠，须在医生指导下进行。

【使用禁忌】

1. 外用可引起皮肤发红、灼热甚至起疱，故不可敷之过久。

2. 阴虚火旺及有目、舌、喉、口齿诸疾不宜服用。

3. 孕妇忌服。

美容祛毒

这篇药浴有消食、拔毒、化腐生肌、止带、美容的药浴等。

拔毒、化腐生肌药浴：凡以拔毒化腐，生肌敛疮为主要作用的药物，称为拔毒化腐生肌药。代表药浴：炉甘石浴、硼砂浴。此外还包括：芫花浴、胆矾浴、玫瑰果浴。

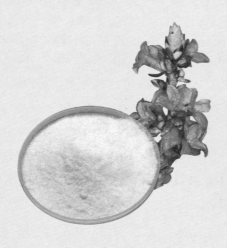

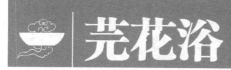

芫花浴

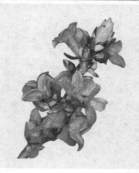

【科属分类】瑞香科。

【药材别称】南芫花、芫花条、药鱼草、头痛花、闷头花、老鼠花。

【主要产地】安徽、浙江、江苏、四川、山东。

【性味归经】苦、辛，寒；有毒。归肺、脾、肾经。

【功能主治】泻水逐饮，祛痰止咳，杀虫解毒。

【处方用量】芫花15克。

【适用病症】

1. **头疮、白秃、顽癣**：芫花浴能杀虫疗疮，对于头疮、白秃、顽癣等皮肤病。在药浴后，可把芫花研末，外敷于患处。

2. **痈肿**：取其杀虫解毒的功效，对于痈肿具有一定的效果。

3. **胸胁停饮，水肿，臌胀**：芫花浴具有泻水逐饮作用，且以泻胸胁水饮，祛痰止咳见长。故适用于胸胁停饮所致的喘咳、胸胁引痛、心下痞鞭及水肿、臌胀等证。

4. **牙痛难忍**：用芫花末擦牙令热，痛定后，以温水漱口。

5. **防病保健**：对于一些致病菌具有抑制作用，可有效地防护皮肤疾病。

6. **冻疮**。

【使用方法】

1. **直接泡浴法**：将芫花100克，放入到水中煎煮30分钟，使用者在含药的热水中进行全身药浴，一般为30分钟。

2. **浓汁制作方法**：制作方法参照第14页。

3. **熏洗法**：取芫花若干，加水煎煮30分钟，趁热熏洗患处，一般为30分钟（制作方法参照第14页）。

4. **精油制备**：药浴的同时可在局部擦精油，疗效更佳。

【使用禁忌】

1. 体质虚弱，津液亏损，脾肾阳虚忌服。

2. 孕妇忌服。

3. 心脏病、溃疡病、消化道出血者忌服。

4. 芫花不能与甘草同用。

甘松浴

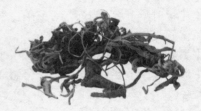

【科属分类】败酱科。
【药材别称】甘香松、香松。
【主要产地】甘肃、青海、四川、云南。
【性味归经】味辛、甘、性温。归脾、胃经。
【功能主治】温中散寒，理气止痛，醒脾开胃。
【处方用量】甘松50克。

【适用病症】

1. **脘腹冷痛胀满**：取其温中散寒、理气止痛、醒脾开胃的功效，对于气郁胸闷、胃脘疼痛等症有一定的效果，可与木香、香橼皮等同用提高疗效。

2. **脚气**：甘松浴可收湿拔毒，对于湿性脚气引起的各种症状，其效果非常明显。

3. **肾虚齿痛**：甘松、硫黄适量，研为细末，漱口。

4. **神经性胃痛**：甘松香、香附等适量，水煎服。

5. **调节情志**：甘松浴对于各种原因导致的烦躁、燥热等症状治疗效果颇好，同时可缓解抑郁的心情。

【使用方法】

1. **直接泡浴法**：将甘松50克，放入到水中煎煮30分钟，使用者在含药的热水中进行全身药浴，一般为30分钟（制作方法参照第14页）。

2. **浓汁制作方法**：浓汁制作法是一次性取甘松药液，待到用时再加入热水之中（制作方法参照第14页）。

3. **足浴**：每日1次，每次30分钟（制作方法参照第14页）。

4. **精油制备**：药浴的同时可在局部擦精油，疗效更佳。

【使用禁忌】

1. 气虚血热者忌服。

2. 湿性脚气患者注意个人卫生，经常保持足部干燥。

3. 不应与湿性脚气患者共用毛巾、浴巾、拖鞋等，洗脚盆、浴缸要经常消毒。

胆矾浴

【科属分类】硫酸盐类。

【药材别称】蓝矾、胆矾、铜矾、硫酸铜。

【主要产地】云南、山西、江西、广东、陕西。

【性味归经】酸、涩、辛、寒、有毒。归肝、胆经。

【功能主治】涌吐痰涎，解毒收湿，祛腐蚀疮。

【处方用量】胆矾5克。

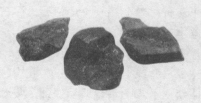

【适用病症】

1. **喉痹、癫痫**：胆矾浴酸涩而辛，其性上行，具有涌吐作用，能够涌吐风痰及毒物。对于喉痹，喉间痰壅闭塞及风痰癫痫，有一定的疗效。

2. **误食毒物**：取其涌吐的功效，对于误食毒物有一定的效果。

3. **风眼赤烂、口疮**：胆矾浴有解毒收湿之功，对于口、眼诸窍火热之症有很好的效果。对于风眼赤烂，可泡汤洗眼。

4. **牙疳**：用胆矾适量研末，加麝香少许和匀，外敷于患处。

5. **胬肉、疮疡**：取其祛腐蚀之功，对皮肤疮疡有效。

6. **百虫入耳**：胆矾研末，加入醋中，滴入耳中。

7. **肿毒不溃**：对于疮疡肿毒具有一定的疗效。

【使用方法】

1. **直接泡浴法**：将经过煅烧后，再研磨的胆矾适量，放入到水中，使用者在含药的水中进行全身药浴。

2. **足浴**：每日1次，每次10分钟（制作方法参照第14页）。

3. **洗眼浴**：把适量的胆矾加入水中，等到呈现混悬状态，清洗双眼。

【使用禁忌】

1. 体虚者忌用。

2. 内服时，可能会刺激胃部而引起呕吐，须遵医嘱使用。

3. 误服、超量均可引起中毒。

4. 中毒后立即口服含丰富蛋白质的食品，如蛋清、牛奶、豆浆等。

炉甘石浴

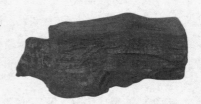

【科属分类】碳酸盐类矿物。

【药材别称】甘石、卢甘石、芦甘石、羊肝石、浮水甘石。

【主要产地】广西、四川、湖南、云南。

【性味归经】味甘、性平。归胃经。

【功能主治】解毒明目退翳，收湿止痒敛疮。

【处方用量】炉甘石适量。

【适用病症】

1. **目赤翳障**：取其甘平无毒，可解毒明目退翳，收湿止痒，为眼科外用常用药。对目赤暴肿有较好的疗效。

2. **溃疡不敛，湿疮，湿疹**：有生肌敛疮、收湿止痒、解毒诸功效。对于湿疮、湿疹，可配石膏、龙骨、黄连等同用，以提高药效。

3. **眼睑溃烂**：本品具有收湿止痒的功效，对于眼眶破烂，畏光有一定的效果。

4. **牙齿稀疏**：用炉甘石、石膏分为末，用少许擦牙，忌用牙刷。

5. **耳流脓汁**：用炉甘石、矾石各等适量，共研细，吹耳内。

6. **阴汗湿痒**：用炉甘石、蚌粉适量，共研为末，敷患处。

【使用方法】

1. **直接泡浴法**：取水飞后的炉甘石适量（水飞是利用粗细粉末在水中悬浮性不同，将不溶于水的药材与水共研，经反复研磨制备成极细腻粉末的方法），放入到温水中，使用者在含药的水中进行全身药浴。

2. **洗眼浴**：将水飞后的炉甘石水溶液，放入到适量的水中，点入眼睛。

3. **坐浴**：每日1次，每次20分钟（制作方法参照第14页）。

【使用禁忌】

1. 一般不内服，专作外用。

2. 宜炮制后用。

3. 以体轻、质松、块大、色白或淡红者佳。

4. 炉甘石与儿茶功效有所差别，使用时须鉴别。

硼砂浴

【科属分类】硼酸盐矿物。

【药材别称】粗硼砂、月石砂、黄月砂、月石。

【主要产地】青海、西藏、陕西。

【性味归经】味甘、咸、性凉。归肺、胃经。

【功能主治】清热解毒，消肿，防腐。

【处方用量】硼砂5克。

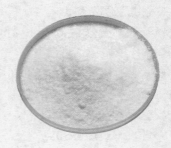

【适用病症】

1. **咽喉肿痛**：取其清热解毒的功效，为喉科常用药，对于咽喉肿痛有一定的效果，同时可配合冰片、玄明粉等使用，以提高疗效。

2. **口舌生疮**：该品具有清热解毒消肿的功效，对于口舌生疮有效。

3. **目赤翳障**：硼砂有清热解毒，消肿防腐的功效，为眼科常用药，对于目赤翳障可配合冰片、珍珠等为细末点眼，有较好的疗效。

4. **防病保健**：对于多种致病菌具有一定的抑制作用，可起到保健的作用。

5. **鹅口疮**：对于口腔黏膜出现乳白色微高起斑膜，周围无炎症反应，形似奶酪无痛等鹅口疮的症状有效。

【使用方法】

1. **直接泡浴法**：取硼砂适量，放入到温水中，使用者在含药的水中进行全身药浴。

2. **洗眼浴**：将水飞（水飞是利用粗细粉末在水中悬浮性不同，将不溶于水的药材与水共研，经反复研磨制备成极细腻粉末的方法。水飞使药物质地细腻，便于内服和外用，同时除去药物中可溶于水的毒性物质）后的硼砂水溶液，放入到适量的水中，点入眼睛。

【使用禁忌】

1. 本品以外用为主，内服宜慎。

2. 内服用于痰热咳嗽，但已少用。

3. 以无色透明、纯净、体轻质脆者为佳。

4. 硼砂对人体健康的危害性很大，连续摄取会在体内蓄积，妨害消化道酶类的作用，使用前咨询有关医师。

玫瑰果浴

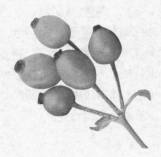

【科属分类】蔷薇科。
【药材别称】天然刺玫果、野刺玫果、山刺玫果。
【主要产地】原产于智利。
【性味归经】味甘、微苦、性温。归肝、脾经。
【功能主治】活血、美容。
【处方用量】玫瑰果50克。

【适用病症】

1. **美容作用**：玫瑰果浴可促进细胞新陈代谢，淡化黑斑、雀斑，恢复皮肤的嫩白。

2. **抗衰老**：玫瑰果浴中含有维生素 C，有很强的清除自由基能力，是很好的抗氧化剂，有延缓衰老的作用。

3. **皮肤松弛**：玫瑰果浴能通过促进表皮细胞的活性来提高皮肤再生和更新能力，可以改善皮肤皱纹及松弛状态，增强皮肤的弹性从而达到紧致肌肤的作用

5. **护发养发**：玫瑰果浴对因吹风、染发剂等导致头发破损伤害，有一定的保护效果。

【使用方法】

1. **直接泡浴法**：将玫瑰果 50 克，放入到水中煎煮 30 分钟，使用者在含药的热水中进行全身药浴，一般为 30 分钟（制作方法参照第 14 页）。

2. **浓汁制作方法**：浓汁制作方法是一次性取玫瑰果浓汁，待到用时再把药液倒入热水之中（制作方法参照第 14 页）。

3. **精油制备**：药浴的同时可在局部擦精油，疗效更佳。

【使用禁忌】

1. 孕妇忌用。

2. 花粉过敏者慎用。

3. 有抽烟和喝酒习惯者，喝玫瑰果茶可防止皮肤粗糙。

第三篇
常见疾病药浴
——对症药浴治百病

●药浴有其独特的功效而得以流传至今，自古以来一直受医学界重视。药浴不仅能疏通经络、活血化瘀、祛风散寒、除湿、强健骨骼、还可起到清热解毒、消肿止痛、延年益寿、美容养颜、防病抗衰老的功效。

本篇对内科、外科和皮肤科、骨伤科、妇科、男科与儿科的多种常见疾病的病因、病机做了简要的说明，并针对这些疾病选取了药浴方，患者可根据自身的症状，辨证选取相应的药浴方进行调理，对治疗可起到积极的作用。

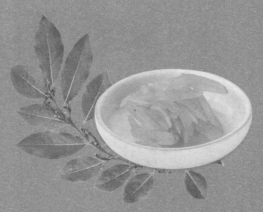

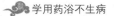
内科疾病药浴法

　　内科学是临床医学整体性较强、涉及知识面较广的一门学科。内科可以分为以下几类：呼吸内科、消化内科、心血管内科、神经内科、内分泌科、血液病科、传染病科等。内科疾病药浴法多半是针对慢性病或需经长期治疗才能缓解或康复的疾病。所以药浴对于内科病的治疗有着很好的效果。

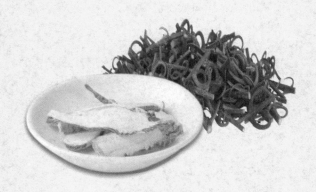

糖尿病

【病因病机】糖尿病是由遗传和环境因素相互作用而引起的一组以高血糖为主要标志，因体内胰岛素绝对或相对不足，引起糖类、蛋白质、脂肪、水和电解质代谢紊乱的代谢性疾病。典型症状有多饮、多尿、多食以及消瘦等。糖尿病不是单一疾病，而是多种病因引起的综合征。糖尿病并发症包括：由动脉粥样硬化引起的足部病变、肾病、眼部疾病、脑血管疾病、心血管疾病，还有皮肤病等。治疗的常用方剂有以下几种。

【方一】
【药材】生地 20 克，麦冬、石斛、五味子、天精草、知母各 15 克，山药、天冬、茯苓各 10 克。
【功效】适用于糖尿病引发的各种病症。
【用法】将全部药材加水煮 30 分钟，待水温适宜时进行全身泡浴；或者用 50℃药液擦洗全身 3 ～ 4 次。

【方二】
【药材】生地 15 克，麦冬、石斛、银杏各 10 克，枸杞子 12 克，菊花 6 克，花粉 20 克。
【功效】适用于糖尿病引发的各种病症。
【用法】将全部药材加水煮 30 分钟，待水温适宜时进行全身泡浴；或者用 50℃药液擦洗全身 3 ～ 4 次。

【方三】
【药材】绿豆 250 克，滑石、白芷、白附子各 6 克。
【功效】适用于糖尿病肌肤瘙痒，皮肤溢脂，皮肤粗糙皲裂等。
【用法】将绿豆、滑石、白芷、白附子加水煮 30 分钟，待水温适宜时进行全身泡浴；或者用 50℃药液擦洗全身 3 ～ 4 次。

糖尿病方剂药材图谱

生地

麦冬

石斛

五味子

知母

天冬

山药

茯苓

菊花

枸杞子

白芷

滑石

高血压

【病因病机】高血压是常见的心血管疾病，以体循环动脉血压持续性增高为主要表现，可分为原发性高血压和继发性高血压两大类。原因不明的高血压称为原发性高血压，由某些明确独立的疾病引起的血压升高称为继发性高血压。长期高血压是心血管疾病死亡的重要原因。过度的摄入高热量高脂肪的食物，使得高血压的发病人群逐渐年轻化。治疗的常用方剂有以下几种。

【方一】

【药材】生牡蛎（先煎）30 克，玄参、白芍、钩藤各 15 克，怀牛膝 10 克，甘草 3 克。

【功效】适用于高血压阴虚阳亢证。

【用法】将生牡蛎、元参、白芍、钩藤、怀牛膝、甘草加水煮 30 分钟，待水温适宜时进行全身泡浴。

【方二】

【药材】菊花 10 克，生山楂、决明子（打碎）各 15 克。

【功效】适用于高血压兼有高血脂者。

【用法】将菊花、生山楂、决明子加水煮 30 分钟，待水温适宜时进行全身泡浴。

【方三】

【药材】龙胆草、黄芩、栀子、杭白芍各 10 克，细生地 18 克，柴胡 6 克，决明子 30 克。

【功效】适用于高血压肝火亢盛证。

【用法】将龙胆草、黄芩、栀子、杭白芍、细生地、柴胡、决明子加水煮 30 分钟，待水温适宜时进行全身泡浴。

【方四】

【药材】生龙骨、生牡蛎、牛膝、枸杞子、白芍各 15 克，玄参 12 克，黑桑葚 30 克，生地、熟地各 24 克。

【功效】适用于高血压阴虚阳亢证。

【用法】将生龙骨、生牡蛎、牛膝、枸杞子、白芍、玄参、黑桑葚、生地、熟地加水煮 30 分钟，待水温适宜时进行全身泡浴。

【方五】

【药材】吴茱萸、桃仁、夏枯草、川牛膝各 15 克，丹参 30 克，桑枝 20 克。

【功效】活血通络、降压。适用于高血压。

【用法】将全部药材加水煮 30 分钟，将药汁倒入脚盆内，待药液稍温，先用消毒毛巾蘸药液擦洗双脚数分钟，温度适宜时再将双脚浸泡在药液中 30 分钟，每日 1 ～ 2 次。

【方六】

【药材】磁石、石决明各 30 克（先煎），黄芩、丹皮、桑白皮、丹参、白芍、怀牛膝、何首乌、独活、栀子、当归各 15 克，菊花 10 克。

【功效】适用于各种原因引起的高血压。

【用法】将全部药材加水煮 30 分钟，将药汁倒入脚盆内，待药液稍温，先用消毒毛巾蘸药液擦洗双脚数分钟，温度适宜时再将双脚浸泡在药液中 30 分钟，每日 1 ～ 2 次。

【方七】

【药材】夏枯草 30 克，钩藤、菊花、桑叶各 20 克，白蒺藜 10 克。

【功效】清热平肝。适用于肝阳上亢之眩晕、头胀痛、耳鸣、易怒、失眠多梦的高血压患者。

【用法】将全部药材加水煮 30 分钟，将药汁倒入脚盆内，待药液稍温，先用消毒毛巾蘸药液擦洗双脚数分钟，温度适宜时再将双脚浸泡在药液中 30 分钟。每日 1 ～ 2 次。

【方八】

【药材】桑叶、桑枝各 15 克。

【功效】清热平肝，清肺润燥。适用于高血压引起的头晕、失眠。

【用法】将桑叶、桑枝加水煮 30 分钟，水温适宜时进行足浴，每日 25 分钟以上。

高血压方剂药材图谱

生牡蛎	玄参	钩藤	怀牛膝	甘草	山楂	龙胆草
黄芩	栀子	生地	磁石	龙骨	枸杞子	白芍
玄参	桑葚	熟地	桑枝	夏枯草	当归	菊花
桑叶	蒺藜	何首乌	桑白皮	丹参	栀子	

感冒

【病因病机】感冒，中医又称作"冒风""冒寒""伤风""重伤风""小伤寒"，是指感受风邪或时行病毒，引起肺胃功能失调，出现鼻塞、流涕、喷嚏、头痛、恶寒、发热、全身不适、脉浮等为临床表现的一种外感病证。一年四季均可发病，以冬春季节为多，与咳嗽的发生、发展及慢性咳喘的急性发作关系密切。治疗的常用方剂有以下几种。

【方一】

【药材】荆芥、防风、羌活、独活、生姜各9克，白芷、柴胡、前胡各12克。

【功效】适用于风寒感冒。

【用法】将全部药材加水煮30分钟，待水温适宜时进行全身泡浴，沐浴的同时可以饮用热水，加强排汗，还可以不断吸入蒸汽，加强治疗效果。

【方二】

【药材】生姜、大蒜各50克，桂枝、白芍、甘草各25克，杏仁15克，大枣30枚。

【功效】适用于风寒感冒引起的发热头痛、关节肌肉疼痛、鼻塞流涕、打喷嚏。

【用法】将全部药材加水煮30分钟，待水温适宜时进行全身泡浴，沐浴的同时可以饮用热水，加强排汗，加强治疗效果。

【方三】

【药材】石膏、知母、牛蒡子、水牛角、寒水石各30克。

【功效】清热解毒。适用于疫毒型感冒。

【用法】将石膏、知母、牛蒡子、水牛角、寒水上述药材一起加水煮，40分钟后浸泡双足30～40分钟。

【方四】

【药材】金银花、连翘、荆芥、薄荷、牛蒡子、淡豆豉、桔梗、桑叶、菊花、前胡、杏仁、板蓝根、甘草各20克。

【功效】清热解毒。适用于疫毒型感冒。

【用法】将金银花、连翘、荆芥、薄荷、牛蒡子、淡豆豉、桔梗、桑叶、菊花、前胡、杏仁、板蓝根、甘草加水煮，40分钟后浸泡双足30～40分钟。

【方五】

【药材】香薷、苏叶、厚朴、藿香各 12 克，羌活、淡豆豉各 10 克。

【功效】适用于暑湿感冒。

【用法】将全部药材加水煮 30 分钟，待水温适宜时进行全身泡浴，沐浴的同时可以饮用热水，促进排汗，还可以不断吸入蒸汽，加强治疗效果。

【方六】

【药材】香薷、藿香、扁豆、金银花、连翘各 40 克，木棉花、丝瓜络各 20 克，厚朴、甘草各 10 克。

【功效】适用于暑湿感冒。

【用法】将全部药材加水煮 30 分钟，待水温适宜时进行全身泡浴，沐浴的同时可以饮用热水，加强排汗，加强治疗效果。

【方七】

【药材】桑叶、金银花各 50 克，菊花、薄荷、芦根、竹叶、牛蒡子、杏仁、柴胡、黄芩、连翘各 20 克，甘草、桔梗各 15 克。

【功效】适用于风热感冒者。

【用法】将全部药材加水煮 30 分钟，待水温适宜时进行全身泡浴，沐浴的同时可以饮用热水，加强排汗，加强治疗效果。

【方八】

【药材】板蓝根、大青叶、蒲公英各 30 克。

【功效】适用于风热感冒者。

【用法】将板蓝根、大青叶、蒲公英全部药材加水煮，40 分钟后浸泡双足 30 ~ 40 分钟。

感冒方剂药材图谱

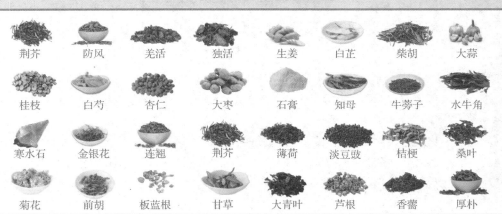

荆芥	防风	羌活	独活	生姜	白芷	柴胡	大蒜
桂枝	白芍	杏仁	大枣	石膏	知母	牛蒡子	水牛角
寒水石	金银花	连翘	荆芥	薄荷	淡豆豉	桔梗	桑叶
菊花	前胡	板蓝根	甘草	大青叶	芦根	香薷	厚朴

头痛

【病因病机】头痛是临床上常见的一种自觉症状，见于各种急慢性疾病中，在临床上较为常见。头痛可急可慢，可轻可重，凡以头痛为主者均属此病。中医根据临床表现把头痛分成外感头痛和内伤头痛两大类。又根据其发病部位的不同分为额痛、后头痛、巅顶痛、偏头痛等。若头痛剧烈，经久不愈，呈发作性者，又称"头风"。治疗的常用方剂有以下几种。

【方一】

【药材】党参、枸杞子各50克，白术、山萸肉各40克，熟地、当归、赤芍各30克。

【功效】补气养血、益肾滋肝。适用于气血亏虚型头痛。

【用法】将党参、枸杞子、白术、山萸肉、熟地、当归、赤芍加水煮，40分钟后浸泡双足30～40分钟；或者每日用药液洗头。

【方二】

【药材】白芥子、川芎、天南星各20克，细辛5克，冰片1.5克。

【功效】适用于各种头痛。

【用法】将白芥子、川芎、天南星、细辛、冰片全部药材一起加水煮，40分钟后浸泡双足30～40分钟；或者每日用药液洗头。

【方三】

【药材】羌活、白茯苓、川芎、当归各30克，细辛5克。

【功效】适用于头重头痛。

【用法】将羌活、白茯苓、川芎、当归、细辛全部药材一起加水煮，40分钟后浸泡双足30～40分钟；或者每日用药液洗头。

【方四】

【药材】半夏、白术、生姜各50克，陈皮25克，蔓荆子20克，白蒺藜30克。

【功效】健脾化湿、降逆止呕。适用于痰浊头痛。

【用法】将全部药材加水煮，40分钟后浸泡双足30～40分钟；或者每日用药液洗头。

【方五】

【药材】薄荷、桑叶、生南星、吴茱萸各30克，冰片1克。

【功效】适用于风热头痛。

【用法】将薄荷、桑叶、生南星、吴茱萸全部药材一起加水煮，40分钟后浸泡双足30～40分钟；或者每日用药液洗头。

【方六】

【药材】冬桑叶、薄荷各30克，黄菊花15克，黑山栀10克，独活、天麻各6克。

【功效】祛风、泄热、止痛。适用于风热头痛。

【用法】将冬桑叶、薄荷、黄菊花、黑山栀、独活、天麻加水煮，40分钟后浸泡双足30～40分钟；或者每日用药液洗头。

【方七】

【药材】白芷、藁本、蔓荆子、川芎各15克，细辛6克，冰片2克。

【功效】适用于偏头痛。

【用法】将白芷、藁本、蔓荆子、川芎、细辛、冰片加水煮，40分钟后浸泡双足30～40分钟；或者每日用药液洗头。

【方八】

【药材】桃仁50克，红花、赤芍各30克，川芎、五灵脂各20克。

【功效】活血化瘀、通络止痛。适用于淤血头痛。

【用法】将桃仁、红花、赤芍、川芎、五灵脂全部药材一起加水煮，40分钟后浸泡双足30～40分钟；或者每日用药液洗头。

头痛方剂药材图谱

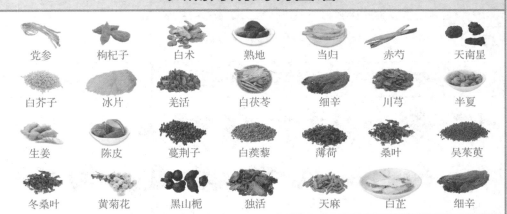

党参	枸杞子	白术	熟地	当归	赤芍	天南星
白芥子	冰片	羌活	白茯苓	细辛	川芎	半夏
生姜	陈皮	蔓荆子	白蒺藜	薄荷	桑叶	吴茱萸
冬桑叶	黄菊花	黑山栀	独活	天麻	白芷	细辛

咳嗽

【病因病机】咳嗽是呼吸系统疾病最常见的症状之一，它是一种保护性神经反射。但是如果持续、频繁的咳嗽，那么就是一种病理现象了。中医学认为，咳嗽是因外感六淫，脏腑内伤，影响于肺所致有声有痰之症。中医将咳嗽分为外感咳嗽和内伤咳嗽两大类。外感引起的咳嗽、咳痰大多伴有发热、头痛、恶寒等；内伤所致咳嗽常伴有脏腑功能失调的症状。治疗的常用方剂有以下几种。

【方一】

【药材】麻黄、细辛各20克，桂枝50克，紫苏、艾叶各100克，甘草10克（分开）。

【功效】适用于体寒虚弱引起的咳嗽。

【用法】先把分开的甘草洗净，用开水泡上一壶茶备用。剩余中药全部加水煮，40分钟后浸泡双足30～40分钟，沐足的同时把事先冲泡好的甘草茶慢慢地喝下去。

【方二】

【药材】甘菊花、炙枇杷叶、霜桑叶各6克，广皮、酒黄芩各3克，生地、焦枳壳各4.5克，鲜芦根2支。

【功效】清热止嗽。

【用法】将全部药材加水煮30分钟，用口鼻吸入蒸汽，不断加热，反复吸入，直至症状减轻。或者进行全身泡浴，呼吸蒸汽。

【方三】

【药材】党参15克，茯苓、白术、法半夏、陈皮各10克，炙甘草3克。

【功效】滋阴降火，清利咽喉。

【用法】将全部药材加水煮30分钟，用口鼻吸入蒸汽，不断加热，反复吸入，直至症状减轻。或者进行全身泡浴，呼吸蒸汽。

咳嗽方剂药材图谱

 甘菊花　霜桑叶　广皮　酒黄芩　生地　焦枳壳　鲜芦根　党参　茯苓

白术　法半夏　陈皮　炙甘草　炙枇杷叶　麻黄　桂枝　紫苏　艾叶

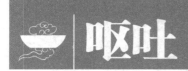

呕吐

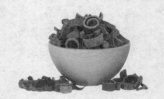

【病因病机】呕吐是由于胃失和降、胃气上逆所致的，以饮食、痰涎等胃内之物从胃中上涌，自口而出为特征的一种病症。呕吐的病因是多方面的，且常相互影响，兼杂致病，如外邪可以伤脾，气滞可致积食，脾虚可致腹泻等。可分为三个阶段，即恶心、干呕和呕吐。治疗的常用方剂有以下几种。

【方一】

【药材】藿香、厚朴、苍术各 10 克，甘草、半夏各 5 克，陈皮 6 克，生姜 7 片，大枣 2 枚。

【功效】适用于呕吐不止者。

【用法】将藿香、厚朴、苍术、甘草、半夏、陈皮、生姜等全部药材一起加水煮 30 分钟，待水温适宜时可进入池内浸泡 20 分钟，每日 1 次。

【方二】

【药材】半夏、陈皮、厚朴各 10 克，茯苓、生姜各 15 克。

【功效】化痰止呕。适用于痰湿内盛者。

【用法】将半夏、陈皮、厚朴、茯苓、生姜全部药材一起加水煮 30 分钟，待水温适宜时进行 20 分钟左右的足浴，每日 1 次。

【方三】

【药材】吴茱萸、人参（或党参）各 10 克，生姜 30 克，大枣 5 枚。

【功效】健脾散寒、温胃止呕。

【用法】将吴茱萸、人参、生姜、大枣全部药材一起加水煮 30 分钟，待水温适宜时进行全身泡浴，每日 1 次。

呕吐方剂药材图谱

藿香	厚朴	苍术	甘草	半夏	生姜
茯苓	吴茱萸	人参	党参	大枣	陈皮

腰痛

【病因病机】腰痛是以腰部一侧或两侧疼痛为主要症状的一种病症。中医学认为，发病原因为感受寒湿，感受湿热，肾虚亏损，气滞血淤。腰痛常可放射到腿部，常伴有外感或内伤症状。治疗的常用方剂有以下几种。

【方一】

【药材】吴茱萸、黑附子、肉桂、干姜、川芎、苍术、羌活、独活、威灵仙、土元、全蝎、冰片各10克，细辛6克，红花15克，皂角9克，川椒30克。

【功效】适用于风、寒、湿三气所致关节痛。

【用法】将全部药材加水煮30分钟，趁热用毛巾蘸取药汁敷在腰部，待水温适宜时，进行全身泡浴。

【方二】

【药材】生麻黄、桂枝、豨莶草各50克，制川乌、木香各15克，羌活、威灵仙、海风藤各100克。

【功效】祛风除湿，活血止痛。

【用法】将生麻黄、桂枝、豨莶草、制川乌、木香、羌活、威灵仙、海风藤加水煮30分钟，趁热用毛巾蘸取药汁敷在腰部，待水温适宜时，进行全身泡浴。

【方三】

【药材】生川乌、生草乌各15克，食盐5克，醋20克。

【功效】适用于寒湿型腰痛。

【用法】将生川乌、生草乌、食盐、醋一起加水煮30分钟，趁热用毛巾蘸取药汁敷在腰部，待水温适宜时，进行全身泡浴。

【方四】

【药材】肉桂、葱头各50克，吴茱萸100克，生姜150克，花椒80克。

【功效】适用于肾虚腰痛。

【用法】将肉桂、葱头、吴茱萸、生姜、花椒一起加水煮30分钟，趁热用毛巾蘸取药汁敷在腰部，待水温适宜时，进行全身泡浴。

【方五】

【药材】桑寄生、当归各 20 克，杜仲、狗脊、续断各 10 克，白花蛇 9 克，木香各 15 克，延胡索、乳香、没药各 12 克、白酒 500 毫升、梧桐花 9 克。

【功效】适用于外伤性腰痛、腰肌劳损及风寒湿痹所致的腰痛。

【用法】将全部药材加水煮 30 分钟，趁热用毛巾蘸取药汁敷在腰部，待水温适宜时，进行全身泡浴。

【方六】

【药材】广木香、川椒、大茴香（炒）、补骨脂、升麻、肉桂各 30 克，黑附子、生姜各 15 克。

【功效】适用于寒湿型腰痛。

【用法】将全部药材加水煮 30 分钟，趁热用毛巾蘸取药汁敷在腰部，待水温适宜时，进行全身泡浴。

【方七】

【药材】独活、丹皮各 6 克，秦艽、防己、木瓜、赤芍、桑枝各 10 克，木香 3 克。

【功效】舒筋活血，祛风除湿。

【用法】将全部药材加水煮 30 分钟，趁热用毛巾蘸取药汁敷在腰部，待水温适宜时，进行全身泡浴。

【方八】

【药材】荆芥 10 克，防风 6 克，秦艽、丁香、肉桂、胡椒各 15 克，乳香、没药各 9 克，白酒 500 毫升。

【功效】适用于急慢性腰扭伤、慢性腰劳损。

【用法】将全部药材加水煮 30 分钟，趁热用毛巾蘸取药汁敷在腰部，待水温适宜时，进行全身泡浴。

腰痛方剂药材图谱

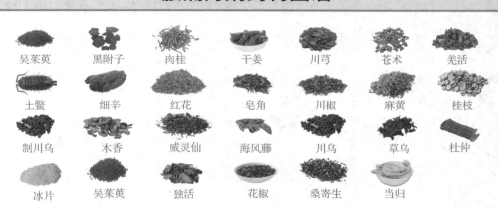

吴茱萸	黑附子	肉桂	干姜	川芎	苍术	羌活
土鳖	细辛	红花	皂角	川椒	麻黄	桂枝
制川乌	木香	威灵仙	海风藤	川乌	草乌	杜仲
冰片	吴茱萸	独活	花椒	桑寄生	当归	

腹泻

【病因病机】腹泻一般是指每天大便次数增加或排便次数频繁，粪便稀薄或含有黏液脓血，或者还含有不消化的食物等。一般将腹泻分为急性腹泻与慢性腹泻两类，前者是指腹泻呈急性发病，历时短暂，而后者一般是指腹泻超过2个月者。中医学认为，腹泻由脾胃功能失调，以及外感毒邪，饮食内伤，脾胃虚寒，肾阳虚不能助脾胃运化等导致。治疗的常用方剂有以下几种。

【方一】

【药材】党参、茯苓、白术、甘草各15克，半夏、陈皮、生姜各10克，大枣4枚。

【功效】健脾止泻。适用于脾胃虚弱，消化不良，腹痛便溏。

【用法】将党参、茯苓、白术、甘草、半夏、陈皮、生姜一起加水煮30分钟，待水温适宜时进行全身泡浴。

【方二】

【药材】补骨脂15克，肉豆蔻、五味子各10克，吴茱萸20克。

【功效】温肾暖脾，涩肠止泻。

【用法】将补骨脂、肉豆蔻、五味子、吴茱萸全部药材一起加水煮30分钟，待水温适宜时进行全身泡浴。

【方三】

【药材】附子、党参、白术各15克，干姜、甘草各20克。

【功效】温中健脾。适用于脾胃虚寒，脘腹冷痛，呕吐泄泻。

【用法】将附子、党参、白术、干姜、甘草全部药材一起加水煮，40分钟后浸泡双足30～40分钟为佳。

【方四】

【药材】生姜20克，梧桐叶30克。

【功效】适用于腹泻引起的肠炎、肠结核。

【用法】将生姜、梧桐叶全部药材一起加水煮，40分钟后，浸泡双足30～40分钟为佳。

【方五】

【药材】葛根 20 克，黄芩、黄连各 15 克，炙甘草 9 克。

【功效】解肌，清热，止泻，止痢。

【用法】将葛根、黄芩、黄连、炙甘草全部药材一起加水煮 30 分钟，待水温适宜时进行全身泡浴。

【方六】

【药材】生姜 10 克，车前草、高粱壳各 50 克。

【功效】适用于脾胃虚弱引起的腹泻。

【用法】将生姜、车前草、高粱壳全部药材一起加水煮，40 分钟后浸泡双足 30～40 分钟为佳。

【方七】

【药材】黄连 20 克，木香 15 克。

【功效】清化湿热，行气止痛。

【用法】将黄连、木香全部药材一起加水煮 30 分钟，待水温适宜时进行全身泡浴。

【方八】

【药材】炒陈皮 15 克，炒白术、炒芍药各 18 克，防风 9 克。

【功效】适用于大便溏泻。

【用法】将炒陈皮、炒白术、炒芍药、防风全部药材一起加水煮 30 分钟，待水温适宜时进行全身泡浴。

腹泻方剂药材图谱

党参	茯苓	白术	甘草	半夏	陈皮
肉豆蔻	五味子	吴茱萸	附子	干姜	梧桐叶
葛根	黄芩	黄连	炙甘草	车前草	生姜
芍药	防风	大枣	补骨脂	木香	陈皮

腹痛

【病因病机】腹痛是指由于各种原因引起的腹腔内外脏器的病变所致的疼痛。腹痛可分为急性与慢性两类。腹痛病因极为复杂，包括炎症、肿瘤、出血、梗阻、穿孔、创伤及功能障碍等。腹痛多由腹内组织或器官受到某种强烈刺激或损伤所致，也可由胸部疾病及全身性疾病所致。根据疼痛性质又分为内脏性腹痛，体神经性腹痛，牵扯痛。治疗的常用方剂有以下几种。

【方一】

【药材】吴茱萸、杜仲、蛇床子、五味子、陈皮各 50 克，木香、丁香各 25 克。

【功效】适用于虚冷、脐腹疼痛。

【用法】将吴茱萸、杜仲、蛇床子、五味子、陈皮、木香、丁香全部药材一起加水煮 30 分钟，趁热熏洗腹部，待水温适宜时进行全身泡浴。

【方二】

【药材】陈皮 30 克，枳实、木香各 15 克。

【功效】适用于气滞腹痛，胀闷不舒。

【用法】将陈皮、枳实、木香全部药材一起加水煮 30 分钟，待水温适宜时可进入池内浸泡 20 分钟，每日 1 次。

【方三】

【药材】莱菔子 120 克，生姜 60 克，葱 150 克（连须根），白酒 1 杯。

【功效】适用于气滞腹痛，虚寒腹痛。

【用法】将莱菔子、生姜、葱、白酒全部加水煮 30 分钟，趁热熏洗腹部，待水温适宜时进行全身泡浴。

腹痛方剂药材图谱

吴茱萸	杜仲	蛇床子	五味子	木香
莱菔子	生姜	枳实	丁香	陈皮

便秘

【病因病机】便秘是指排便频率减少（一周内大便次数少于 2 ~ 3 次，或者 2 ~ 3 天才大便 1 次），粪便量少且干结时称为便秘。便秘的主要表现是大便次数减少，间隔时间延长，粪质干燥，排出困难，可伴有腹胀，腹痛，食欲减退，嗳气反胃等症状。便秘与饮食量少且精细，进食粗纤维食物少，作息不规律，生活压力大，肠道发生病变，内分泌紊乱等，都会引起便秘。治疗的常用方剂有以下几种。

【方一】

【药材】艾叶 500 克，麻黄 50 克。

【功效】泻火通便。

【用法】将艾叶、麻黄全部药材一起加水煮 30 分钟，倒入盆中，坐浴，药液须过肚脐，每次 20 分钟。并可用药渣热敷肚脐及脐周。每日 1 ~ 2 次。

【方二】

【药材】大黄 20 克，槐花 50 克。

【功效】泻火通便，适用于老年便秘。

【用法】将大黄、槐花全部药材一起加水煮 30 分钟，倒入盆中，坐浴，药液须过肚脐，每次 20 分钟。并可用药渣热敷肚脐及脐周。每日 1 ~ 2 次。

【方三】

【药材】厚朴 15 克，藿香、苏子各 12 克，大黄 5 克。

【功效】泻火通便。

【用法】将厚朴、藿香、苏子、大黄全部药材一起加水煮 30 分钟，倒入盆中，坐浴，药液须没过肚脐，每次 20 分钟。并可用药渣热敷肚脐及脐周。每日 1 ~ 2 次。

便秘方剂药材图谱

艾叶　　麻黄　　槐花　　厚朴　　苏子　　藿香

痢疾

【病因病机】痢疾是指因感染痢疾杆菌引起的，有传染性，以腹痛、腹泻，里急后重感，大便下脓血，发热，甚至出现全身中毒症状为主要表现的疾病。多发于夏秋季节，冬春两季也可见到。现代医学认为，本病主要通过病人或带菌者的粪便污染水、食物污染，苍蝇传播于食物所致。临床可分急性和慢性菌痢两类。病程超过2个月者为慢性细菌性痢疾，药浴常用于治疗慢性细菌性痢疾。治疗的常用方剂有以下几种。

【方一】

【药材】乌梅 350 克。

【功效】适用于噤口痢、休息痢。

【用法】将乌梅加水煮 30 分钟，趁热熏洗肛门处，待药液温度适宜时，用药液冲洗肛门。每日 1 次，5 日为 1 个疗程。

【方二】

【药材】黄芪、防风、枳壳各 50 克。

【功效】适用于虚寒痢、寒湿痢。

【用法】将黄芪、防风、枳壳全部药材一起加水煮 30 分钟，趁热熏洗肛门处，待药液温度适宜时，用药液冲洗肛门。每日 1 次，连用 3 ~ 5 天即可见效。

【方三】

【药材】吴茱萸 50 克。

【功效】适用于湿热型痢疾。

【用法】将吴茱萸加水煮 30 分钟，待水温适宜时进行全身泡浴，每日 2 次。

痢疾方剂药材图谱

乌梅

黄芪

防风

枳壳

吴茱萸

胃痛

【病因病机】胃痛又称"胃脘痛"，由于脾胃受损，气血不调所引起胃脘部疼痛的一种病症。多见急慢性胃炎，胃、十二指肠溃疡病，胃神经官能症；也见于胃黏膜脱垂，胃下垂，胰腺炎、胆囊炎及胆石症等病。胃痛发生的常见原因有寒邪客胃、饮食伤胃、肝气犯胃和脾胃虚弱等。治疗的常用方剂有以下几种。

【方一】

【药材】鲜姜 30 克，香附 15 克。
【功效】适用于阴虚胃痛。
【用法】将鲜姜、香附全部药材一起加水煮 30 分钟，趁热用毛巾蘸取药汁擦洗胃脘部，每次 15 分钟，每日 2 次。

【方二】

【药材】干姜、肉桂各 30 克，香附、良姜各 50 克。
【功效】适用于寒凝、气滞和脾胃虚寒型胃痛。
【用法】将干姜、肉桂、香附、良姜全部药材一起加水煮，40 分钟后浸泡双足 30 ~ 40 分钟，每日 2 次。

【方三】

【药材】艾叶 200 克。
【功效】适用于寒凝气滞引起的胃脘冷痛、呕吐清水痰涎、畏寒喜暖。
【用法】将全部药材加水煮 30 分钟，趁热用毛巾蘸取药汁擦洗胃脘部，每次 15 分钟，每日 2 次。

胃痛方剂药材图谱

鲜姜	香附	干姜	肉桂	香附	良姜	艾叶

哮喘

【病因病机】哮喘的全称是支气管哮喘，属于一种慢性气道炎症性疾病，可能为变态反应、慢性炎症、遗传、呼吸道病毒感染所致。其特点是气道可逆性狭窄并导致呼吸困难。哮喘患者的常见症状是发作性的喘息、气急、胸闷或咳嗽等症状，少数患者还可能以胸痛为主要表现。哮喘发病的危险因素包括宿主因素（遗传因素）和环境因素两个方面，比如一些患者对螨虫、花粉或者坚果、海鲜过敏而诱发哮喘。治疗的常用方剂有以下几种。

【方一】

【药材】麻黄、制附子、细辛各 10 克，川椒目 20 克。

【功效】适用于哮喘。

【用法】将麻黄、制附子、细辛、川椒目全部药材一起加水煮，40 分钟后浸泡双足 30 ~ 40 分钟。

【方二】

【药材】麻黄、半夏、杏仁各 20 克，桂枝、甘草各 10 克，细辛 6 克，辛荑 15 克，生姜 4 片。

【功效】适用于哮喘急性期（哮喘发作期）。

【用法】将麻黄、半夏、杏仁、桂枝、甘草、细辛全部药材加水煮，40 分钟后浸泡双足 30 ~ 40 分钟。

【方三】

【药材】党参 20 克，白茯苓、陈皮、炙甘草、炙黄芪、麦门冬、熟地、枸杞子各 25 克，北杜仲、当归、川牛膝各 15 克，乌枣 5 枚。

【功效】适用于哮喘慢性期（哮喘缓解期）。

【用法】将党参、白茯苓、陈皮、炙甘草、炙黄芪、麦门冬、熟地、枸杞子、北杜仲、当归、川牛膝、乌枣全部药材加水煮，40 分钟后浸泡双足 30 ~ 40 分钟。

【方四】

【药材】鱼腥草 50 克，紫苏子 30 克，五味子 20 克，地龙 25 克，沉香 10 克，鸡蛋 1 个。

【功效】清肺平喘。适用于痰热型哮喘的治疗。

【用法】将全部药材加水煮 30 分钟，取出鸡蛋食用，以药液药浴双足，每晚 1 次，10 次为 1 个疗程。

【方五】
【药材】麻黄、白芍、半夏各 20 克，桂枝 10 克，细辛、甘草各 6 克，五味子 12 克，生姜 4 片。
【功效】温肺平喘。适用于寒性哮喘发作。
【用法】将全部药材加水煮 30 分钟，趁热用毛巾蘸取药液敷于前胸和后背部，每次 15 分钟，每日 3 次。

【方六】
【药材】胡椒子 7 粒，桃仁 10 粒，杏仁 5 粒，栀子仁 10 克。
【功效】止咳祛痰平喘。适用于哮喘久咳痰多者。
【用法】将胡椒子、桃仁、杏仁、栀子仁全部药材一起加水煮，40 分钟后浸泡双足 30 ~ 40 分钟，每日 2 次。

【方七】
【药材】半夏、苍术、麻黄各 20 克。
【功效】祛邪降逆、止咳平喘。适用于以咳嗽为主的哮喘。
【用法】将半夏、苍术、麻黄全部药材一起加水煮 30 分钟，取药液趁热熏洗洗胸部、背部，每次 10 ~ 15 分钟，每日 2 次。

【方八】
【药材】荆芥、陈皮各 10 克，紫苑、白前、百部各 20 克，桔梗 15 克，甘草 6 克。
【功效】止咳化痰。适用于以咳嗽为主的哮喘。
【用法】将全部药材加水煮 30 分钟，取药液倒入有嘴壶中，盖住壶口，将壶嘴对准患者口鼻反复吸入蒸汽，待水温适宜时，将药液倒入浴盆中加入热水进行全身泡浴，每日 2 次，每日 1 剂。

哮喘方剂药材图谱

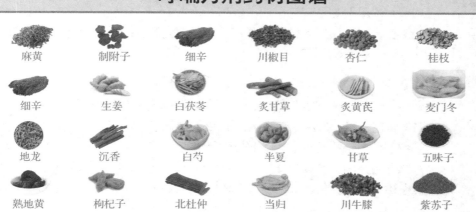

麻黄	制附子	细辛	川椒目	杏仁	桂枝
细辛	生姜	白茯苓	炙甘草	炙黄芪	麦门冬
地龙	沉香	白芍	半夏	甘草	五味子
熟地黄	枸杞子	北杜仲	当归	川牛膝	紫苏子

失眠

【病因病机】失眠是因无法入睡或无法保持睡眠状态，导致睡眠不足。主要表现为睡眠时间、深度的不足以致不能消除疲劳、恢复体力与精力。轻者入睡困难，或寐而不酣，时寐时醒，或醒后不能再寐，重者彻夜不寐。治疗原则应在补虚泻实，调整脏腑气血阴阳的基础上辅以安神定志。药浴是治疗失眠的一种非常特殊的疗法，可以安神益气。常用方剂有以下几种。

【方一】

【药材】磁石、生地、夜交藤、酸枣仁、柏子仁各 30 克，菊花、黄芩各 15 克，合欢皮、当归各 20 克。
【功效】适用于失眠不寐。
【用法】将磁石、生地、夜交藤、酸枣仁、柏子仁、菊花、黄芩、合欢皮、当归全部药材加水煮，40 分钟后浸泡双足 30～40 分钟；或者进行全身泡浴。

【方二】

【药材】党参 15 克，去心麦冬 9 克，五味子 6 克，夜交藤、龙齿各 30 克。
【功效】适用于失眠不寐。
【用法】将党参、去心麦冬、五味子、夜交藤、龙齿全部药材加水煮，40 分钟后浸泡双足 30～40 分钟；或者进行全身泡浴。

【方三】

【药材】磁石、酸枣仁、柏子仁各 30 克，朱砂 10 克，当归、知母各 20 克。
【功效】适用于失眠不寐。
【用法】将磁石、酸枣仁、柏子仁、朱砂、当归、知母全部药材加水煮，40 分钟后浸泡双足 30～40 分钟。

【方四】

【药材】柴胡、木香各 9 克，白芍、丹参各 12 克，檀香、五味子各 6 克，玉竹、熟枣仁各 20 克，夜交藤、生龙骨、牡蛎各 30 克。
【功效】适用于肝气不疏、心神失养所致失眠。
【用法】将柴胡、木香各 9 克，白芍、丹参等药材加水煮，40 分钟后浸泡双足 30～40 分钟。

【方五】

【药材】茯苓 15 克，茯神、石菖蒲各 12 克，远志、人参各 10 克，龙齿 6 克。

【功效】益气镇惊，安神定志。适用于心胆气虚所致的失眠。

【用法】将全部药材加水煮，40 分钟后浸泡双足 30 ~ 40 分钟；或者进行全身泡浴。

【方六】

【药材】夏枯草 30 克，桑枝、桂枝、白芍各 20 克。

【功效】适用于失眠不寐。

【用法】将夏枯草、桑枝、桂枝、白芍全部药材一起加水煮，40 分钟后浸泡双足 30 ~ 40 分钟为佳。

【方七】

【药材】黄连 12 克，朱砂 15 克，生地黄、当归各 10 克，炙甘草 6 克，细辛 3 克。

【功效】清心、育阴、安神。适用于心肾不交所致的失眠。

【用法】将黄连、朱砂、生地黄、当归、炙甘草、细辛全部药材一起加水煮，40 分钟后浸泡双足 30 ~ 40 分钟为佳。

【方八】

【药材】茯神、陈皮各 10 克，山楂、半夏各 9 克，茯苓 12 克，连翘 6 克，莱菔子 15 克。

【功效】健脾和胃，化滞消食。适用于胃气不和所致的失眠。

【用法】将全部药材加水煮，40 分钟后浸泡双足 30 ~ 40 分钟；或者进行全身泡浴。

失眠方剂药材图谱

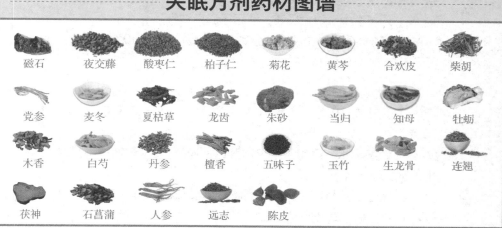

磁石	夜交藤	酸枣仁	柏子仁	菊花	黄芩	合欢皮	柴胡
党参	麦冬	夏枯草	龙齿	朱砂	当归	知母	牡蛎
木香	白芍	丹参	檀香	五味子	玉竹	生龙骨	连翘
茯神	石菖蒲	人参	远志	陈皮			

水肿

【病因病机】水肿是指血管外的组织间隙中有过多的体液积聚，为临床常见病症之一。中医学认为，水肿是全身气化功能障碍的一种表现，与肺、脾、肾、三焦各脏腑密切相关。主要发病原因是风邪袭表、疮毒内犯、外感水湿、饮食不节等。治疗的常用方剂有以下几种。

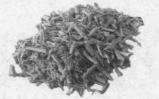

【方一】

【药材】麻黄、车前子各 33 克，石膏、白茅根各 66 克，甘草 5 克，生大黄 16 克。

【功效】清热宣肺，通腑利尿。适用于阳水。（所谓阳水，是指外邪犯肺，致肺气不宣，不能通调水道，以水溢肌肤而为恶风水肿的"风水"。）

【用法】将全部药材加水煮 30 分钟，待药汤温度为 40℃时浴身，令汗出。每天 1 次，每次 30 分钟左右。

【方二】

【药材】连翘、杏仁各 9 克，赤小豆 30 克，大枣 12 枚，桑白皮 10 克，生姜、甘草、麻黄各 6 克。

【功效】疏风、清热、利湿、解毒。适用于湿热蕴结所致之水肿。

【用法】将连翘、杏仁、赤小豆、大枣、桑白皮、生姜、甘草、麻黄全部药材加水煮 30 分钟，待药汤温度为 40℃时浴身，令汗出。每天 1 次，每次 30 分钟左右。

【方三】

【药材】枳壳、陈皮各 7 克，厚朴、大腹皮各 5 克，白芥子、莱菔子各 4 克，泽泻、茯苓连皮各 10 克。

【功效】理气宽中，消食导滞。适用于通身肿胀。

【用法】将全部药材加水煮 30 分钟，待药汤温度为 40℃时浴身，令汗出。每天 1 次，每次 30 分钟左右。

【方四】

【药材】茯苓皮 50 克，猪苓 16 克，白术、苍术、泽泻各 12 克，大腹皮 20 克。

【功效】健脾利水。适用于全身水肿以四肢较重，且皮肤有光泽，手按肿处凹陷易起。

【用法】将全部药材加水煮 30 分钟，待药汤温度为 40℃时浴身，令汗出。每天 1 次，每次 30 分钟左右。

【方五】

【药材】附子、芍药各 12 克，白术 21 克，茯苓 32 克，肉桂 4 克，大腹皮 16 克。

【功效】温肾利水。适用于全身水肿。

【用法】将全部药材加水煮 30 分钟，待药汤温度为 40℃时浴身，令汗出。每天 1 次，每次 30 分钟左右。

【方六】

【药材】防己、白术、茯苓、大腹皮各 20 克，黄芪 32 克，薏苡仁 50 克。

【功效】益气利水。适用于全身高度水肿，且常有腹水者。

【用法】将防己、白术、茯苓、大腹皮、黄芪、薏苡仁全部药材一起加水煮 30 分钟，待药汤温度为 40℃时浴身，令汗出。每天 1 次，每次 30 分钟左右。

【方七】

【药材】橘皮 10 克，滑石 13 克，赤茯苓 5 克，木香、槟榔、猪苓、泽泻、白术各 4 克，肉桂 2 克，生姜 5 片。

【功效】清利湿热，健脾理气。适用于水肿。

【用法】将全部药材加水煮 30 分钟，待药汤温度为 40℃时浴身，令汗出。每天 1 次，每次 30 分钟左右。

【方八】

【药材】黄芪 15 克，白术、防风各 10 克，甘草 9 克。

【功效】健脾利水。

【用法】将黄芪、白术、防风、甘草全部药材一起加水煮 30 分钟，待药汤温度为 40℃时浴身，令汗出。每天 1 次，每次 30 分钟左右。

水肿方剂药材图谱

麻黄	车前子	石膏	白茅根	甘草	连翘	杏仁	赤小豆
大枣	桑白皮	生姜	黄芪	枳壳	陈皮	厚朴	大腹皮
白芥子	莱菔子	泽泻	茯苓	猪苓	苍术	滑石	附子
芍药	白术	肉桂	防己	薏苡仁	橘皮	木香	

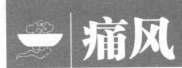

痛风

【病因病机】痛风是由单钠尿酸盐沉积所致的晶体相关性关节病，与嘌呤代谢紊乱和（或）尿酸排泄减少所致的高尿酸血症直接相关，特指急性特征性关节炎和慢性痛风石疾病，主要包括急性发作性关节炎、痛风石形成、痛风石性慢性关节炎、尿酸盐肾病和尿酸性尿路结石，重者可出现关节残疾和肾功能不全。治疗的常用方剂有以下几种。

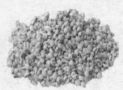

【方一】

【药材】薏苡仁 50 克，百合 35 克，芦根 25 克。

【功效】适用于痛风。

【用法】将薏苡仁、百合、芦根全部药材一起加水煮 30 分钟，待水温适宜时进行全身泡浴。

【方二】

【药材】马钱子、生半夏、艾叶各 20 克，红花 15 克，王不留行 40 克，大黄、海桐皮各 30 克，葱须 3 根。

【功效】适用于痛风。

【用法】将马钱子、生半夏、艾叶、红花、王不留行、大黄、海桐皮、葱须全部药材一起加水煮 30 分钟，趁热洗浴患处。

【方三】

【药材】黄檗、威灵仙、陈皮、羌活各 6 克，苍术、甘草各 10 克，芍药 3 克。

【功效】适用于痛风。

【用法】将黄檗、威灵仙、陈皮、羌活、苍术、甘草、芍药全部药材一起加水煮 30 分钟，趁热洗浴患处。

【方四】

【药材】桑枝、槐枝、椿树枝、桃枝、柳枝各 30 克。

【功效】适用于痛风。

【用法】将桑枝、槐枝、椿树枝、桃枝、柳枝全部药材一起加水煮 30 分钟，趁热洗浴患处。

【方五】

【药材】红花、白芷、防风各 15 克，威灵仙 10 克。
【功效】适用于痛风。
【用法】将红花、白芷、防风、威灵仙全部药材一起加水煮 30 分钟，趁热洗浴患处。

【方六】

【药材】党参、茯苓、白术各 5 克，枸杞、何首乌、厚朴、女贞子各 15 克。
【功效】适用于痛风。
【用法】将党参、茯苓、白术、枸杞、何首乌、厚朴、女贞子全部药材一起加水煮 30 分钟，趁热洗浴患处。

【方七】

【药材】山慈姑 30 克。
【功效】适用于痛风。
【用法】将全部药材加水煮 30 分钟，趁热洗浴患处。

【方八】

【药材】珍珠莲根（或藤）、钻地风根、毛竹根、牛膝各 60 克，丹参 100 克。
【功效】适用于痛风。
【用法】将珍珠莲根（或藤）、钻地风根、毛竹根、牛膝、丹参全部药材加水煮 30 分钟，趁热洗浴患处。

痛风方剂药材图谱

薏苡仁	芦根	马钱子	生半夏	红花	王不留行	大黄
海桐皮	黄檗	威灵仙	陈皮	苍术	甘草	芍药
桑枝	百合	柳枝	艾叶	白芷	防风	威灵仙
党参	茯苓	白术	枸杞子	何首乌	女贞子	山慈姑

痫病

【病因病机】痫病是一种反复发作神志异常的病症，俗称"羊癫疯""羊角风"。临床以突然意识丧失，不省人事，强直抽搐，口吐涎沫，两目上视或口中怪叫等为主要特征。发作前可伴眩晕、胸闷等先兆，发作后常有疲倦乏力等症状。发病原因和先天性疾病、感染、中毒（铅、汞、一氧化碳等）、颅内肿瘤等有关。作息不规律、饮酒、饥饿、疲劳等都能导致癫痫发作。治疗的常用方剂有以下几种。

【方一】

【药材】人参、茯苓、半夏各 15 克，白术、白芍各 25 克，甘草、附子、陈皮、菖蒲各 5 克。
【功效】适用于痫病引发的各种病症。
【用法】将人参、茯苓、半夏、白术、白芍、甘草、附子、陈皮、菖蒲全部药材加水煮 30 分钟，待水温适宜时进行全身泡浴。

【方二】

【药材】茯苓、龙骨、牡蛎、钩藤各 30 克，党参、僵蚕各 15 克，白术、石菖蒲、胆星各 12 克，法半夏、陈皮、远志、竹茹各 10 克，甘草 6 克。
【功效】适用于痫病引发的各种病症。
【用法】将全部药材加水煮 30 分钟，待水温适宜时进行全身泡浴。

【方三】

【药材】全蝎（去毒）、铁粉、甘遂各 10 克，半夏、生川乌（去皮）、僵蚕（3 味不炒，锉碎，用生姜汁浸一夜）各 25 克。
【功效】适用于痫病引发的各种病症。
【用法】将全部药材加水煮 30 分钟，待水温适宜时进行全身泡浴。

痫病方剂药材图谱

人参	半夏	白术	白芍	甘草	附子	菖蒲

茯苓	龙骨	牡蛎	钩藤	党参	僵蚕	陈皮

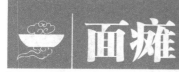

面瘫

【病因病机】面瘫，学名"面神经麻痹"，俗称"歪嘴巴""吊斜风"，是指面部肌肉瘫痪，由各种原因导致的面神经受损而引起的病症。

主要表现为面部运动功能障碍，如口角流涎、口眼歪斜、面部表情怪异、僵硬等。分为中枢性面瘫、周围性面瘫两类。治疗的常用方剂有以下几种。

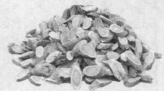

【方一】

【药材】蔓荆子、黄芪各6克，炙甘草9克。

【功效】适用于各种面瘫。

【用法】将蔓荆子、黄芪、炙甘草、全部药材煮30分钟，将头部对准盆口进行熏洗洗，持续小火加热，保持水温，每次10分钟左右，每天熏洗2～3次。

【方二】

【药材】白芍、天冬各10克，玄参、龙骨、牡蛎各9克，皂角枝30克，代赭石20克，牛膝15克。

【功效】适用于面瘫。

【用法】将全部药材煮30分钟，将头部对准盆口进行熏洗洗，持续小火加热，保持水温，每次10分钟左右，每天熏洗2～3次。

【方三】

【药材】鲜杨树皮100克。

【功效】适用于各种面瘫。

【用法】将鲜杨树皮煮30分钟，将头部对准盆口进行熏洗，持续小火加热，保持水温，每次10分钟左右，每天熏洗2～3次。

面瘫方剂药材图谱

蔓荆子	黄芪	炙甘草	白芍	天冬
牛膝	玄参	龙骨	牡蛎	皂角枝

痿证

【病因病机】古人称痿证为"痿躄"。中医学认为，"痿者，肢体痿弱不能用也。躄者，是下肢软弱无力也"。现代医学认为，痿证是一种肢体筋脉弛缓、软弱无力，严重者手不能握物，足不能任身，日久渐至肌肉萎缩而不能随意运动的一类病证。痿证主要为脏气内伤，肢体失养所致，其病虚多实少，热多寒少。治疗的常用方剂有以下几种。

【方一】

【药材】太子参 30 克，麦冬、枇杷叶、桑白皮、北杏仁各 12 克，石膏 20 克，玉竹 15 克，火麻仁 25 克，甘草 6 克。

【功效】清热润燥，养肺生津。适用于肢体软弱无力，心烦口渴，咳呛咽干。

【用法】将全部药材加水煮 30 分钟，待水温适宜时进行全身泡浴。

【方二】

【药材】熟地黄、杜仲、枸杞子、黄精各 15 克，龟板 20 克，锁阳、当归、白芍、牛膝各 12 克，黄檗、知母各 6 克。

【功效】补益肝肾，滋阴清热。适用于下肢瘫软无力，腰脊酸软。

【用法】将熟地黄、杜仲、枸杞子、黄精、龟板、锁阳、当归、白芍、牛膝等全部药材加水煮 30 分钟，待水温适宜时进行全身泡浴。

【方三】

【药材】黄芪、淫羊藿各 60 克，山药、党参、茯苓、白术、当归各 9 克，柴胡、升麻各 5 克。

【功效】补脾益气，健运升清。适用于肢体痿软无力。

【用法】将黄芪、淫羊藿、山药、党参、茯苓、白术、当归、柴胡、升麻全部药材加水煮 30 分钟，待水温适宜时进行全身泡浴。

痿证方剂药材图谱

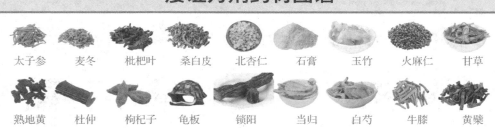

太子参	麦冬	枇杷叶	桑白皮	北杏仁	石膏	玉竹	火麻仁	甘草
熟地黄	杜仲	枸杞子	龟板	锁阳	当归	白芍	牛膝	黄檗

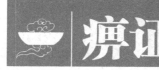

痹证

【病因病机】痹证是由风、寒、湿、热等引起的以肢体关节及肌肉酸痛、麻木、重着、屈伸不利，甚或关节肿大灼热等为主症的一类病证。风湿热（风湿性关节炎）、类风湿性关节炎、骨性关节炎等都属于痹症的范围。中医学认为，发病原因是风寒湿中导致寒邪偏胜，使得气血凝滞不通所致。药浴可以驱寒，活血，扩张血管，对痹症的治疗有着非常好的效果。常用方剂有以下几种。

【方一】

【药材】当归 25 克，苍术、黄檗、黄芩、知母、防风、羌活、泽泻、茵陈、苦参、猪苓各 15 克，甘草 10 克。

【功效】清热利湿，疏经通络。

【用法】将全部药材加水煮 30 分钟，趁热熏洗患处，待水温适宜时进行全身泡浴。

【方二】

【药材】炙川乌、麻黄各 15 克，赤芍、桂枝、茯苓各 20 克，黄芪 25 克，干姜、白术、甘草各 10 克。

【功效】祛寒除湿，温经通络。

【用法】将全部药材加水煮 30 分钟，趁热熏洗患处，待水温适宜时进行全身泡浴。

【方三】

【药材】牛膝、地龙、羌活、秦艽、桃仁、香附、当归、苍术、黄檗、红花各 15 克，川芎 10 克，黄芪 20 克。

【功效】养血通络，祛风除湿。

【用法】将全部药材加水煮 30 分钟，趁热熏洗患处，待水温适宜时进行全身泡浴。

痹症方剂药材图谱

炙川乌	麻黄	赤芍	桂枝	茯苓	黄芪	干姜	白术	甘草

牛膝	地龙	羌活	秦艽	桃仁	香附	当归	苍术	黄檗

遗精

【病因病机】遗精是一种生理现象，是指不因性交而精液自行泄出，有生理性与病理性的不同。若青壮年男子，结婚前后偶有遗精（如每月有一两次），并无不适感觉及其他症状，属于生理现象，并非病态，可不必治疗。如果遗精次数较多，同时又出现头昏、耳鸣、腰酸、精神疲倦等症状者，则需治疗。遗精多由肾虚精关不固，或心肾不交，或湿热下注所致。治疗的常用方剂有以下几种。

【方一】

【药材】仙鹤草 30 克，黄芩、丹皮各 9 克。

【功效】适用于遗精。

【用法】将仙鹤草、黄芩、丹皮全部药材加水煮 30 分钟，趁热熏洗会阴部及阴茎、阴囊，待水温适宜时进行全身泡浴。

【方二】

【药材】艾叶 250 克。

【功效】适用于肾虚所致的遗精、早泄等症。

【用法】将全部药材加水煮 30 分钟，待水温适宜时进行全身泡浴。

【方三】

【药材】黄连、肉桂各 6 克，知母、黄檗、五倍子、菟丝子各 12 克，仙鹤草、煅牡蛎、煅龙骨各 30 克。

【功效】适用于遗精。

【用法】将全部药材加水煮 30 分钟，趁热熏洗会阴部及阴茎、阴囊，待水温适宜时进行全身泡浴。

遗精方剂药材图谱

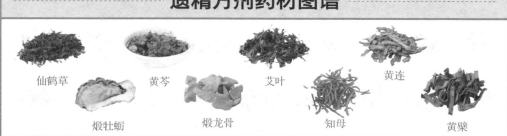

仙鹤草　黄芩　艾叶　黄连
煅牡蛎　煅龙骨　知母　黄檗

尿血

【病因病机】古代又称尿血为"溺血"，是指小便中混有血液，或伴有血块夹杂而下，多无疼痛之苦，所谓"痛为血淋，不痛为尿血"。主要由于火热熏灼、肾及膀胱脉络受损，血溢脉外，随尿而出。少数亦由脾肾不固或气滞血瘀，血渗于腑所致者。治疗的常用方剂有以下几种。

【方一】

【药材】车前草 10 克，旱莲草、小蓟各 15 克。

【功效】清凉止血。适用于小便下血，尿道灼热，两胁下胀刺痛等。

【用法】将车前草、旱莲草、小蓟加水煮 30 分钟，趁热熏洗洗会阴部，用热毛巾蘸取药液敷于小腹，待水温适宜时进行坐浴。

【方二】

【药材】当归头 10 克，生地、黑豆、煅牡蛎各 15 克。

【功效】补气养血。适用于尿血，头昏眼花，精神疲倦，腰背酸痛，四肢无力。

【用法】将全部药材加水煮 30 分钟，趁热熏洗洗会阴部，用热毛巾蘸取药液敷于小腹，待水温适宜时进行全身泡浴。

【方三】

【药材】金银花藤、蒲公英、车前草各 50 克。

【功效】适用于尿血引起的小腹作胀，小便带血，血色鲜红。

【用法】将全部药材加水煮 30 分钟，趁热熏洗洗会阴部，用热毛巾蘸取药液敷于小腹，待水温适宜时进行坐浴。

尿血方剂药材图谱

车前草

小蓟

生地

煅牡蛎

旱莲草

当归头

黑豆

蒲公英

心肌炎

【病因病机】心肌炎是心肌发生的局限或弥漫性炎症，可原发于心肌，也可为全身性疾病的一部分。中医学认为，心肌炎归属于"心悸""怔忡"之范畴。心肌炎病因有感染、理化因素、药物等，最常见的是病毒性心肌炎，其中又以肠道病毒，尤其是柯萨奇B组病毒感染最多见。治疗的常用方剂有以下几种。

【方一】

【药材】党参、黄芪、炒白术、当归、茯苓、茯神各10克，远志、薤白、桂枝、炙甘草各6克。

【功效】适用于心脾两虚，阳气亏虚型病毒性心肌炎。

【用法】将党参、黄芪、炒白术、当归、茯苓、茯神、远志、薤白、桂枝、炙甘草加水煮30分钟，待水温适宜时进行全身泡浴。

【方二】

【药材】红参3克，肉桂4.5克，玉竹、山楂各12克，黄精10克，炒枣仁15克，炙甘草6克。

【功效】扶阳救逆，益气养阴，活血安神。适用于阴阳两虚，病毒性心肌炎慢性期。

【用法】将全部药材加水煮30分钟，待水温适宜时进行全身泡浴。

【方三】

【药材】黄连、五味子各3克，黄芩、当归、炙甘草、琥珀粉各9克，黄檗6克，炙黄芪、党参、麦冬各12克，生地20克。

【功效】适用于病毒性心肌炎急性期。

【用法】将全部药材加水煮30分钟，待水温适宜时进行全身泡浴。

心肌炎方剂药材图谱

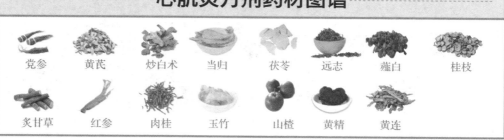

| 党参 | 黄芪 | 炒白术 | 当归 | 茯苓 | 远志 | 薤白 | 桂枝 |
| 炙甘草 | 红参 | 肉桂 | 玉竹 | 山楂 | 黄精 | 黄连 | |

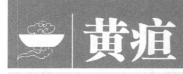

黄疸

【病因病机】黄疸又称"黄胆"，俗称"黄病"，以目黄、身黄、小便赤黄为主要特征。患者可以表现出食欲减退、恶心、疲乏无力、尿黄如茶、肝区疼痛、发热，少数重型肝炎病例可见腹胀、少尿、出血倾向等症状。中医学认为，本病主要因感受湿热、疠疫、饮食失当，或者脾胃虚弱，劳倦过度，气血亏虚所引起。又分为阳黄、阴黄两类。阳黄病机为湿热阻滞，阴黄病机为脾阳虚衰，寒湿内盛。治疗的常用方剂有以下几种。

【方一】

【药材】茵陈 30 克，茯苓、泽泻各 15 克，猪苓、白术各 9 克，川金钱草 60 克，藿香 9 克。

【功效】利湿退黄。适用于身面俱黄，但湿邪较重者。

【用法】将全部药材加水煮 30 分钟，待水温适合时坐浴或者进行全身泡浴，每日 1 次，每次 30 分钟左右。

【方二】

【药材】茵陈、熟薏苡仁各 30 克，干姜 6 克，熟附片、白术、焦三仙各 9 克，茯苓、泽泻各 11 克。

【功效】温化寒湿。适用于阴黄。

【用法】将全部药材加水煮 30 分钟，待水温适合时坐浴或者进行全身泡浴，每日 1 次，每次 30 分钟左右。

【方三】

【药材】茵陈、大青叶各 30 克，栀子、大黄各 9 克，黄檗 15 克，川金钱草 60 克。

【功效】适用于阳黄初起，大便干燥者，退黄效果甚好。

【用法】将全部药材加水煮 30 分钟，待水温适合时坐浴或者进行全身泡浴，每日 1 次，每次 30 分钟左右。

黄疸方剂药材图谱

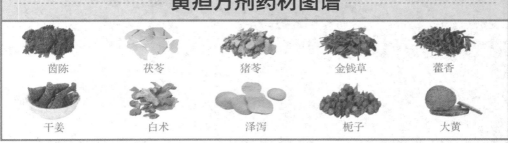

茵陈　　茯苓　　猪苓　　金钱草　　藿香

干姜　　白术　　泽泻　　栀子　　大黄

外科和皮肤科
疾病药浴法

　　药浴作用是指药物作用于全身肌表、局部、患处，并经吸收，循行经络血脉，内达脏腑，由表及里，因而产生效应。药浴对于一些外科及皮肤科疾病有着很好的治疗效果。药浴可起到疏通经络、活血化瘀、驱风散寒、清热解毒、消肿止痛、调整阴阳、协调脏腑、通行气血、濡养全身等养生功效。现代药理也证实，药浴后能提高血液中某些免疫球蛋白的含量，增强肌肤的弹性和活力。

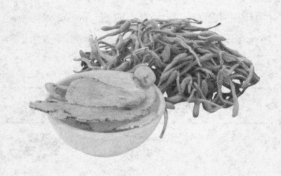

颈椎病

【病因病机】颈椎病是由于颈椎间盘退行性病变、颈椎骨质增生所引起的一系列临床症状的综合征，是脊椎病的一种。临床常表现为颈、肩臂、肩胛、背部及胸前区疼痛，臂手麻木，肌肉萎缩，甚至四肢瘫痪。主要与不良姿势，长期处在寒冷、潮湿的环境里，或者慢性劳损有关。治疗的常用方剂有以下几种。

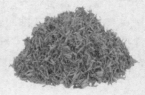

【方一】

【药材】伸筋草、五加皮、制乳香、制没药各 12 克，秦艽、当归、红花、土鳖虫、路路通、骨碎补、桑枝、桂枝、川乌各 9 克。

【功效】活血化瘀、舒筋活络、温经止痛。

【用法】将全部药材加水煮 30 分钟，趁热用毛巾蘸取药汁敷在颈椎处，待水温适宜时，进行全身泡浴。

【方二】

【药材】独活、秦艽、防风、艾叶、透骨草、刘寄奴、苏木、赤芍、红花、甲珠、威灵仙、乌梅、木瓜各 9 克。

【功效】活血化瘀。适用于颈椎病。

【用法】将全部药材加水煮 30 分钟，趁热用毛巾蘸取药汁敷在颈椎处，待水温适宜时，进行全身泡浴。

【方三】

【药材】陈醋 500 毫升，川椒、生山楂、五味子各 25 克，赤芍、红花各 15 克，生川乌、生草乌、甘遂、芫花各 10 克，透骨草、苍术各 20 克。

【功效】软坚散结、祛瘀止痛、舒筋活络、除湿散寒。

【用法】将全部药材加水煮 30 分钟，趁热用毛巾蘸取药汁敷在颈椎处，待水温适宜时，进行全身泡浴。

颈椎病方剂药材图谱

伸筋草　五加皮　制乳香　制没药　秦艽　当归　红花　川椒　路路通

骨碎补　桑枝　桂枝　川乌　独活　防风　艾叶　透骨草　苏木

前列腺炎

【病因病机】前列腺炎指发生于前列腺组织的炎症。临床表现为：会阴、生殖器疼痛不适；尿道症状为排尿时有烧灼感、尿急、尿频、排尿疼痛，可伴有排尿终末血尿或尿道脓性分泌物；急性感染可伴有恶寒、发热、乏力等全身症状。前列腺炎是多种复杂原因和诱因引起的。治疗的常用方剂有以下几种。

【方一】
【药材】金银花 60 克，野菊花 30 克，生甘草 20 克。
【功效】适用于前列腺炎。
【用法】将金银花、野菊花、生甘草全部药材加水煮 30 分钟，趁热清洗阴部，待水温适宜时进行坐浴，每天 1 次，1 周为 1 个疗程。

【方二】
【药材】黄檗、野菊花、鱼腥草、紫草、白花蛇舌草各 15 克，丹参、赤芍各 10 克。
【功效】清热利湿、活血化瘀。适用于前列腺炎。
【用法】将黄檗、野菊花、鱼腥草、紫草、白花蛇舌草、丹参、赤芍全部药材加水煮 30 分钟，趁热清洗阴部，待水温适宜时进行坐浴，每天 1 次，1 周为 1 个疗程。

【方三】
【药材】野菊花、苦参、马齿苋、败酱草各 30 克，延胡索 15 克，当归 12 克，槟榔 10 克。
【功效】清热燥湿、活血解毒。适用于前列腺炎。
【用法】将野菊花、苦参、马齿苋、败酱草、延胡索、当归、槟榔全部药材加水煮 30 分钟，趁热清洗阴部，待水温适宜时进行坐浴，每天 1 次，1 周为 1 个疗程。

【方四】
【药材】丹参、泽兰、乳香、赤芍、王不留行、川楝子各 9 克，桃仁 6 克，败酱草 15 克，蒲公英 30 克。
【功效】适用于慢性前列腺炎。
【用法】将全部药材加水煮 30 分钟，趁热清洗阴部，待水温适宜时进行坐浴，每天 1 次，1 周为 1 个疗程。

【方五】

【药材】丹参、泽兰、乳香、赤芍、王不留行、川楝子各9克，桃仁6克，败酱草15克，蒲公英30克。

【功效】适用于慢性前列腺炎。

【用法】将全部药材加水煮30分钟，趁热清洗阴部，待水温适宜时进行坐浴，每天1次，1周为1个疗程。

【方六】

【药材】红花9克，银花15克，蒲公英、车前草各30克，粉萆薢10克。

【功效】适用于前列腺炎。

【用法】将红花、银花、蒲公英、车前草、粉萆薢全部药材加水煮30分钟，趁热清洗阴部，待水温适宜时进行坐浴，每天1次，1周为1个疗程。

【方七】

【药材】龙胆草、黑山栀、黄芩、萆薢、黄檗、生地、土茯苓、车前草各12克。

【功效】适用于前列腺炎。

【用法】将全部药材加水煮30分钟，趁热清洗阴部，待水温适宜时进行坐浴，每天1次，1周为1个疗程。

【方八】

【药材】白芷、萆薢各30克，甘草5克。

【功效】适用于前列腺炎。

【用法】将白芷、萆薢、甘草全部药材加水煮30分钟，趁热清洗阴部，待水温适宜时进行坐浴，每天1次，1周为1个疗程。

前列腺炎方剂药材图谱

金银花	野菊花	生甘草	鱼腥草	紫草	白花蛇舌草	丹参	赤芍
苦参	马齿苋	败酱草	延胡索	当归	槟榔	知母	菟丝子
茯苓	王不留行	车前子	益智仁	泽兰	乳香	川楝子	桃仁
黄檗	黑山栀	龙胆草	车前草	蒲公英	银花	红花	

阴囊肿胀

【病因病机】阴囊肿胀是指阴囊皮肤及其内含物（鞘膜睾丸、附睾和精索）有病变，或腹腔内容物（腹水，内脏）等下降进入阴囊，致使阴囊体积增大。按照引起阴囊肿大的病变可分为三大类：阴囊壁病变、阴囊内含物的病变、腹腔内容物进入阴囊。治疗的常用方剂有以下几种。

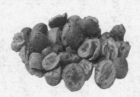

【方一】

【药材】橘核、木香、枳实、厚朴、川楝子、桃仁、延胡索各 10 克，木通 6 克，生地、玄参、菊花、蒲公英、昆布、海藻各 15 克，鹿含草 30 克。
【功效】行气活血，散结。
【用法】将全部药材加水煮 30 分钟，趁热清洗阴部，待水温适宜时进行坐浴，每天 1 次，1 周为 1 个疗程。

【方二】

【药材】柴胡、当归、桃仁、穿山甲各 10 克，红花、大黄各 8 克，天花粉 15 克，蒲公英、金银花各 20 克。
【功效】活血化瘀，止痛。
【用法】将全部药材加水煮 30 分钟，趁热清洗阴部，待水温适宜时进行坐浴，每天 1 次，1 周为 1 个疗程。

【方三】

【药材】黄芩、栀子、木通、车前子（包煎）、泽泻、当归、生地各 10 克，柴胡 6 克，甘草 12 克，龙胆草 15 克，金银花、川楝子各 20 克。
【功效】清利湿热，解毒消痈。
【用法】将全部药材加水煮 30 分钟，趁热清洗阴部，待水温适宜时进行坐浴，每天 1 次，1 周为 1 个疗程。

阴囊肿胀方剂药材图谱

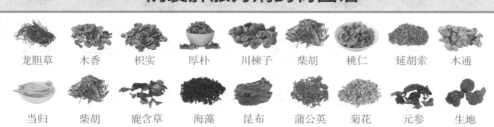

龙胆草	木香	枳实	厚朴	川楝子	柴胡	桃仁	延胡索	木通
当归	柴胡	鹿含草	海藻	昆布	蒲公英	菊花	元参	生地

尿路结石

【病因病机】尿路结石症是泌尿系统各部位结石病的总称，是泌尿系统的常见病。根据结石所在部位的不同，分为肾结石、输尿管结石、膀胱结石、尿道结石。其典型临床表现可见腰腹部绞痛、血尿，或伴有尿频、尿急、尿痛等泌尿系统梗阻和感染的症状。本病的形成与环境因素、全身性病变及泌尿系统疾病有密切关系。治疗的常用方剂有以下几种。

【方一】

【药材】玉米须、金钱草各 50 克，海金沙 30 克，车前草 60 克。

【功效】适用于尿路结石。

【用法】将玉米须、金钱草、海金沙、车前草全部药材加水煮 30 分钟，趁热熏洗腹部和生殖器，待水温适宜时进行坐浴 15 分钟。

【方二】

【药材】地榆 100 克，玉米须 50 克。

【功效】适用于尿路结石。

【用法】将地榆、玉米须全部药材加水煮 30 分钟，趁热熏洗腹部和生殖器，待水温适宜时进行坐浴 15 分钟。

【方三】

【药材】玉米须 30 克，白茅根 120 克。

【功效】清热，利尿，排石。

【用法】将玉米须、白茅根全部药材加水煮 30 分钟，趁热熏洗腹部和生殖器，待水温适宜时进行坐浴 15 分钟。

尿石症方剂药材图谱

玉米须

金钱草

海金沙

车前草

地榆

白茅根

直肠息肉

【病因病机】直肠息肉泛指直肠黏膜表面向肠腔突出的隆起性病变，包括腺瘤（其中有绒毛状腺瘤）、儿童型息肉、炎症息肉及息肉病等。直肠息肉的临床表现为便血，直肠下端的带蒂息肉排便时可脱出肛门外，息肉并发溃疡感染时，可有黏液和血便。治疗的常用方剂有以下几种。

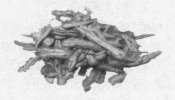

【方一】

【药材】党参、黄芪、赤芍、桃仁、白芍、莪术、黄药子、枳壳、甘草各9克，薏苡仁60克（先煎）。

【功效】适用于直肠息肉。

【用法】将全部药材加水煮30分钟，趁热熏洗患部，待水温适宜时进行坐浴；每晚睡前将煎好的药液120毫升灌肠，2周为1个疗程。

【方二】

【药材】乌梅、海浮石各12克，五倍子、五味子各6克，牡蛎、夏枯草各30克，紫草、贯众各15克。

【功效】适用于直肠息肉。

【用法】将全部药材加水煮30分钟，趁热熏洗患部，待水温适宜时进行坐浴；每晚睡前将煎好的药液120毫升灌肠，2周为1个疗程。

【方三】

【药材】乌梅、党参各15克，黄连5克，僵蚕10克，当归、赤芍、地榆各12克，牡蛎24克，甘草6克。

【功效】适用于多发性肠息肉。

【用法】将全部药材加水煮30分钟，趁热熏洗患部，待水温适宜时进行坐浴；每晚睡前将煎好的药液120毫升灌肠，2周为1个疗程。

直肠息肉方剂药材图谱

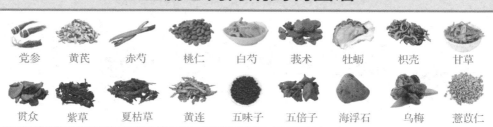

| 党参 | 黄芪 | 赤芍 | 桃仁 | 白芍 | 莪术 | 牡蛎 | 枳壳 | 甘草 |
| 贯众 | 紫草 | 夏枯草 | 黄连 | 五味子 | 五倍子 | 海浮石 | 乌梅 | 薏苡仁 |

肛管直肠癌

【病因病机】肛管直肠癌，中医又称为"锁肛痔"，是肠道常见的肿瘤。临床表现为排便困难、粪少便闭、伴腹痛、腹胀，粪便反常，如有血便、黏液便、或脓血便。该病发生的原因不十分明了，不过多认为可能与食物或遗传有关。例如肉类、蛋白质、脂肪的摄取量过高。治疗的常用方剂有以下几种。

【方一】

【药材】青蒿、鲜野葡萄根、地榆各 60 克，鲜白花蛇舌草 30 克。

【功效】适用于肛管直肠癌。

【用法】将青蒿、鲜野葡萄根、地榆、鲜白花蛇舌草全部药材加水煮 30 分钟，趁热熏洗患部，待水温适宜时进行坐浴；每晚睡前将煎好的药液 100 毫升口服，2 周为 1 个疗程。

【方二】

【药材】八角金盘、生山楂各 12 克，石见穿、山慈姑、八月札、黄芪、鸡血藤各 30 克，败酱草、党参、丹参各 15 克，生大黄 6 克，枳壳 10 克。

【功效】适用于肛管直肠癌。

【用法】将全部药材加水煮 30 分钟，趁热熏洗患部，待水温适宜时进行坐浴；每晚睡前将煎好的药液 100 毫升口服，2 周为 1 个疗程。

【方三】

【药材】八月札、红藤、苦参、丹参、凤尾草各 15 克，白花蛇舌草、野葡萄藤、生薏苡仁、瓜蒌仁、白毛藤、贯众炭、半枝莲、莪术各 30 克，土鳖虫、乌梅肉各 9 克，壁虎 4.5 克。

【功效】结肠消肿。

【用法】将全部药材加水煮 30 分钟，趁热熏洗患部，待水温适宜时进行坐浴；每晚睡前将煎好的药液 100 毫升口服，2 周为 1 个疗程。

肛管直肠癌方剂药材图谱

青蒿	地榆	白花蛇舌草	贯众炭	生山楂	石见穿	山慈姑	八月札	黄芪

鸡血藤	败酱草	党参	丹参	大黄	枳壳	莪术	红藤	苦参

冻伤

【病因病机】冻伤是一种由寒冷所致的末梢部位局限性、炎症性皮肤病，是一种冬季常见病，以暴露部位出现充血性水肿红斑，温度增高时皮肤瘙痒为特征，严重者可能会出现患处皮肤糜烂、溃疡等现象。治疗的常用方剂有以下几种。

【方一】

【药材】桂枝 50 克，红花、附子、荆芥、紫苏叶各 20 克。

【功效】驱风散寒、温经通络。适用于手足部暗红肿胀、瘙痒疼痛者。

【用法】将桂枝、全部药材加水煮 30 分钟，趁热熏洗患处，待水温适宜时进行全身泡浴。每日 2 次，每次 25 分钟。

【方二】

【药材】当归、木通、白鲜皮、花椒各 30 克，桂枝、赤芍各 60 克，干姜 150 克，杜仲、刘寄奴各 50 克。

【功效】活血化瘀、消肿止痛。适用于无溃疡冻疮、脉管炎、动脉硬化症。

【用法】将全部药材加水煮 30 分钟，趁热熏洗患处，待水温适宜时进行全身泡浴。每日 2 次，每次 25 分钟。

【方三】

【药材】甘草、芫花各 15 克。

【功效】消肿止痛。适用于冻疮。

【用法】将甘草、芫花全部药材加水煮 30 分钟，趁热熏洗患处，待水温适宜时进行全身泡浴。每日 2 次，每次 25 分钟。

【方四】

【药材】甘草、麦芽各 12 克，桂皮、艾叶各 15 克，花椒 5 克，樟脑 3 克。

【功效】温经散寒、通经活络。适用于冻疮初起未溃者。

【用法】将甘草、麦芽、桂皮、艾叶、花椒、樟脑全部药材加水煮 30 分钟，趁热熏洗患处，待水温适宜时进行全身泡浴。每日 2 次，每次 25 分钟。

【方五】

【药材】大枣 15 克，当归 12 克，桂枝、白芍各 10 克，木通 3 克，甘草 6 克。

【功效】适用于各类冻伤。

【用法】将大枣、当归、桂枝、白芍、木通、甘草全部药材加水煮 30 分钟，趁热熏洗患处，待水温适宜时进行全身泡浴。每日 2 次，每次 25 分钟。

【方六】

【药材】桂枝 30 克，防风 20 克，白芷、川芎各 12 克，川椒、苍术各 15 克，吴茱萸 10 克。

【功效】温经散寒、消肿止痛。适用于冻疮。

【用法】将全部药材加水煮 30 分钟，趁热熏洗患处，待水温适宜时进行全身泡浴。每日 2 次，每次 25 分钟。

【方七】

【药材】冬瓜皮、茄秧、茄根各 30 克，蕲艾 15 克，桂皮 10 克。

【功效】适用于冻疮。

【用法】将冬瓜皮、茄秧、茄根、蕲艾、桂皮全部药材加水煮 30 分钟，趁热熏洗患处，待水温适宜时进行全身泡浴。每日 2 次，每次 25 分钟。

【方八】

【药材】冬瓜皮、茄根各 20 克。

【功效】利水消肿，通经活络。

【用法】将冬瓜皮、茄根全部药材加水煮 30 分钟，趁热熏洗患处，待水温适宜时进行全身泡浴。每日 2 次，每次 25 分钟。

冻伤方剂药材图谱

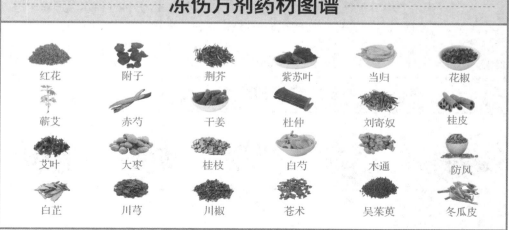

红花	附子	荆芥	紫苏叶	当归	花椒
蕲艾	赤芍	干姜	杜仲	刘寄奴	桂皮
艾叶	大枣	桂枝	白芍	木通	防风
白芷	川芎	川椒	苍术	吴茱萸	冬瓜皮

体臭

【病因病机】体臭通常表现为汗臭味及其他异味。体臭其实主要来源于汗液，汗味实际上来源于只占汗水 0.8% 的一种高级脂肪酸，皮肤上繁殖的一些常见菌类就以这种脂肪酸为食物，将其分解成了散发异味的甲基丁酸等低级脂肪酸。一般来说易引起严重体臭的有：患有严重的消化系统疾病、严重的妇科炎症疾病、过量食用刺激性食物、个人卫生习惯不良等。治疗的常用方剂有以下几种。

【方一】

【药材】艾叶、明矾各 20 克，食盐 200 克。

【功效】适用于体臭的治疗。

【用法】将艾叶、明矾、食盐全部药材加水煮 30 分钟，待水温适宜时进行全身泡浴；或者用 50℃药液擦洗腋下 3 ~ 4 次。

【方二】

【药材】桃叶、南瓜叶各 50 克。

【功效】适用于体臭的治疗。

【用法】将桃叶、南瓜叶全部药材加水煮 30 分钟，待水温适宜时进行全身泡浴；或者用 50℃药液擦洗腋下 3 ~ 4 次。

【方三】

【药材】芙蓉叶、藿香、青蒿各 30 克。

【功效】适用于体臭的治疗。

【用法】将芙蓉叶、藿香、青蒿全部药材加水煮 30 分钟，待水温适宜时进行全身泡浴；或者用 50℃药液擦洗腋下 3 ~ 4 次。

体臭方剂药材图谱

艾叶	明矾	桃叶	藿香	青蒿

烧伤

【病因病机】烧伤一般是指由热力（包括热液、蒸汽、高温气体、火焰、电能、化学物质、放射线、灼热金属液体或固体等）所引起的组织损害。主要是指皮肤或黏膜的损害，严重者也可伤及其下的组织。治疗的常用方剂有以下几种。

【方一】

【药材】紫草、地榆、当归各 50 克，冰片 5 克。

【功效】适用于各类烧伤。

【用法】将紫草、地榆、当归、冰片全部药材加水煮 30 分钟，待水温适宜时，用毛巾蘸取药汁敷在患处，或者进行全身泡浴。

【方二】

【药材】南北沙参、生薏苡仁各 20 克，西洋参 15 克，石斛、玄参、佛手、生黄芪、生地、丹参各 12 克，公英、麦冬、玉竹、银花、甘草各 10 克。

【功效】适用于各类烧伤。

【用法】将全部药材加水煮 30 分钟，待水温适宜时，用毛巾蘸取药汁敷在患处，或者进行全身泡浴。

【方三】

【药材】水牛角粉 10 克，生地、玄参、银花、黄连、丹参、麦冬、黄芩、黄檗、山栀子、甘草各 15 克。

【功效】适用于各类烧伤。

【用法】将全部药材加水煮 30 分钟，待水温适宜时，用毛巾蘸取药汁敷在患处，或者进行全身泡浴。

烧伤方剂药材图谱

紫草

地榆

当归

冰片

南北沙参

黄芩

西洋参

生地

佛手

黄芪

丹参

山栀子

麦冬

玉竹

甘草

玄参

咽炎

【病因病机】咽炎是咽部黏膜，黏膜下组织的炎症，常为上呼吸道感染的一部分。依据病程的长短和病理改变性质的不同，分为急性咽炎和慢性咽炎两大类。临床表现为咽部不适、发干、异物感或轻度疼痛、干咳、恶心等。中医学认为，咽炎的病变在于咽喉，但其病理形成与肺、肝、胃、肾有密切关系。治疗的常用方剂有以下几种。

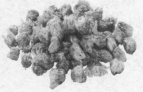

【方一】

【药材】沙参 15 克，生白芍 12 克，金银花 9 克，生甘草 5 克。

【功效】适用于咽炎。

【用法】将沙参、生白芍、银花、生甘草全部药材加水煮 30 分钟，趁热张口吸入蒸汽，水温适宜时，可用药液含漱咽喉、口腔。

【方二】

【药材】蒲公英 30 克。

【功效】适用于咽喉肿痛，恶寒发热较轻者。

【用法】将全部药材加水煮 30 分钟，趁热张口吸入蒸汽，水温适宜时，可用药液含漱咽喉、口腔。

【方三】

【药材】金银花 12 克，野菊花 15 克，赤芍 10 克。

【功效】适用于咽喉肿痛，恶寒发热明显者。

【用法】将金银花、野菊花、赤芍全部药材加水煮 30 分钟，趁热张口吸入蒸汽，水温适宜时，可用药液含漱咽喉、口腔。

【方四】

【药材】金银花、连翘、玄参、麦冬、桔梗各 10 克，乌梅、甘草各 6 克，胖大海 3 枚。

【功效】适用于咽炎。

【用法】将全部药材加水煮 30 分钟，趁热张口吸入蒸汽，水温适宜时，可用药液含漱咽喉、口腔。

【方五】

【药材】金银花 15 克，生甘草 3 克。

【功效】适用于咽炎。

【用法】将金银花、生甘草全部药材加水煮 30 分钟，趁热张口吸入蒸汽，水温适宜时，可用药液含漱咽喉、口腔。

【方六】

【药材】麦冬、丹皮、白芍、玄参、桔梗、郁金各 10 克，生地 15 克，薄荷 5 克，贝母、甘草各 6 克。

【功效】适用于咽炎。

【用法】将全部药材加水煮 30 分钟，趁热张口吸入蒸汽，水温适宜时，可用药液含漱咽喉、口腔。

【方七】

【药材】甘草、桔梗、麦冬各 250 克，怀牛膝 500 克，青果 100 克。

【功效】适用于咽炎。

【用法】将甘草、桔梗、麦冬、怀牛膝、青果全部药材加水煮 30 分钟，趁热张口吸入蒸汽，水温适宜时，可用药液含漱咽喉、口腔。

【方八】

【药材】金银花、菊花各 10 克，胖大海 3 枚。

【功效】适用于慢性咽炎。

【用法】将金银花、菊花、胖大海全部药材加水煮 30 分钟，趁热张口吸入蒸汽，水温适宜时，可用药液含漱咽喉、口腔。

咽炎方剂药材图谱

沙参　　白芍　　金银花　　蒲公英　　野菊花　　芍药

连翘　　玄参　　麦冬　　桔梗　　乌梅　　胖大海

甘草　　怀牛膝　　郁金　　生地　　薄荷　　贝母

青果　　菊花

口腔溃疡

【病因病机】口腔溃疡，又称为"口疮""上火"，是发生在口腔黏膜上的表浅性溃疡，大小可从米粒至黄豆大小、成圆形或卵圆形溃疡面，周围充血，可因刺激性食物引发疼痛，一般 1~2 个星期可以自愈。口腔溃疡的发生是多种因素综合作用的结果，免疫、遗传和环境是引发的三个主要因素。治疗的常用方剂有以下几种。

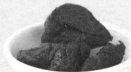

【方一】

【药材】金银花 30 克，蒲黄 15 克（用纱布包），薄荷 6 克，细辛、甘草各 3 克。

【功效】清热解毒，消肿止痛。

【用法】将全部药材加水煮 30 分钟，水温适宜时进行含漱，每日次数不限，每次 3 分钟。

【方二】

【药材】生地、麦冬各 15 克，连翘 10 克，栀子 9 克，黄芩 6 克，大黄、薄荷、甘草、淡竹叶各 3 克。

【功效】清热解毒，消肿止痛。用于治疗复发性口腔溃疡。

【用法】将全部药材加水煮 30 分钟，水温适宜时进行含漱，每日次数不限，每次 3 分钟。

【方三】

【药材】熟地 20 克，白芍、当归、知母、丹皮各 15 克，黄精 10 克，川芎、黄檗各 6 克，炙甘草 3 克。

【功效】滋阴养血，清降虚火。用于治疗复发性口腔溃疡。

【用法】将全部药材加水煮 30 分钟，水温适宜时进行含漱，每日次数不限，每次 3 分钟。

口腔溃疡方剂药材图谱

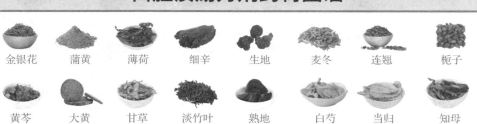

| 金银花 | 蒲黄 | 薄荷 | 细辛 | 生地 | 麦冬 | 连翘 | 栀子 |
| 黄芩 | 大黄 | 甘草 | 淡竹叶 | 熟地 | 白芍 | 当归 | 知母 |

牙痛

【病因病机】牙痛是指牙齿因各种原因引起的疼痛，为口腔疾患中常见的症状之一，可见于西医学的"龋齿""牙髓炎""根尖周围炎"和"牙本质过敏"等。遇冷、热、酸、甜等刺激时牙痛发作或加重，属中医的牙宣、骨槽风范畴。治疗的常用方剂有以下几种。

【方一】

【药材】生地、生石膏各 30 克，丹皮 10 克，青皮 12 克，荆芥、防风各 9 克。

【功效】适用于龋齿或牙龈炎齿痛、牙龈肿胀、出血等。

【用法】将生地、生石膏、丹皮、青皮、荆芥、防风全部药材加水煮 30 分钟，待温度适宜时含漱 5 分钟，每日 2 次。

【方二】

【药材】川芎、赤芍各 15 克，当归、防风、大力子各 10 克，细辛 9 克。

【功效】适用于牙本质过敏、牙釉质破损牙痛者。

【用法】将川芎、赤芍、当归、防风、大力子、细辛全部药材加水煮 30 分钟，待温度适宜时含漱 5 分钟，每日 2 次。

【方三】

【药材】黄连 3 克，黄芩、黄檗、紫花地丁、蒲公英、青黛各 15 克。

【功效】清热解毒。适用于牙龈肿痛、出血、舌红苔腻、口渴、口臭等症。

【用法】将黄连、黄芩、黄檗、紫花地丁、蒲公英、青黛全部药材加水煮 30 分钟，待温度适宜时含漱 5 分钟，每日 2 次。

牙痛方剂药材图谱

生地	生石膏	青皮	荆芥	防风	川芎	赤芍
细辛	黄连	黄芩	黄檗	紫花地丁	蒲公英	当归

耳鸣

【病因病机】耳鸣，是一种在没有外界声音、电刺激条件下，人耳主观感受到的声音。值得注意的是，耳鸣是发生于听觉系统的一种错觉，是一种症状而不是疾病。耳鸣是一种主观感觉，其发病机制不清楚，可能是内耳血管缺血、听神经放电活动异常增加、钙内环境稳态失衡等引起。治疗的常用方剂有以下几种。

【方一】

【药材】牛膝 20 克，当归 15 克，磁石 5 克。

【功效】适用于耳鸣。

【用法】将牛膝、当归、磁石全部药材加水煮，40 分钟后浸泡双足。每日 1 次，每次 30 分钟。

【方二】

【药材】苍耳子、徐长卿、茜草、防风、苏木、莪术各 50 克，薄荷、冰片各 10 克。

【功效】适用于耳鸣。

【用法】将苍耳子、徐长卿、茜草、防风、苏木、莪术、薄荷、冰片全部药材加水煮，40 分钟后浸泡双足。每日 1 次，每次 30 分钟。

【方三】

【药材】葛根 25 克，天麻 9 克。

【功效】适用于耳鸣。

【用法】将葛根、天麻全部药材加水煮，40 分钟后浸泡双足。每日 1 次，每次 30 分钟。

耳鸣方剂药材图谱

牛膝	当归	磁石	徐长卿	茜草	防风
冰片	葛根	天麻	苏木	莪术	薄荷

慢性鼻炎

【病因病机】慢性鼻炎又称"慢性单纯性鼻炎"，是鼻腔黏膜和黏膜下层的慢性炎症。主要表现为鼻塞、流涕等症状；肥厚性鼻炎可表现为持续性鼻塞，单纯性鼻炎为间歇性鼻塞。主要病因包括急性鼻炎反复发作或治疗不彻底而演变成慢性鼻炎、邻近的慢性炎症如鼻窦炎、扁桃体炎等长期刺激等。治疗的常用方剂有以下几种。

【方一】

【药材】葱须 20 克，薄荷 6 克，蔓荆子 15 克。

【功效】适用于急、慢性鼻炎。

【用法】将葱须、薄荷、蔓荆子全部药材加水煮 30 分钟，趁热熏洗鼻部，每日 3 次，每次 25 分钟。或者进行全身泡浴，呼吸蒸汽。

【方二】

【药材】菊花、栀子花各 10 克，薄荷、葱白各 3 克。

【功效】适用于急性鼻炎。

【用法】将菊花、栀子花、薄荷、葱白全部药材加水煮 30 分钟，趁热熏洗鼻部，每日 3 次，每次 25 分钟。或者进行全身泡浴，呼吸蒸汽。

【方三】

【药材】鹅不食草、赤芍各 20 克，艾叶、白芷、麻黄、苍耳子、辛夷、红花、当归各 15 克，细辛 6 克。

【功效】适用于慢性鼻炎。

【用法】将全部药材加水煮，40 分钟后浸泡双足。每日 1 次，每次 30 分钟。

慢性鼻炎方剂药材图谱

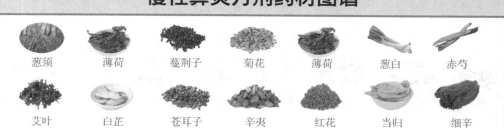

| 葱须 | 薄荷 | 蔓荆子 | 菊花 | 薄荷 | 葱白 | 赤芍 |
| 艾叶 | 白芷 | 苍耳子 | 辛夷 | 红花 | 当归 | 细辛 |

鼻出血

【病因病机】鼻出血，学名"鼻衄"，也称"流鼻血"，是临床常见症状之一，多因鼻腔病变引起，也可由全身疾病所引起，偶有因鼻腔邻近病变出血经鼻腔流出者。轻者仅鼻涕中带血，重者可引起失血性休克或者贫血。中医学认为，流鼻血是由于人的气血上逆导致的，与肺和肝等部位出现异常有着很大的关系。治疗的常用方剂有以下几种。

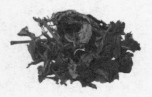

【方一】

【药材】鲜生地、鲜侧柏叶、鲜艾叶各 30 克，鲜荷叶 1 张。

【功效】适用于鼻出血。

【用法】将鲜生地、鲜侧柏叶、鲜艾叶、鲜荷叶全部药材加水煮 30 分钟，趁热熏洗鼻部，每日 3 次，每次 20 分钟。

【方二】

【药材】元宝草 30 克，金银花、旱莲草各 15 克。

【功效】适用于鼻出血。

【用法】将元宝草、金银花、旱莲草全部药材加水煮 30 分钟，趁热熏洗鼻部，每日 3 次，每次 20 分钟。

【方三】

【药材】鲜墨旱莲、鲜小蓟草、鲜大青叶、鲜茜根各 30 克。

【功效】适用于鼻出血。

【用法】将鲜墨旱莲、鲜小蓟草、鲜大青叶、鲜茜根全部药材加水煮 30 分钟，趁热熏洗鼻部，每日 3 次，每次 20 分钟。

鼻出血方剂药材图谱

鲜生地	侧柏叶	艾叶	荷叶	茜根	大青叶	旱莲草	墨旱莲

睑腺炎

【病因病机】睑腺炎，是眼睑腺组织的一种急性化脓性炎症。相当于中医的"针眼""偷针""土疳""土疡"。以局部红肿、疼痛，出现硬结及黄色脓点为主要临床表现。是一种普通的眼病，人人可以罹患，多发于青年人。此病顽固，而且容易复发，严重时可遗留瘢痕。治疗的常用方剂有以下几种。

【方一】

【药材】桑叶、菊花、连翘、生地各 15 克，黄连 10 克。

【功效】清热散风、消肿止痛。适用于睑腺炎。

【用法】将桑叶、菊花、连翘、生地、黄连全部药材加水煮 30 分钟，趁热熏洗眼部，然后用纱布过滤药液，待温度适宜时清洗眼部，每天早晚各 1 次。

【方二】

【药材】蒲公英、金银花各 15 克，白芷、赤芍各 10 克。

【功效】清热解毒、凉血消肿。适用于睑腺炎。

【用法】将蒲公英、金银花、白芷、赤芍全部药材加水煮 30 分钟，趁热熏洗眼部，然后用纱布过滤药液，待温度适宜时清洗眼部，每天早晚各 1 次。

【方三】

【药材】蒲公英 60 克，野菊花 15 克。

【功效】清热解毒。适用于睑腺炎。

【用法】将蒲公英、野菊花全部药材加水煮 30 分钟，趁热熏洗眼部，然后用纱布过滤药液，待温度适宜时清洗眼部，每天早晚各 1 次。

睑腺炎方剂药材图谱

桑叶

菊花

连翘

生地

黄连

野菊花

蒲公英

金银花

白芷

赤芍

睑缘炎

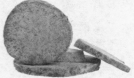

【病因病机】睑缘炎，俗称"烂眼边"，它是睑缘表面睫毛毛囊及其附近腺体的亚急性或慢性炎症，感染细菌主要为金黄色葡萄球菌。发病常与全身抵抗力下降有关。其临床表现为：眼睑痒痛、睑缘充血、有鳞屑，睫毛根部有黄色痂皮等。治疗睑缘炎首先要消除发病诱因，提高机体抵抗力，戒烟酒，忌辛辣食物，注意用眼卫生。治疗的常用方剂有以下几种。

【方一】

【药材】苦参、秦皮、蛇床子各 20 克，蒲公英、荆芥、野菊花各 15 克，明矾 5 克。

【功效】清热解毒，杀菌止痒。适用于睑缘炎。

【用法】将全部药材加水煮 30 分钟，趁热熏洗眼部，然后用纱布过滤药液，待温度适宜时清洗眼部，每天早晚各 1 次。

【方二】

【药材】苦参 20 克，川黄连 6 克，黄檗 10 克。

【功效】清热泻火、解毒止痒。适用于睑缘炎。

【用法】将苦参、川黄连、黄檗全部药材加水煮 30 分钟，趁热熏洗眼部，然后用纱布过滤药液，待温度适宜时清洗眼部，每天早晚各 1 次。

【方三】

【药材】黄檗 1 克，防风、杏仁各 6 克。

【功效】祛风退翳、去腐敛疮。适用于风眩赤眼（睑缘炎）。

【用法】将黄檗、防风、杏仁全部药材加水煮 30 分钟，趁热熏洗眼部，然后用纱布过滤药液，待温度适宜时清洗眼部，每天早晚各 1 次。

【方四】

【药材】苦参、黄檗、野菊花、大黄各 30 克，黄连 20 克，防风、芒硝各 15 克。

【功效】清热、解毒、祛湿。适用于眼睑湿疹、赤烂并有黏液黄水渗出者。

【用法】将全部药材加水煮 30 分钟，趁热熏洗眼部，然后用纱布过滤药液，待温度适宜时清洗眼部，每天早晚各 1 次。

【方五】

【药材】苦参、当归、川芎各 12 克，五倍子、荆芥、防风、黄连各 10 克，铜绿 1.5 克。

【功效】燥湿祛风、清热化瘀。适用于睑缘炎。

【用法】将全部药材加水煮 30 分钟，趁热熏洗眼部，然后用纱布过滤药液，待温度适宜时清洗眼部，每天早晚各 1 次。

【方六】

【药材】大青盐 4.5 克，苦参、菊花、马尾连、白鲜皮、蛇床子各 9 克，防风 12 克。

【功效】清热解毒、祛风止痒。适用于睑缘炎痒痛。

【用法】将全部药材加水煮 30 分钟，趁热熏洗眼部，然后用纱布过滤药液，待温度适宜时清洗眼部，每天早晚各 1 次。

【方七】

【药材】菊花、灯芯草、艾叶、黄檗各 15 克。

【功效】清热散风、利尿除湿。适用于溃疡性睑缘炎、毗部睑缘炎等眼部疾患。

【用法】将全部药材加水煮 30 分钟，趁热熏洗眼部，然后用纱布过滤药液，待温度适宜时清洗眼部，每天早晚各 1 次。

【方八】

【药材】苦参 12 克，五倍子、黄连、防风、荆芥穗各 9 克，樟脑 0.6 克。

【功效】清热渗湿、化腐生肌。适用于睑缘炎。

【用法】将全部药材加水煮 30 分钟，趁热熏洗眼部，然后用纱布过滤药液，待温度适宜时清洗眼部，每天早晚各 1 次。

睑缘炎方剂药材图谱

 苦参

 秦皮

 蛇床子

 蒲公英

 菊花

 野菊花

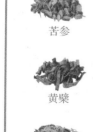 黄檗

 杏仁

 五倍子

 荆芥

 明矾

大黄

 灯芯草

 当归

 川芎

 黄连

防风

脉管炎

【病因病机】中医称脉管炎为"脱疽"，多见于北方寒冷地区。是一种以肢体动脉发生节段性炎症，使血管管腔狭窄、闭塞、血栓栓塞的器质性血管病，病程长，多呈缓进性并逐渐加重，常致肢体发生缺血或瘀血病变，甚者肢体溃烂坏疽，是一种致残率极高的疾病。寒冷、潮湿、外伤，感染、营养不良，吸烟都会诱发脉管炎。治疗的常用方剂有以下几种。

【方一】

【药材】艾叶 20 克，桃树叶、槐树叶、桑树叶、红花各 30 克，炒穿山甲 15 克。

【功效】适用于脉管炎。

【用法】将全部药材加水煮 30 分钟，待水温适宜时进行全身泡浴。每日 2 次，每次 30 分钟。

【方二】

【药材】鸡血藤、甘草、乳香各 30 克，元参、金银花、土茯苓各 60 克。

【功效】适用于脉管炎。

【用法】将鸡血藤、甘草、乳香、元参、金银花、土茯苓全部药材加水煮 30 分钟，待水温适宜时进行全身泡浴。每日 2 次，每次 30 分钟。

【方三】

【药材】当归、乳香、桃仁、牛膝各 10 克，黄芪、甘草、元参各 30 克，银花 60 克，刘寄奴 12 克。

【功效】适用于脉管炎。

【用法】将全部药材加水煮 30 分钟，待水温适宜时进行全身泡浴。每日 2 次，每次 30 分钟。

脉管炎方剂药材图谱

艾叶	土茯苓	红花	鸡血藤	甘草	乳香
玄参	当归	桃仁	牛膝	黄芪	金银花

剥脱性唇炎

【病因病机】剥脱性唇炎，中医称为"唇风"，主要症状是唇部红肿，疼痛，日久破裂，流水，多发于下唇。中医学认为，本病或因风火毒邪入结于唇；或因过食辛辣厚味，脾胃湿热，熏灼唇部；或因血燥生风所致。治疗的常用方剂有以下几种。

【方一】
【药材】白藓皮 15 克，蛇床子、川槿皮各 10 克，地肤子、苦参各 30 克。

【功效】清热祛湿、祛风止痒。适用于慢性唇炎、剥脱性唇炎。

【用法】将全部药材加水煮 30 分钟，趁热熏洗唇部，也可以用卫生棉球蘸取药液进行擦洗或者把嘴唇浸泡在药液中，每日 3 次，每次 10 分钟左右。

【方二】
【药材】苦参、白藓皮、土茯苓各 15 克，黄檗 12 克，明矾、甘草各 6 克。

【功效】清热除湿、祛风止痒。适用于慢性唇炎。

【用法】将全部药材加水煮 30 分钟，趁热熏洗唇部，也可以用卫生棉球蘸取药液进行擦洗或者把嘴唇浸泡在药液中，每日 3 次，每次 10 分钟左右。

【方三】
【药材】苍术、地肤子、蛇床子、白藓皮、苦参各 30 克，黄檗、防风各 15 克。

【功效】适用于剥脱性唇炎。

【用法】将全部药材加水煮 30 分钟，趁热熏洗唇部，也可以用卫生棉球蘸取药液进行擦洗或者把嘴唇浸泡在药液中，每日 3 次，每次 10 分钟左右。

剥脱性唇炎方剂药材图谱

甘草

地肤子

防风

黄檗

苍术

苦参

土茯苓

明矾

化脓性指头炎

【病因病机】化脓性指头炎是发生在指末节的皮下化脓性感染。因感染时，整个指腹高度肿胀形同蛇头，故名"蛇头疔"或"瘭疽"。因指腹皮下组织排列十分紧密，故在感染初起，组织就很肿胀，同时腔内张力明显增高，所以疼痛剧烈，末节指骨的血供受到阻碍。疾病早期局部症状较重，脓肿形成后很难检出感染区的波动感，是该病的重要特征。治疗的常用方剂有以下几种。

【方一】

【药材】生甘草、蜂蜡各 4 克，紫草 2 克，麻油 60 克。

【功效】适用于化脓性指头炎。

【用法】将生甘草、蜂蜡、紫草、麻油全部药材加水煮 30 分钟，趁热熏洗患处。

【方二】

【药材】乳香 15 克，白矾、花椒各 6 克，葱白数根。

【功效】适用于化脓性指头炎。

【用法】将乳香、白矾、花椒、葱白全部药材加水煮 30 分钟，趁热熏洗患处。

【方三】

【药材】马齿苋、蒲公英 50 克。

【功效】适用于化脓性指头炎。

【用法】将马齿苋、蒲公英全部药材加水煮 30 分钟，趁热熏洗患处。

化脓性指头炎方剂药材图谱

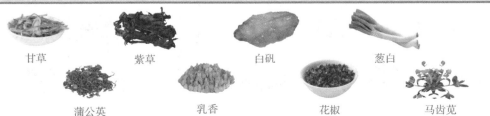

甘草　　紫草　　白矾　　葱白

蒲公英　　乳香　　花椒　　马齿苋

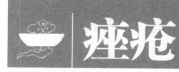

痤疮

【病因病机】痤疮，俗称"青春痘""粉刺""暗疮"，中医称为"面疮""酒刺"，是一种毛囊皮脂腺的慢性炎症性疾病，以粉刺、脓疱、结节、囊肿及瘢痕为其特征。中医学认为，痤疮是青年人气血旺盛，加之阳热偏盛，脉络充盈，热气郁结体表，外受风邪所致，又有内热、肺热、血热、肝热、阴虚内热之分，脓疱等皮损属于风热、热毒所致。治疗的常用方剂有以下几种。

【方一】
【药材】金银花 50 克，马齿苋 30 克，苦参、地肤子、生地龙、麸炒苍术、白藓皮、蛇床子、苍耳子、黄檗各 20 克。
【功效】适用于痤疮。
【用法】将全部药材加水煮 30 分钟，趁热清洗患处，并用热毛巾蘸取药液热敷，每日 3 次，待水温适宜时，进行全身泡浴。

【方二】
【药材】黄檗 15 克，雄黄、苍耳子各 10 克。
【功效】适用于痤疮。
【用法】将黄檗、雄黄、苍耳子全部药材加水煮 30 分钟，趁热清洗患处，并用热毛巾蘸取药液热敷，每日 3 次，待水温适宜时，进行全身泡浴。

【方三】
【药材】芫花、川椒各 15 克，黄檗 30 克。
【功效】适用于痤疮。
【用法】将芫花、川椒、黄檗全部药材加水煮 30 分钟，趁热清洗患处，并用热毛巾蘸取药液热敷，每日 3 次。

痤疮方剂药材图谱

金银花　　苦参　　黄檗　　雄黄

马齿苋　　地肤子　　川椒　　苍耳子

痔疮

【病因病机】痔疮是人体直肠末端黏膜下和肛管皮肤下静脉丛发生扩张和屈曲所形成的柔软静脉团，多见于经常站立者和久坐者。痔疮包括内痔、外痔，混合痔，是肛门直肠底部及肛门黏膜的静脉丛发生曲张而形成的一个或多个柔软的静脉团的一种慢性疾病。治疗的常用方剂有以下几种。

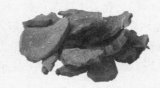

【方一】

【药材】白及、白薇、白芷、连翘、川羌活、炒穿山甲、当归、皂角刺各10克。

【功效】祛风活血、消肿止痛。适用于痔疮。

【用法】将白及、白薇、白芷、连翘、川羌活、炒穿山甲、当归、皂角刺全部药材加水煮30分钟，倒入盆中，趁热熏洗肛门，待水温适宜时坐浴30分钟，每日2次。

【方二】

【药材】大黄、桃仁、黄连、夏枯草各30克，红花、芒硝各20克。

【功效】清热燥湿、活血消肿。适用于血栓性外痔。

【用法】将大黄、桃仁、黄连、夏枯草、红花、芒硝全部药材加水煮30分钟，倒入盆中，趁热熏洗肛门，待水温适宜时坐浴30分钟，每日2次。

【方三】

【药材】野茶花、苍术、赤芍、丹皮各30克，荆芥、防风各20克，薄荷25克，黄芩、透骨草、甘草各15克。

【功效】止血祛瘀、解毒消肿。适用于嵌顿性内痔，血栓炎性内痔。

【用法】将全部药材加水煮30分钟，倒入盆中，趁热熏洗肛门，待水温适宜时坐浴30分钟，每日2次。

【方四】

【药材】鱼腥草、马齿苋各30克，白头翁、贯众各15克。

【功效】清热解毒、消肿止痛的。适用于炎性外痔、血栓外痔。

【用法】将鱼腥草、马齿苋、白头翁、贯众全部药材加水煮30分钟，倒入盆中，趁热熏洗肛门，待水温适宜时坐浴30分钟，每日2次。

【方五】

【药材】明矾、玄明粉各 30 克，大黄 20 克。

【功效】清火化瘀、软坚消肿。适用于外痔、内痔外脱及肿痛。

【用法】将明矾、玄明粉、大黄全部药材加水煮 30 分钟，倒入盆中，趁热熏洗肛门，待水温适宜时坐浴 30 分钟，每日 2 次。

【方六】

【药材】金银花、红花、黄芩各 30 克，大黄、芒硝各 60 克。

【功效】清热解毒、活血消肿。适用于外痔肿痛、内痔外脱及肛门水肿。

【用法】将金银花、红花、黄芩、大黄、芒硝全部药材加水煮 30 分钟，倒入盆中，趁热熏洗肛门，待水温适宜时坐浴 30 分钟，每日 2 次。

【方七】

【药材】槐角、苦参各 25 克，明矾 10 克。

【功效】凉血止血、消肿止痛。适用于痔疮肿痛。

【用法】将槐角、苦参、明矾全部药材加水煮 30 分钟，倒入盆中，趁热熏洗肛门，待水温适宜时坐浴 30 分钟，每日 2 次。

【方八】

【药材】五倍子 60 克，桑树根 30 克，鸡冠花 12 克，猪胆 1 个。

【功效】清热解毒、凉血止血。

【用法】将五倍子、桑树根、鸡冠花、猪胆汁全部药材加水煮 30 分钟，倒入盆中，趁热熏洗肛门，待水温适宜时坐浴 30 分钟，每日 2 次。

痔疮方剂药材图谱

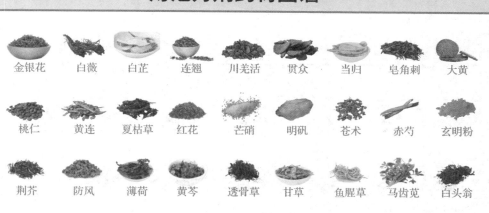

金银花	白薇	白芷	连翘	川羌活	贯众	当归	皂角刺	大黄
桃仁	黄连	夏枯草	红花	芒硝	明矾	苍术	赤芍	玄明粉
荆芥	防风	薄荷	黄芩	透骨草	甘草	鱼腥草	马齿苋	白头翁

压疮

【病因病机】长期卧床患者，由于体力极度虚弱，或感觉运动功能丧失，无力变换卧位，加之护理不当，导致体表骨隆突和床褥之间的皮肤组织，甚至肌肉，因持续受压，局部缺氧，血管栓塞、组织坏死腐化而形成的溃疡，称为压疮。压疮多见于截瘫患者。其他疾患也发生。好发部位为骶骨、坐骨结节、股骨大转子等处，其次为跟骨、枕骨、髂前上棘、内外踝等部位。治疗的常用方剂有以下几种。

【方一】

【药材】乳香、血竭、黄连各 10 克，儿茶、马勃粉、煅石膏、枯矾各 20 克，冰片 5 克，轻粉 1 克。

【功效】适用于压疮。

【用法】将乳香、血竭、黄连、儿茶、马勃粉、煅石膏、枯矾、冰片等药材加水煮 30 分钟，先冲洗患部，再用消毒纱布包覆盖疮面。

【方二】

【药材】紫花地丁 30 克，生地、当归各 15 克，地榆、大黄、黄檗、五倍子各 10 克。

【功效】适用于褥疮。

【用法】将紫花地丁、生地、当归、地榆、大黄、黄檗、五倍子全部药材加水煮 30 分钟，先冲洗患部，再用消毒纱布包覆盖疮面。

【方三】

【药材】白杨叶 100 克。

【功效】适用于褥疮。

【用法】将白杨叶加水煮 30 分钟，先冲洗患部，再用消毒纱布包覆盖疮面。

压疮方剂药材图谱

乳香	血竭	黄连	儿茶	黄檗	冰片	苦参

				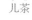		
紫花地丁	生地	当归	地榆	大黄	五倍子	白杨叶

脱肛

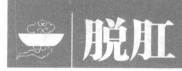

【病因病机】脱肛又名"截肠"，是指直肠黏膜或直肠脱出肛外的一种病症。以老年人和小儿多患。症状表现为：大便时肛门脱垂，肛门坠胀不适，久不回纳，肿痛加剧，甚则溃烂。主要与体质衰弱，长期腹泻、便秘、久病等因素有关。治疗的常用方剂有以下几种。

【方一】

【药材】石榴皮 60 克，五倍子 30 克，明矾 15 克。

【功效】涩肠固脱、解毒消炎。适用于直肠脱垂。

【用法】将石榴皮、五倍子、明矾全部药材加水煮 30 分钟，倒入盆中，坐浴 30 分钟，每日 2 次。

【方二】

【药材】黄芩、黄檗、栀子各 10 克。

【功效】清热燥湿。适用于脱肛。

【用法】将黄芩、黄檗、栀子全部药材加水煮 30 分钟，倒入盆中，坐浴 30 分钟，每日 2 次。

【方三】

【药材】生黄芪 50 克，防风、升麻各 6 克，蝉蜕 10 个。

【功效】益气升提。适用于各种原因所致的脱肛。

【用法】将生黄芪、防风、升麻、蝉蜕全部药材加水煮 30 分钟，倒入盆中，坐浴 30 分钟，每日 2 次。

脱肛方剂药材图谱

石榴皮	五倍子	明矾	黄芩	黄檗
栀子	黄芪	升麻	蝉蜕	防风

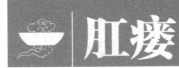

肛瘘

【病因病机】肛管直肠瘘是肛管或直肠与肛周皮肤相通的肉芽肿性管道，主要侵犯肛管，很少涉及直肠，故常称为肛瘘。临床表现为：自瘘管外口反复流出少量脓液，有时脓液刺激肛周皮肤，有瘙痒感。发病率仅次于痔疮，多见于男性青壮年。大部分肛瘘由肛门直肠脓肿破溃或切开排脓后形成。治疗的常用方剂有以下几种。

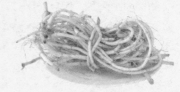

【方一】

【药材】露蜂房、白芷各 30 克，或大腹皮、生大黄各 30 克。

【功效】消肿止痛、止痒散瘀。适用于肛瘘初起者，可缓解症状。

【用法】将露蜂房、白芷全部药材加水煮 30 分钟，倒入盆中，趁热熏洗肛门，待水温适宜时坐浴 30 分钟，每日 2 次。

【方二】

【药材】黄檗、紫花地丁各 15 克，蒲公英、朴硝各 10 克。

【功效】消炎止痛。适用于肛瘘红肿热痛，流脓水者。

【用法】将黄檗、紫花地丁、蒲公英、朴硝全部药材加水煮 30 分钟，倒入盆中，趁热熏洗肛门，待水温适宜时坐浴 30 分钟，每日 2 次。

【方三】

【药材】白芷、大黄、黄檗各 60 克，姜黄 6 克，川朴、陈皮、甘草、苍术、天南星各 24 克，天花粉 120 克。

【功效】清热除湿、消肿止痛。适用于肛瘘发炎。

【用法】将白芷、大黄、黄檗、姜黄、川朴、陈皮、甘草、苍术、天南星、天花粉全部药材加水煮 30 分钟，倒入盆中，趁热熏洗肛门，待水温适宜时坐浴 30 分钟，每日 2 次。

【方四】

【药材】红升丹 30 克，麝香 1.5 克，冰片 4.5 克，老广丹或炒红粉 40 克。

【功效】祛腐拔毒生肌。适用于结核性瘘管。

【用法】将红升丹、麝香、冰片、老广丹全部药材加水煮 30 分钟，倒入盆中，趁热熏洗肛门，待水温适宜时坐浴 30 分钟，每日 2 次。

【方五】

【药材】防风、黄芩、龙胆草、苦参各 15 克，鱼腥草、生大黄各 30 克。

【功效】祛湿收敛。适用于肛瘘有渗出液者。

【用法】将防风、黄芩、龙胆草、苦参、鱼腥草、生大黄全部药材加水煮 30 分钟，倒入盆中，趁热熏洗肛门，待水温适宜时坐浴 30 分钟，每日 2 次。

【方六】

【药材】大生地 30 克，黄连 10 克，黄檗、当归尾各 15 克，紫草 45 克。

【功效】清热解毒止痛。适用于肛瘘术后，创面消肿生肌或瘘管发炎者。

【用法】将大生地、黄连、黄檗、当归尾、紫草全部药材加水煮 30 分钟，倒入盆中，趁热熏洗肛门，待水温适宜时坐浴 30 分钟，每日 2 次。

【方七】

【药材】马齿苋、蒲公英、芒硝各 15 克，甘草 10 克。

【功效】清热毒、消肿止痛。适用于肛瘘瘘管肿痛，脓水淋漓。

【用法】将马齿苋、蒲公英、芒硝、甘草全部药材加水煮 30 分钟，倒入盆中，趁热熏洗肛门，待水温适宜时坐浴 30 分钟，每日 2 次。

【方八】

【药材】芒硝 30 克，马齿苋、瓦松、生甘草、侧柏叶各 15 克，五倍子、川椒、防风、苍术、枳壳、葱白各 10 克。

【功效】止痛消肿，活血止痒。适用于肛瘘红肿热痛，脓水多者。

【用法】将全部药材加水煮 30 分钟，倒入盆中，趁热熏洗肛门，待水温适宜时坐浴 30 分钟，每日 2 次。

肛瘘方剂药材图谱

露蜂房	白芷	大腹皮	黄檗	紫花地丁	姜黄
陈皮	甘草	黄芩	苍术	天南星	天花粉
防风	龙胆草	苦参	大黄	鱼腥草	黄连
当归尾	紫草	马齿苋	侧柏叶	川椒	枳壳

肛裂

【病因病机】肛裂是齿状线以下肛管皮肤破裂形成棱形裂口或溃疡。是一种常见的肛管疾病，好发于青壮年，儿童也可发生，老年人较少。临床表现为：大便时肛门疼痛、便血、便秘、肛门发炎、溃烂。长期便秘，不良饮食习惯，细菌或者病毒感染都会引起肛裂。治疗的常用方剂有以下几种。

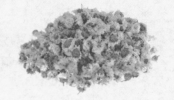

【方一】

【药材】荆芥、防风、花椒各 60 克，透骨草、陈艾叶各 90 克。
【功效】祛风除湿、消炎止痛。适用于肛裂，证见肛门褶皱破裂溃烂、周期性疼痛。
【用法】将全部药材加水煮 30 分钟，倒入盆中，趁热熏洗肛门，待水温适宜时坐浴 30 分钟，每日 2 次。

【方二】

【药材】乳香、没药、红花、桃仁、丝瓜络、艾叶、椿皮各 15 克。
【功效】化瘀通络、收敛止血。适用于初期和二期慢性炎症肛裂而表现为疼痛、出血、溃疡形成，或三期陈旧性肛裂手术后者。
【用法】将全部药材加水煮 30 分钟，倒入盆中，趁热熏洗肛门，待水温适宜时坐浴 30 分钟，每日 2 次。

【方三】

【药材】花椒、杭菊花各 6 克，桑叶 12 克，苦参、陈艾叶、金银花、蛇床子各 30 克，蒲公英 18 克，黄芩 15 克。
【功效】清热解毒、祛湿杀虫、消肿止痒。适用于肛裂患者。
【用法】将全部药材加水煮 30 分钟，倒入盆中，趁热熏洗肛门，待水温适宜时坐浴 30 分钟，每日 2 次。

肛裂方剂药材图谱

| 荆芥 | 花椒 | 透骨草 | 乳香 | 没药 | 红花 | 桃仁 |

| 丝瓜络 | 艾叶 | 椿皮 | 杭菊花 | 桑叶 | 苦参 | 金银花 |

肛窦炎

【病因病机】肛窦炎又称"肛隐窝炎"，是指肛门齿线部的肛隐窝炎症性病变。常引起肛周脓肿，中医称为"脏毒"。为肛门感染的常见病症，常并发肛乳头炎，使乳头肥大。同时也是化脓性疾病的重要诱因。以肛门内疼痛、灼热、坠胀感，排便后向会阴、臀部放射，肛窦红肿、有脓样物等为主要表现。一般认为是由于肛窦的解剖特点使肛窦容易发生炎症。治疗的常用方剂有以下几种。

【方一】

【药材】苦参、马齿苋各 30 克，黄檗、蒲公英、赤芍、金银花各 15 克，川椒 100 克，大黄 12 克。

【功效】适用于肛窦炎。

【用法】将全部药材加水煮 30 分钟，倒入盆中，趁热熏洗肛门，待水温适宜时坐浴 30 分钟，每日 2 次。

【方二】

【药材】黄檗、紫花地丁各 15 克，芒硝 20 克，苦参 30 克。

【功效】解毒止痛。

【用法】将黄檗、紫花地丁、芒硝、苦参全部药材加水煮 30 分钟，倒入盆中，趁热熏洗肛门，待水温适宜时坐浴 30 分钟，每日 2 次。

【方三】

【药材】威灵仙 2 5 克，大黄、白藓皮各 5 克，苦参 30 克，黄檗、白芷、马齿苋各 15 克，明矾 10 克。

【功效】适用于肛窦炎。

【用法】将全部药材加水煮 30 分钟，倒入盆中，趁热熏洗肛门，待水温适宜时坐浴 30 分钟，每日 2 次。

肛窦炎方剂药材图谱

 苦参　 马齿苋　 赤芍　 金银花　 川椒　 大黄

 紫花地丁　 威灵仙　 蒲公英　 苦参　 黄檗　 白芷

肛门湿疹

【病因病机】肛门湿疹是一种常见并易于复发的炎症性、非传染性皮肤病。肛门湿疹的临床症状主要表现为：瘙痒、疼痛、肛门潮红、湿润、肛周皮肤破溃，还可引起消化不良、腹胀、便秘和腹泻、头晕、失眠、烦躁等症状。中医称之为"风湿疡""肛周风"。肛门湿疹多由湿热下注、脾虚夹湿或饮食不节、脾失健运、内蕴湿热所致。治疗的常用方剂有以下几种。

【方一】

【药材】白鲜皮、地肤子、蛇床子各 20 克，苦参、黄檗、百部、赤芍各 12 克，甘草、防风各 15 克，牡丹皮 10 克。

【功效】清热燥湿，祛风止痒，收湿杀虫。

【用法】将全部药材加水煮 30 分钟，倒入盆中，趁热熏洗肛门，待水温适宜时坐浴 30 分钟，每日 2 次。

【方二】

【药材】当归、生地、赤芍、苍术、白鲜皮、苦参各 15 克，黄檗、乌梢蛇各 10 克，荆芥、防风、甘草各 6 克，蝉蜕 3 克。

【功效】养血祛风、除湿止痒。

【用法】将全部药材加水煮 30 分钟，倒入盆中，趁热熏洗肛门，待水温适宜时坐浴 30 分钟，每日 2 次。

【方三】

【药材】五倍子、蛇床子各 30 克，黄檗、赤石脂各 10 克，生甘草 6 克，紫草、土槿皮、白鲜皮、石榴皮各 15 克。

【功效】适用于肛门湿疹。

【用法】将全部药材加水煮 30 分钟，倒入盆中，趁热熏洗肛门，待水温适宜时坐浴 30 分钟，每日 2 次。

肛门湿疹方剂药材图谱

地肤子	当归	苦参	黄檗	百部	甘草
牡丹皮	生地	苍术	赤芍	荆芥	防风

肛门尖锐湿疣

【病因病机】肛门尖锐湿疣是一种由人类乳头瘤病毒引起，发生于肛门及肛周皮肤黏膜交界处的疣状赘生物，属性传播疾病。其发病原因是患者机体免疫功能降低，外在原因可能与创面不透气、潮湿、易感染以及在行走和活动时容易受到摩擦损伤有关。中医称为"肛门臊疣"，多由于湿热邪毒下注肛门皮肤黏膜，蕴久成毒而生。治疗的常用方剂有以下几种。

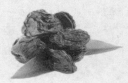

【方一】

【药材】乌梅、五倍子、苦参、板蓝根、马齿苋、蛇床子各30克，明矾20克。
【功效】解毒杀虫、燥湿消疣。
【用法】将全部药材加水煮30分钟，倒入盆中，趁热熏洗肛门，待水温适宜时坐浴30分钟，每日2次。

【方二】

【药材】白矾、皂矾各120克，孩儿茶15克，侧柏叶250克，生薏苡仁50克。
【功效】解毒杀虫、燥湿消疣。
【用法】将全部药材加水煮30分钟，倒入盆中，趁热熏洗肛门，待水温适宜时坐浴30分钟，每日2次。

【方三】

【药材】板蓝根、大青叶、大黄、白鲜皮、明矾各30克，蛇床子、地肤子、川椒各15克。
【功效】清热解毒、燥湿杀虫。
【用法】将全部药材加水煮30分钟，倒入盆中，趁热熏洗肛门，待水温适宜时坐浴30分钟，每日2次。

肛门尖锐湿疣方剂药材图谱

乌梅　五倍子　苦参　板蓝根　马齿苋　明矾　皂矾

孩儿茶　侧柏叶　地肤子　川椒　大青叶　大黄　蛇床子

银屑病

【病因病机】银屑病,中医又名"白疕",民间有称"牛皮癣",是一种常见的慢性炎症性皮肤病。它属于多基因遗传的疾病,典型的皮肤表现是境界清楚的具有银白色鳞屑的红色斑块。可由多种激发因素,如创伤、感染、药物等诱发该病。治疗的常用方剂有以下几种。

【方一】

【药材】白藓皮、野菊花、紫草、苦参、侧柏叶、苏叶各 100 克,红花 60 克,芒硝 200 克。

【功效】适用于银屑病。

【用法】将前 7 味药材加水煮 30 分钟,水开以后加入芒硝,待水温适宜时进行全身泡浴;或者趁热熏洗患处。

【方二】

【药材】透骨草、苦参各 30 克,红花、雄黄、明矾各 15 克。

【功效】活血通络,软坚润肤止痒。适用于银屑病、神经性皮炎、皮肤淀粉样变等。

【用法】将全部药材加水煮 30 分钟,待水温适宜时进行全身泡浴;或者趁热熏洗患处。

【方三】

【药材】苦参、麦冬、桃叶各 200 克。

【功效】适用于银屑病。

【用法】将苦参、麦冬、桃叶全部药材加水煮 30 分钟,待水温适宜时进行全身泡浴;或者趁热熏洗患处。

【方四】

【药材】苍耳子、地肤子、麻黄、苦参、威灵仙、艾叶、吴茱萸各 50 克。

【功效】适用于银屑病。

【用法】将苍耳子、地肤子、麻黄、苦参、威灵仙、艾叶、吴茱萸全部药材加水煮 30 分钟,待水温适宜时进行全身泡浴;或者趁热熏洗患处。

【方五】

【药材】土槿皮、白藓皮、土茯苓，蜂房、川椒，野菊花各50克。

【功效】清热解毒，除湿、杀虫、止痒。

【用法】将土槿皮、白藓皮、土茯苓，蜂房、川椒，野菊花全部药材加水煮30分钟，待水温适宜时进行全身泡浴；或者趁热熏洗患处。

【方六】

【药材】路路通、苍术各60克，百部、艾叶、枯矾各15克。

【功效】疏通气血，祛湿止痒。适用于银屑病。

【用法】将路路通、苍术、百部、艾叶、枯矾全部药材加水煮30分钟，待水温适宜时进行全身泡浴；或者趁热熏洗患处。

【方七】

【药材】枯矾、川椒各120克，芒硝500克，野菊花250克。

【功效】适用于银屑病。

【用法】将枯矾、川椒、芒硝、野菊花全部药材加水煮30分钟，待水温适宜时进行全身泡浴；或者趁热熏洗患处。

【方八】

【药材】楮桃叶、侧柏叶各250克。

【功效】适用于银屑病。

【用法】将楮桃叶、侧柏叶全部药材加水煮30分钟，待水温适宜时进行全身泡浴；或者趁热熏洗患处。

银屑病方剂药材图谱

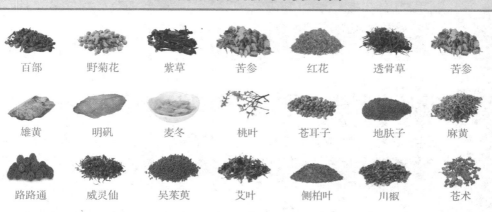

百部	野菊花	紫草	苦参	红花	透骨草	苦参
雄黄	明矾	麦冬	桃叶	苍耳子	地肤子	麻黄
路路通	威灵仙	吴茱萸	艾叶	侧柏叶	川椒	苍术

癣病

【病因病机】癣病，在现代医学中指浅部真菌病，主要包括手癣、足癣、股癣、体癣、甲癣和头癣。癣病是由真菌感染所致，带菌者是造成癣病病原菌流行传播的主要原因。各种癣病，患处瘙痒、糜烂、渗出，病情加重时常常可以诱发癣菌疹、丹毒等其他疾病，有时可以引起严重后果。治疗的常用方剂有以下几种。

【方一】

【药材】轻粉 1 克，冰片 5 克，硼砂、苦参各 30 克，白鲜皮、土茯苓、黄檗、雄黄各 20 克，蜈蚣 1 条。

【功效】适用于头癣。

【用法】将轻粉、冰片、硼砂、苦参、白鲜皮、土茯苓、黄檗、雄黄、蜈蚣全部药材加水煮 30 分钟，待水温适宜时清洗头部或者浸泡头部 5 分钟。

【方二】

【药材】藿香 30 克，大黄、黄精、明矾各 12 克，米醋 1000 毫升。

【功效】杀虫止痒，祛风除湿。适用于手足癣等症。

【用法】将藿香、大黄、黄精、明矾、米醋全部加水煮 30 分钟，趁热熏洗患处，待水温适宜时把患处放入药液中浸泡 10 分钟。

【方三】

【药材】川椒、硫黄各 15 克，密陀僧、乌贼骨各 30 克，黄檗 20 克。

【功效】适用于体癣。

【用法】将川椒、硫黄、密陀僧、乌贼骨、黄檗全部药材加水煮 30 分钟，待水温适宜时进行全身泡浴。

【方四】

【药材】硫黄 12 克，枯矾 6 克，花椒、大黄、密陀僧各 1.5 克。

【功效】适用于体癣。

【用法】将硫黄、枯矾、花椒、大黄、密陀僧全部药材加水煮 30 分钟，待水温适宜时进行全身泡浴。

【方五】	【药材】透骨草 15 克，花椒、白芷各 10 克，豆浆水 500 毫升。 【功效】适用于手癣。 【用法】将透骨草、花椒、白芷、豆浆水全部加水煮 30 分钟，趁热熏洗患处，待水温适宜时把手放入药液中浸泡 10 分钟。
【方六】	【药材】五加皮、地骨皮各 12 克，蛇蜕 1 条，皂角 3 个。 【功效】适用于手癣。 【用法】将五加皮、地骨皮、蛇蜕、皂角全部药材加水煮 30 分钟，趁热熏洗患处，待水温适宜时把手放入药液中浸泡 10 分钟。
【方七】	【药材】苍耳子、地肤子、蛇床子、土槿皮、百部、苦参各 15 克，枯矾 6 克。 【功效】燥湿润肤，杀虫止痒。适用于手足癣、慢性湿疹及肥厚性角化性皮肤病。 【用法】将全部药材加水煮 30 分钟，趁热熏洗患处，待水温适宜在药液中浸泡 10 分钟。
【方八】	【药材】土槿皮末 30 克，地榆末 12 克，烧酒 500 毫升。 【功效】适用于头癣。 【用法】将土槿皮末、地榆末加水煮 30 分钟，水开时加入烧酒，擦洗头部。

顽癣方剂药材图谱

五加皮　　　冰片　　　硼砂　　　苦参　　　苍耳子　　　土茯苓　　　雄黄

藿香　　　大黄　　　明矾　　　皂角　　　川椒　　　蛇床子　　　百部

黄檗　　　地骨皮　　　花椒　　　地肤子　　　透骨草　　　白芷　　　蜈蚣

白癜风

【病因病机】白癜风是一种常见多发的色素性皮肤病。该病以局部或泛发性色素脱失形成白斑为特征，是一种获得性局限性或泛发性皮肤色素脱失症。白癜风的病因到目前为止还不十分清楚，归纳起来有几大因素：遗传因素，精神神经因素，化学因素，酪氨酸、铜离子相对缺乏因素，感染因素，外伤因素等等。治疗的常用方剂有以下几种。

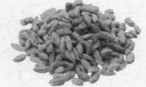

【方一】

【药材】补骨脂 30 克、白蒺藜 20 克，95% 酒精 100 毫升。

【功效】适用于白癜风。

【用法】将补骨脂、白蒺藜全部药材浸泡在酒精中，一周后取药液涂搽患处，每日 1 ~ 2 次。

【方二】

【药材】川椒 30 克，胆矾、白附子各 6 克，穿山甲 10 克，骨碎补、补骨脂各 60 克，灵仙 12 克，白酒 100 毫升。

【功效】适用于白癜风。

【用法】将川椒、胆矾、白附子、穿山甲、骨碎补、补骨脂、威灵仙全部药材浸泡在酒精中，10 天后取药液涂搽患处，每日 1 ~ 2 次。

【方三】

【药材】无花果叶子 250 克，白酒 100 毫升。

【功效】适用于白癜风。

【用法】将无花果叶子浸泡在酒精中，一周后取药液涂搽患处，每日 1 ~ 2 次。

【方四】

【药材】老生姜 100 克，苦参 150 克，50% 酒精 100 毫升。

【功效】适用于白癜风。

【用法】将老生姜、苦参全部药材浸泡在酒精中，一周后取药液涂患处，每日 1 ~ 2 次。

【方五】

【药材】白芷 10 克，75% 酒精 100 毫升。

【功效】适用于白癜风。

【用法】将白芷研末，浸泡在酒精中，一周后取药液涂患处，每日 1 ~ 2 次。

【方六】

【药材】补骨脂酊 30%，乌梅 60%，骨碎补 10%，85% 酒精 100 毫升。

【功效】适用于白癜风。

【用法】将补骨脂酊、乌梅、骨碎补全部药物与酒精 1：3 配制，浸泡 2 周后，取药液涂搽患处，每日 1 ~ 2 次。

【方七】

【药材】鲜乌梅 50 克，75% 酒精 100 毫升。

【功效】适用于白癜风。

【用法】将鲜乌梅浸泡在酒精中，2 周后过滤去渣，加二甲基亚砜适量制成乌梅酊，搽患处，每日 3 次，每次搽 5 分钟。

【方八】

【药材】枸杞子 15 克，何首乌、熟地各 10 克。

【功效】适用于白癜风。

【用法】将枸杞子、何首乌、熟地全部药材加水煮 30 分钟，趁热熏洗患部，并用毛巾蘸取药液敷在患部 10 分钟。

白癜风方剂药材图谱

 补骨脂

 白蒺藜

 川椒

 苦参

 白附子

 骨碎补

 鲜乌梅

 枸杞子

 何首乌

 熟地

 白芷

 老姜

疥疮

【病因病机】疥虫是一种永久性寄生螨虫类。寄生于人和哺乳动物的皮肤表皮层内，引起一种有剧烈瘙痒的顽固性皮肤病，称为疥疮。寄生于人体的疥虫为人疥虫。感染方式主要是通过直接接触，如与患者握手、同床睡眠等。患者的被服、手套、鞋袜等可起间接传播作用。公共浴室的休息更衣间是重要的社会传播场所。治疗的常用方剂有以下几种。

【方一】

【药材】白癣皮、桑白皮、百部、甘草各 20 克，苦参、蛇床子各 15 克。

【功效】杀虫止痒。适用于疥疮。

【用法】将白癣皮、桑白皮、百部、甘草、苦参、蛇床子全部药材加水煮 30 分钟，趁热熏洗患处 10 分钟，待水温适宜时进行全身泡浴。

【方二】

【药材】地肤子、苦参各 60 克，花椒 20 克，百部 30 克。

【功效】杀虫止痒。适用于疥疮。

【用法】将地肤子、苦参、花椒、百部全部药材加水煮 30 分钟，趁热熏洗患处 10 分钟，待水温适宜时进行全身泡浴。

【方三】

【药材】五倍子、地肤子各 30 克，蛇床子 20 克，夏枯草 15 克。

【功效】杀虫止痒。适用于疥疮。

【用法】将五倍子、地肤子、蛇床子、夏枯草全部药材加水煮 30 分钟，趁热熏洗患处 10 分钟，待水温适宜时进行全身泡浴。

【方四】

【药材】雄黄、百部、艾叶各 30 克。

【功效】杀虫止痒。适用于疥疮。

【用法】将雄黄、百部、艾叶全部药材加水煮 30 分钟，趁热熏洗患处 10 分钟，待水温适宜时进行全身泡浴。

【方五】

【药材】硫黄、花椒、苦参各 30 克，白矾 90 克。

【功效】杀虫止痒。适用于疥疮。

【用法】将硫黄、花椒、苦参、白矾全部药材加水煮 30 分钟，加入棉子油 300 毫升，充分搅拌后擦洗患处。

【方六】

【药材】硫黄、百部各 50 克，樟脑 5 克，冰片 2 克，95% 酒精 500 毫升。

【功效】杀虫止痒。适用于疥疮。

【用法】将硫黄、百部、樟脑、冰片全部药材研末，浸泡在酒精中，浸泡 24 小时后，取药液涂搽患处，每日 3 次。

【方七】

【药材】烟叶 100 克。

【功效】杀虫止痒。适用于疥疮。

【用法】将烟叶加水煮 30 分钟，用 50℃药液擦洗患处 3 ~ 4 次。

【方八】

【药材】桐油 90 克，硫黄 50 克，花椒 20 克。

【功效】杀虫止痒适用于疥疮。

【用法】先将硫黄、花椒研末，桐油煮沸后，将硫黄末和花椒末放入桐油锅内煮 10 分钟，取药液擦洗患处。

疥疮方剂药材图谱

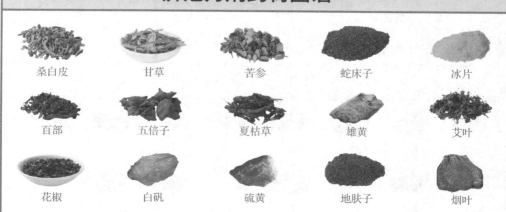

桑白皮	甘草	苦参	蛇床子	冰片
百部	五倍子	夏枯草	雄黄	艾叶
花椒	白矾	硫黄	地肤子	烟叶

象皮肿

【病因病机】由于淋巴液淤积的长期刺激，致使皮肤和皮下组织增生，皮皱加深，皮肤增厚变硬粗糙，并可有棘刺和疣状突起，外观似大象皮肤，故名象皮肿。多在丝虫感染后 10 ~ 15 年方达到显著程度。治疗的常用方剂有以下几种。

【方一】

【药材】延胡索、姜黄、川椒、海桐皮、威灵仙、川牛膝、乳香、没药、羌活、白芷、苏木、五加皮、红花、土茯苓各 12 克。
【功效】适用于象皮肿。
【用法】将延胡索、姜黄、川椒、海桐皮、威灵仙、川牛膝、乳香、没药、羌活、白芷、苏木等药材加水煮 30 分钟，趁热熏洗患处。

【方二】

【药材】当归尾、红花、桃仁、苏木、蛇床子、路路通、苍耳子各 35 克。
【功效】适用于象皮肿。
【用法】将当归尾、红花、桃仁、苏木、蛇床子、路路通、苍耳子全部药材加水煮 30 分钟，趁热熏洗患处。

【方三】

【药材】透骨草 50 克，鲜樟树叶、松枝 30 克，生姜 12 克。
【功效】适用于象皮肿。
【用法】将透骨草、鲜樟树叶、松枝、生姜全部药材加水煮 30 分钟，趁热熏洗患处。

象皮肿方剂药材图谱

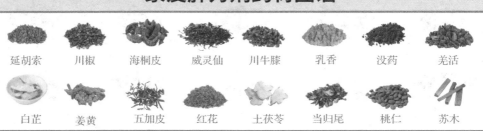

| 延胡索 | 川椒 | 海桐皮 | 威灵仙 | 川牛膝 | 乳香 | 没药 | 羌活 |
| 白芷 | 姜黄 | 五加皮 | 红花 | 土茯苓 | 当归尾 | 桃仁 | 苏木 |

带状疱疹

【病因病机】带状疱疹，中医称为"缠腰火龙""缠腰火丹"，俗称"蜘蛛疮""生蛇"。是一种由水痘带状疱疹病毒所引起的急性疱疹性皮肤病。其主要特点为聚集水疱，沿一侧周围神经作簇集带状分布，伴有明显神经痛。治疗的常用方剂有以下几种。

【方一】

【药材】雄黄、明矾各 20 克，大黄、黄檗、侧柏叶各 30 克，冰片 5 克。

【功效】适用于带状疱疹。

【用法】将雄黄、明矾、大黄、黄檗、侧柏叶、冰片全部药材加水煮 30 分钟，趁热用药液擦洗患处，待水温适宜时进行全身泡浴。

【方二】

【药材】雄黄、白矾各 10 克，乳香、没药各 5 克，冰片少许，生石灰水 50 毫升，香油 50 毫升。

【功效】适用于带状疱疹。

【用法】将雄黄、白矾、乳香、没药研末，加入冰片、生石灰和香油制成膏状，用药膏擦洗患处。

【方三】

【药材】雄黄、枯矾各 15 克，乳香、没药各 10 克，密陀僧 5 克，青黛 30 克。

【功效】适用于带状疱疹。

【用法】将雄黄、枯矾、密陀僧、乳香、没药、青黛全部药材加水煮 30 分钟，趁热用药液擦洗患处，待水温适宜时进行全身泡浴。

带状疱疹方剂药材图谱

雄黄	大黄	侧柏叶	乳香
明矾	黄檗	冰片	没药

淋病

【病因病机】淋病是由淋球菌感染引起的生殖器官疾病。本病主要是通过性传播。因接触淋病患者分泌物污染的衣物、便盆、器械等而间接传染者少，临床主要表现为：排尿时烧灼样痛及尿频、白带增多，呈脓性或黏液脓性。本病属中医淋浊范围。治疗的常用方剂有以下几种。

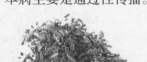

【方一】

【药材】生大黄粉 10 克，鱼腥草 60 克，黄檗 12 克，明矾 5 克，乌梅 3 个。

【功效】清热燥湿、解毒杀虫。适用于淋病。

【用法】将生大黄粉、鱼腥草、黄檗、明矾、乌梅全部药材加水煮 30 分钟，趁热熏洗阴部，待水温适宜时进行坐浴。

【方二】

【药材】土茯苓、金银花各 50 克，白藓皮、威灵仙各 15 克，苦参 20 克，生甘草 16 克。

【功效】利湿解毒、止痒止痛、灭菌。适用于急性淋病。

【用法】将全部药材加水煮 30 分钟，趁热熏洗阴部，待水温适宜时进行坐浴。

【方三】

【药材】鱼腥草、马鞭草、紫花地丁各 30 克，野菊花 20 克。

【功效】适用于尿频、尿急、尿痛，尿道口有黄色脓液流出者。

【用法】将鱼腥草、马鞭草、紫花地丁、野菊花全部药材加水煮 30 分钟，趁热熏洗阴部，待水温适宜时进行坐浴。

淋病方剂药材图谱

鱼腥草　　黄檗　　乌梅　　土茯苓　　威灵仙

苦参　　甘草　　马鞭草　　紫花地丁　　野菊花

痱子

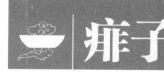

【病因病机】痱子又称"热痱","红色粟粒疹",是由于在高温闷热环境下,出汗过多,汗液蒸发不畅,导致汗管堵塞、汗管破裂,汗液外渗入周围组织而引起。主要表现为小丘疹、小水疱,好发于夏季,多见于排汗调节功能较差的儿童和长期卧床病人。由于瘙痒而过度搔抓可致继发感染,发生毛囊炎、疖或脓肿。治疗的常用方剂有以下几种。

【方一】

【药材】黄檗、徐长卿、野菊花、地肤子各30克,明矾1克。

【功效】清热燥湿。适用于痱子及暑疖患者。

【用法】将黄檗、徐长卿、野菊花、地肤子、明矾全部药材加水煮30分钟,待水温适宜时进行全身泡浴。也可把药液存放在冰箱,待用时取出药液擦洗患处。

【方二】

【药材】苦参、黄芩、白芷、薄荷、防风各30克,红花20克。

【功效】清热燥湿、芳香化浊、活血止痒。

【用法】将苦参、黄芩、白芷、薄荷、防风、红花全部药材加水煮30分钟,待水温适宜时进行全身泡浴。也可把药液存放在冰箱,待用时取出药液擦洗患处。

【方三】

【药材】痱子草30克,苦参、黄檗、苍术各20克,薄荷6克,藿香15克。

【功效】清暑化湿,清凉解表。

【用法】将全部药材加水煮30分钟,待水温适宜时进行全身泡浴。也可把药液存放在冰箱,待用时取出药液擦洗患处。

痱子方剂药材图谱

徐长卿	野菊花	地肤子	明矾	苦参	黄芩	白芷
防风	红花	苦参	黄檗	苍术	薄荷	藿香

猩红热

【病因病机】猩红热是一种较常见的急性呼吸系统传染病。中医称为"烂喉痧"或"烂喉丹痧"。病症表现为：皮肤出现鲜红皮疹，密集处可以连成红色一片，一望猩红，在咽喉部位出现红肿溃烂。本病是由"温热疫毒"之邪，内蕴肺胃，毒郁于里，灼伤营阴所致。治疗的常用方剂有以下几种。

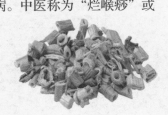

【方一】

【药材】连翘、金银花、芦根、玄参、麦冬、竹茹各 15 克，菊花、生地黄各 20 克，牛蒡子、黄芩、栀子各 10 克。

【功效】清热解毒。

【用法】将全部药材加水煮 30 分钟，待水温适宜时进行全身泡浴。也可当做气雾剂吸入使用。

【方二】

【药材】苦参 30 克，黄芩、黄檗各 20 克，大黄 15 克。

【功效】清热解毒。

【用法】将苦参、黄芩、黄檗、大黄全部药材加水煮 30 分钟，待水温适宜时进行全身泡浴。也可当作气雾剂吸入使用。

【方三】

【药材】板蓝根、芦根、金银花、连翘各 10 克，生石膏 18 克，竹叶、丹皮、牛蒡子各 3 克，赤芍 5 克，生地 12 克，玄参 6 克。

【功效】清热解毒，泻热滋阴。

【用法】将全部药材加水煮 30 分钟，待水温适宜时进行全身泡浴。也可当做气雾剂吸入使用。

猩红热方剂药材图谱

连翘　　芦根　　玄参　　麦冬　　竹茹　　菊花　　生地黄　牛蒡子　黄芩

栀子　　苦参　　大黄　　黄檗　　板蓝根　金银花　连翘　　生石膏

风疹

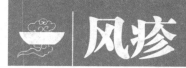

【病因病机】风疹，中医学称为"风痧""隐疹"。是由风疹病毒引起的一种常见的急性传染病，以发热，全身皮疹为特征，常伴有耳后、枕部淋巴结肿大。中医学认为，是感受风热时邪，发于肌肤表层所致。治疗的常用方剂有以下几种。

【方一】
【药材】大蒜苗 20 克，蝉蜕 3 克。
【功效】适用于风疹。
【用法】将大蒜苗、蝉蜕全部药材加水煮 30 分钟，待水温适宜时进行全身泡浴；或者用药液擦洗患处 2 ~ 3 次。

【方二】
【药材】麻黄、蝉蜕、黄檗、乌梅、板蓝根、甘草、生大黄各 9 克。
【功效】适用于风疹。
【用法】将麻黄、蝉蜕、黄檗、乌梅、板蓝根、甘草、生大黄全部药材加水煮 30 分钟，待水温适宜时进行全身泡浴；或者用药液擦洗患处 2 ~ 3 次。

【方三】
【药材】浮萍、地肤子各 30 克，紫草 20 克。
【功效】适用于风疹。
【用法】将浮萍、地肤子、紫草全部药材加水煮 30 分钟，待水温适宜时进行全身泡浴；或者用药液擦洗患处 2 ~ 3 次。

风疹方剂药材图谱

| 大蒜苗 | 蝉蜕 | 麻黄 | 黄檗 | 乌梅 |
| 浮萍 | 地肤子 | 紫草 | 板蓝根 | 甘草 |

湿疹

【病因病机】湿疹，又称"浸淫疮""旋耳疮"，是一种常见的由多种内外因素引起的表皮及真皮浅层的炎症性皮肤病。其具有对称性、渗出性、瘙痒性皮肤病、多形性和复发性等特点。中医学认为湿热累积、内外风湿、热邪侵袭肌肤而生湿疹；又或者饮食不节，过食辛辣、脾失健运而生湿疹。治疗的常用方剂有以下几种。

【方一】

【药材】生山楂、生大黄、苦参、芒硝各 60 克，蝉蜕 30 克。

【功效】适用于湿疹。

【用法】将生山楂、生大黄、苦参、芒硝、蝉蜕全部药材加水煮 20 分钟，水开以后加入芒硝再煮 10 分钟，趁热熏洗患处，待水温适宜时进行全身泡浴。

【方二】

【药材】紫苇、石菖蒲各 30 克。

【功效】适用于湿疹。

【用法】将紫草、石菖蒲全部药材加水煮 30 分钟，趁热熏洗患处，待水温适宜时进行全身泡浴。

【方三】

【药材】生大黄、川黄连、黄檗、苦参、苍耳子各 10 克。

【功效】适用于婴儿湿疹。

【用法】将生大黄、川黄连、黄檗、苦参、苍耳子全部药材加水煮 30 分钟，趁热熏洗患处，待水温适宜时进行全身泡浴。

【方四】

【药材】黄檗、苦参、苍术、滑石各 15 克，蝉蜕、防风、地肤子各 9 克。

【功效】适用于婴儿湿疹。

【用法】将黄檗、苦参、苍术、滑石、蝉蜕、防风、地肤子全部药材加水煮 30 分钟，趁热熏洗患处，待水温适宜时进行全身泡浴。

【方五】

【药材】白藓皮、儿茶、乌梅、五倍子、苦楝子各 30 克，紫草、黄檗、苦参各 9 克，枯矾 6 克。

【功效】适用于湿疹。

【用法】将白藓皮、儿茶、乌梅、五倍子、苦楝子、紫草、黄檗等全部药材加水煮 30 分钟，趁热熏洗患处，待水温适宜时进行全身泡浴。

【方六】

【药材】苦参 30 克，苍术、黄檗、白藓皮各 15 克。

【功效】适用于湿疹。

【用法】将苦参、苍术、黄檗、白藓皮全部药材加水煮 30 分钟，趁热熏洗患处，待水温适宜时进行全身泡浴。

【方七】

【药材】苦参 50 克，地肤子、蛇床子、白藓皮各 30 克，花椒、黄檗、苍术、大黄、野菊花各 15 克，生甘草 10 克。

【功效】适用于湿疹。

【用法】将全部药材加水煮 30 分钟，趁热熏洗患处，待水温适宜时进行全身泡浴。

【方八】

【药材】地骨皮、白藓皮、黄檗各 30 克，土槿皮、牡丹皮各 15 克，鲜石榴根皮 50 克。

【功效】适用于湿疹。

【用法】将全部药材加水煮 30 分钟，趁热熏洗患处，待水温适宜时进行全身泡浴。

湿疹方剂药材图谱

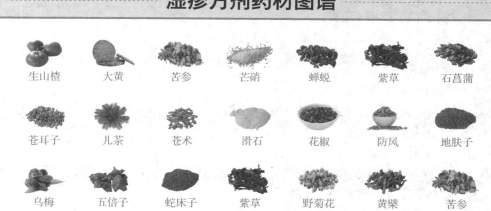

生山楂	大黄	苦参	芒硝	蝉蜕	紫草	石菖蒲
苍耳子	儿茶	苍术	滑石	花椒	防风	地肤子
乌梅	五倍子	蛇床子	紫草	野菊花	黄檗	苦参

斑秃

【病因病机】斑秃，俗称"鬼剃头"，是一种骤然发生的，局限性的，斑片状的脱发。其病变处头皮正常，无炎症及自觉症状。本病病程经过缓慢，可自行缓解和复发。遗传、过敏、自身免疫性疾病、神经精神创伤等，都会引起斑秃。治疗的常用方剂有以下几种。

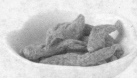

【方一】

【药材】麻子仁 100 克，梧桐叶 30 克。

【功效】清热祛风，养血生发。

【用法】将麻子仁、梧桐叶全部药材加水煮 30 分钟，趁热熏洗头部，熏洗后用毛巾蘸取药液敷在头部 30 分钟，每日 2 次。

【方二】

【药材】当归、黄精、熟地黄各 10 克。

【功效】养血祛风。

【用法】将当归、黄精、熟地黄全部药材加水煮 30 分钟，趁热熏洗头部，熏洗后用毛巾蘸取药液敷在头部 30 分钟，每日 2 次。

【方三】

【药材】祁艾、菊花、藁本、蔓荆子、防风、荆芥各 9 克，薄荷、藿香、甘松各 6 克。

【功效】适用于斑秃。

【用法】将将全部药材加水煮 30 分钟，趁热熏洗头部，熏洗后用毛巾蘸取药液敷在头部 30 分钟，每日 2 次。

【方四】

【药材】桑叶、羌活各 4.5 克，川芎、白芷、藁本各 6 克，天麻、甘菊、薄荷各 3 克。

【功效】预防脱发。

【用法】将全部药材加水煮 30 分钟，趁热熏洗头部，熏洗后用毛巾蘸取药液敷在头部 30 分钟，每日 2 次。

【方五】

【药材】甘菊花 60 克，蔓荆子、侧柏叶、川芎、桑白皮、白芷、细辛、旱莲草各 30 克。

【功效】清热祛风，养血生发。

【用法】将全部药材加水煮 30 分钟，趁热熏洗头部，熏洗后用毛巾蘸取药液敷在头部 30 分钟，每日 2 次。

【方六】

【药材】柳树枝、芝麻梗、鸡矢藤各 30 克。

【功效】祛风生发。

【用法】将柳树枝、芝麻梗、鸡矢藤全部药材加水煮 30 分钟，趁热熏洗头部，熏洗后用毛巾蘸取药液敷在头部 30 分钟，每日 2 次。

【方七】

【药材】苦参、黄芩、苍术、白芷、蛇床子、白藓皮、百部、防风、甘草各 15 克。

【功效】清热，祛风，燥湿。

【用法】将全部药材加水煮 30 分钟，趁热熏洗头部，熏洗后用毛巾蘸取药液敷在头部 30 分钟，每日 2 次。

【方八】

【药材】桑叶、麻叶各 30 克，米泔水适量。

【功效】适用于脱眉、脱发。

【用法】将桑叶、麻叶、米泔全部药材加水煮 30 分钟，趁热熏洗头部，熏洗后用毛巾蘸取药液敷在头部 30 分钟，每日 2 次。

斑秃方剂药材图谱

麻子仁	梧桐叶	当归	黄精	熟地黄	藁本	蔓荆子
防风	荆芥	薄荷	藿香	甘松	羌活	川芎
苦参	天麻	甘菊	菊花	蔓荆子	侧柏叶	桑白皮
白芷	细辛	旱莲草	桑叶	芝麻梗	黄芩	苍术

酒渣鼻

【病因病机】酒渣鼻又称玫瑰痤疮，是一种发生于面部中央，主要以鼻尖、鼻翼为主，其次为颊部、颏部和前额，以红斑、丘疹、毛细血管扩张为主要特征的慢性皮肤病。一般认为，本病与寄生于毛囊皮脂腺内的一种毛囊螨虫有关。另外，胃肠功能紊乱、内分泌障碍以及体内的慢性感染病灶都可能是酒渣鼻的致病因素。治疗的常用方剂有以下几种。

【方一】

【药材】枇杷叶、霜桑叶、金橘叶各 15 克。

【功效】清热解毒，活血消肿。

【用法】将枇杷叶、霜桑叶、金橘全部药材加水煮 30 分钟，趁热清洗鼻子，用毛巾蘸取药液敷在脸部 10 分钟，每日早晚各 1 次。

【方二】

【药材】百部 30 克，蛇床子、地榆各 10 克，75% 酒精 100 毫升。

【功效】活血通络，消肿止痛。

【用法】将百部、蛇床子、地榆全部药材密封浸泡在酒精中 5 ~ 7 天，使用时用棉签蘸药液外搽患处，每日 3 ~ 5 次。

【方三】

【药材】蒲公英、野菊花、鱼腥草、淡竹叶各 10 克。

【功效】清热解毒，活血消肿。

【用法】将蒲公英、野菊花、鱼腥草、淡竹叶全部药材加水煮 30 分钟，趁热清洗鼻子，用毛巾蘸取药液敷在脸部 10 分钟，每日早晚各 1 次。

酒渣鼻方剂药材图谱

枇杷叶

百部

地榆

野菊花

淡竹叶

蛇床子

蒲公英

鱼腥草

鱼鳞病

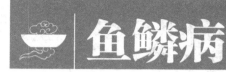

【病因病机】鱼鳞病是一种由角质细胞分化和表皮屏障功能异常的皮肤疾病，在临床上以全身皮肤鳞屑为特点。鱼鳞病根据发病原因分为获得性鱼鳞病及遗传性鱼鳞病，其中以遗传性鱼鳞病较为常见。其遗传模式多样，包括常染色体显性遗传、常染色体隐性遗传和X染色体–连锁遗传方式。治疗的常用方剂有以下几种。

【方一】

【药材】苍术 50 克，威灵仙、鸡血藤、杏仁各 30 克。

【功效】适用于鱼鳞病。

【用法】将苍术、威灵仙、鸡血藤、杏仁全部药材加水煮 30 分钟，待水温适宜时进行全身泡浴。

【方二】

【药材】蛇蜕、僵蚕各 50 克，蝉蜕、凤凰衣各 25 克。

【功效】适用于鱼鳞病。

【用法】将蛇蜕、僵蚕、蝉蜕、凤凰衣全部药材加水煮 30 分钟，待水温适宜时进行全身泡浴。

【方三】

【药材】当归、白芍、川芎、生地黄、白蒺藜、荆芥穗、防风各 30 克，何首乌、黄芪、甘草各 15 克。

【功效】适用于鱼鳞病。

【用法】将全部药材加水煮 30 分钟，待水温适宜时进行全身泡浴。

鱼鳞病方剂药材图谱

苍术	威灵仙	鸡血藤	杏仁	防风	僵蚕	当归
白芍	川芎	生地黄	白蒺藜	何首乌	黄芪	甘草

鹅掌风

【病因病机】鹅掌风，俗称"手癣"，是手掌的皮肤癣菌感染。主要症状表现为：初起手心及手指皮下有小水疱，并有瘙痒感；日久水疱隐没，叠起白皮，粗厚皲裂，形如鹅掌。双手长期浸水、摩擦受伤或接触洗涤剂、溶剂等都是手癣感染的重要原因。本病多由传染而得，往往夏轻冬重，难于治疗，为顽固性皮肤疾病。治疗的常用方剂有以下几种。

【方一】

【药材】大风子肉、鲜凤仙花、花椒各 9 克，皂角、土槿皮各 15 克，地骨皮 6 克，藿香 18 克，白矾 12 克，米醋 1000 毫升。

【功效】杀虫止痒、润燥祛风。适用于手癣、甲癣、灰指甲。

【用法】将全部药材浸泡在黑醋中，24 小时后煮沸腾，趁热熏洗患部，待水温适宜时浸泡患处 10 ～ 15 分钟，每日 1 次。

【方二】

【药材】贯众、乌梅各 60 克。

【功效】清热解毒、护肤止痒。适用于鹅掌风（手癣）。

【用法】将贯众、乌梅全部药材加水煮 30 分钟，趁热熏洗患部，待水温适宜时浸泡患处 10 ～ 15 分钟，每日 1 次。

【方三】

【药材】藿香、黄精、生大黄、皂矾各 12 克，米醋 500 毫升。

【功效】活血润肤、杀虫止痒。适用于手癣。

【用法】将藿香、黄精、生大黄、皂矾全部药材浸泡在米醋中 5 ～ 7 天，将患部放入药液内浸泡，每次浸泡 30 分钟，每日 1 ～ 2 次。

【方四】

【药材】鲜艾叶 90 克，苍耳草 60 克，白藓皮 30 克。

【功效】护肤、祛风、止痒。适用于鹅掌风。

【用法】将鲜艾叶、苍耳草、白藓皮全部药材加水煮 30 分钟，趁热熏洗患部，待水温适宜时浸泡患处 10 ～ 15 分钟，每日 1 次。

【方五】

【药材】花椒、大风子、明矾各 10 克，皂角 15 克，雄黄 5 克，土槿皮 30 克，砒石 0.5 克，凤仙花 6 克，酸醋 500 毫升。

【功效】清热解毒、祛风止痒。适用于鹅掌风、灰指甲。

【用法】将全部药材浸泡在酸黑醋中，12 个小时后煮沸腾，趁热熏洗患部，待水温适宜时浸泡患处 10 ～ 15 分钟，每日 1 次。

【方六】

【药材】荆芥、防风、红花、地骨皮各 15 克，皂角、大风子各 30 克，明矾 18 克，米醋 1500 毫升。

【功效】灭菌止痒。适用于鹅掌风、干脚癣。

【用法】将全部药材浸泡在米醋中 3 ～ 5 天，将患部放入药液内浸泡，每次浸泡 30 分钟，每日 1 ～ 2 次。

【方七】

【药材】大风子、木鳖子、防风、红花、地骨皮、五加皮、荆芥各 10 克，明矾、皂角各 3 克，米醋 2000 毫升。

【功效】消炎活血、祛风止痒。适用于手癣。

【用法】将全部药材研粗末，浸入米醋中浸泡 1 周后，过滤去渣取汁，用其浸泡患手。每日浸泡 1 ～ 2 次。

【方八】

【药材】当归、生百部、木槿皮、黄檗、白鲜皮各 15 克，川椒 10 克，黑醋 1000 毫升。

【功效】清热解毒、杀虫止痒、润肤。适用于鹅掌风（手癣）。

【用法】将全部药材浸泡在黑醋中，2 小时后煮沸腾，趁热熏洗患部，待水温适宜时浸泡患处 10 ～ 15 分钟，每日 1 次。

鹅掌风方剂药材图谱

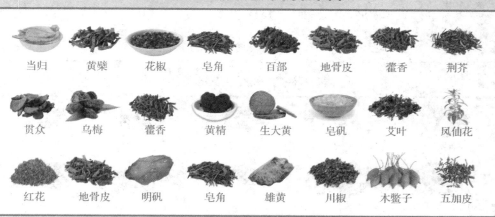

当归	黄檗	花椒	皂角	百部	地骨皮	藿香	荆芥
贯众	乌梅	藿香	黄精	生大黄	皂矾	艾叶	凤仙花
红花	地骨皮	明矾	皂角	雄黄	川椒	木鳖子	五加皮

疖肿

【病因病机】疖是人体皮肤单个毛囊或皮脂腺因细菌感染（一般是金黄色葡萄球菌）引起的急性化脓性感染，也称"疖肿"。在人体的头、面、颈、腋和臀等部位尤易发生。疖在初患时红肿热痛，成熟后其中央出现黄白色小脓头，待自行破溃，脓栓排空即愈。中医学认为，疖子是热毒侵入皮肤而发病，属于疮疡热证，所以又称"热疖"。治疗的常用方剂有以下几种。

【方一】

【药材】黄檗、地榆、青橄榄、五倍子各10克，绿茶5克。

【功效】清热、燥湿、敛疮。

【用法】将黄檗、地榆、青橄榄、五倍子、绿茶全部药材加水煮30分钟，趁热熏洗患处，待水温适宜时进行全身泡浴。

【方二】

【药材】艾叶、野菊花、蒲公英各15克，藿香、薄荷、金银花各10克。

【功效】清凉解毒。适用于疖肿。

【用法】将艾叶、野菊花、蒲公英、藿香、薄荷、金银花全部药材加水煮30分钟，趁热熏洗患处，待水温适宜时进行全身泡浴。

【方三】

【药材】大黄、黄芩、黄檗、苦参各10克。

【功效】清热解毒消肿。适用于疖肿。

【用法】将大黄、黄芩、黄檗、苦参全部药材加水煮30分钟，趁热熏洗患处，待水温适宜时进行全身泡浴。

疖肿方剂药材图谱

黄檗	青橄榄	五倍子	艾叶	野菊花
薄荷	大黄	黄芩	苦参	蒲公英

接触性皮炎

【病因病机】接触性皮炎指人体接触某种物质后，在皮肤或黏膜上因过敏或强烈刺激而发生的一种炎症。其临床特点为在接触部位发生边缘鲜明的皮肤损害，轻者为水肿性红斑，较重者有丘疹、水疱甚至大疱，更严重者则可有表皮松解甚至坏死。中医学认为，邪毒侵入肌肤，加上体内湿热郁结而引发。现代医学认为，本病主要由过敏反应与直接刺激引起。治疗的常用方剂有以下几种。

【方一】

【药材】蒲公英、野菊花各 30 克。

【功效】适用于接触性皮炎。

【用法】将蒲公英、野菊花全部药材加水煮 30 分钟，待药液稍冷时，用毛巾蘸取药液敷在患处 20 分钟，每日 1～2 次。

【方二】

【药材】桑叶 10 克，生甘草 15 克。

【功效】适用于接触性皮炎。

【用法】将桑叶、生甘草全部药材加水煮 30 分钟，待药液稍冷时，用毛巾蘸取药液敷在患处 20 分钟，每日 1～2 次。

【方三】

【药材】马齿苋 60 克，黄檗、羊蹄草、绿茶、石苇各 30 克。

【功效】适用于接触性皮炎。

【用法】将马齿苋、羊蹄草、绿茶、石苇全部药材加水煮 30 分钟，趁热熏洗患处，待药液稍冷时，用毛巾蘸取药液敷在患处 20 分钟，每日 1～2 次。

接触性皮炎方剂药材图谱

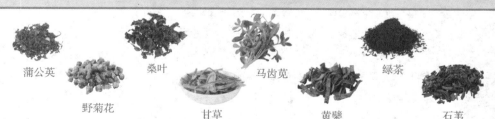

蒲公英　　桑叶　　马齿苋　　绿茶

野菊花　　甘草　　黄檗　　石苇

疣

【病因病机】疣，中医学称之为"疣目""鼠乳""千日疮"，俗称"瘊子"或"坚头肉"。疣是病毒引起的以细胞增生反应为主的一类皮肤浅表性良性赘生物。症状是皮肤上出现跟正常的皮肤颜色相同的或黄褐色的突起，表面干燥而粗糙，不疼不痒，多长在面部、头部或手背等处。常见的有寻常疣、扁平疣、传染性软疣、尖锐湿疣等。治疗的常用方剂有以下几种。

【方一】

【药材】木贼、香附各30克。

【功效】适用于各种疣。

【用法】将木贼、香附全部药材加水煮30分钟，趁热熏洗患处。每日2次，每次30分钟。

【方二】

【药材】香附、莪术各100克，木贼50克，大青叶、板蓝根各60克。

【功效】适用于扁平疣。

【用法】将香附、莪术、木贼、大青叶、板蓝根全部药材加水煮30分钟，趁热熏洗患处。每日2次，每次30分钟。

【方三】

【药材】薏苡仁15克，红花、苍术、藿香、马齿苋各9克，厚朴、白术、甘草各6克，陈皮5克。

【功效】适用于扁平疣。

【用法】将薏苡仁、红花、苍术、藿香、马齿苋、厚朴、白术、甘草、陈皮全部药材加水煮30分钟，趁热熏洗患处。每日2次，每次30分钟。

【方四】

【药材】板蓝根30克，紫草、香附各15克，桃仁9克。

【功效】凉血解毒、理气活血。适用于传染性软疣。

【用法】将板蓝根、紫草、香附、桃仁全部药材加水煮30分钟，趁热熏洗患处。每日2次，每次30分钟。

【方五】

【药材】百部 30 克，75% 的酒精 100 毫升。

【功效】适用于传染性软疣。

【用法】将百部浸泡在酒精中，一周之后取药液擦洗患处，每日 3~4 次。

【方六】

【药材】马齿苋 30 克，苍术、蜂房、苦参、雄黄各 10 克。

【功效】适用于传染性软疣。

【用法】将马齿苋、苍术、蜂房、苦参、雄黄全部药材加水煮 30 分钟，趁热熏洗患处。每日 2 次，每次 30 分钟。

【方七】

【药材】马齿苋、蒲公英各 30 克。

【功效】适用于传染性软疣。

【用法】将马齿苋、蒲公英全部药材加水煮 30 分钟，趁热熏洗患处。每日 2 次，每次 30 分钟。

【方八】

【药材】蛇床子、苦参、千里光各 30 克。

【功效】适用于扁平疣。

【用法】将蛇床子、苦参、千里光全部药材加水煮 30 分钟，趁热熏洗患处。每日 2 次，每次 30 分钟。

疣方剂药材图谱

木贼	香附	莪术	薏苡仁	大青叶	紫草
藿香	马齿苋	厚朴	白术	甘草	陈皮
百部	板蓝根	苍术	蜂房	苦参	桃仁
雄黄	蒲公英	蛇床子	红花		

雀斑

【病因病机】雀斑，是指发于颜面等处散在黑褐色斑点。多为圆形或卵圆形，如针尖或米粒大小，呈棕褐色或黑色斑点，不高出皮肤表面。中医学认为，本病的发生是火结郁于细小脉络的血分中，复受风邪侵袭，风火之邪相而引起。现代医学认为，雀斑和遗传因素及紫外线照射有关。治疗的常用方剂有以下几种。

【方一】

【药材】茵陈 20 克，生地榆、老紫草、地肤子、土茯苓各 15 克，赤芍 10 克。

【功效】清热凉血，祛斑美容。适用于斑点。

【用法】将全部药材加水煮 30 分钟，趁热熏洗斑点处，待水温适宜时进行全身泡浴。

【方二】

【药材】银耳、黄芪、白芷、茯苓、玉竹各 5 克。

【功效】祛斑、滋养肌肤。

【用法】将银耳、黄芪、白芷、茯苓、玉竹全部药材加水煮，直到银耳煮成糊状，待水温适宜时，反复清洗斑点处，并用毛巾蘸取药液进行热敷。

【方三】

【药材】熟地 15 克，山茱萸、炒丹皮、甘草各 10 克，茯苓 12 克，山药 30 克，升麻、白附子、细辛、巴戟天各 3 克。

【功效】适用于因肾阴亏损而致的斑点。

【用法】将全部药材加水煮 30 分钟，趁热熏洗斑点处，待水温适宜时进行全身泡浴。

【方四】

【药材】僵蚕、白附子、白芷、山柰、硼砂各 10 克，石膏、滑石各 16 克，白丁香 7 克，冰片 2 克。

【功效】祛斑美白。

【用法】将全部药材研末，加牛奶调和，敷在斑点处，早晚各 1 次，每次 15 分钟。

【方五】

【药材】当归、桃仁、川芎、白芷、白附子、白及粉各 30 克。

【功效】祛斑美白。

【用法】将当归、桃仁、川芎、白芷、白附子、白及粉全部药材加水煮 30 分钟，趁热熏洗斑点处，待水温适宜时进行全身泡浴。

【方六】

【药材】白蔹 20 克，辛夷 9 克，冬瓜仁 30 克，当归 15 克。

【功效】祛斑养颜。

【用法】当归、辛夷加水煮 30 分钟，白蔹、冬瓜仁研成粉末，倒入药液中调成糊状，早晚敷在斑点处，每次 20 分钟。

【方七】

【药材】白附子、白及、白蔹、白茯苓、密陀僧各 30 克。

【功效】美白祛斑。

【用法】将白附子、白及、白蔹、白茯苓、密陀僧全部药材加水煮 30 分钟，然后加入珍珠粉调和成糊状，早晚敷在面部，每次 20 分钟。

【方八】

【药材】白附子 30 克，密陀僧、牡蛎、白茯苓、川芎各 60 克。

【功效】美白祛斑。

【用法】将白附子、密陀僧、牡蛎、白茯苓、川芎全部药材研末，加牛奶调和，敷在斑点处，早晚各 1 次，每次 15 分钟。

斑方剂药材图谱

茵陈	地榆	老紫草	地肤子	银耳	黄芪	白芷
茯苓	玉竹	熟地	山茱萸	甘草	山药	升麻
细辛	巴戟天	僵蚕	白附子	赤芍	硼砂	石膏
丁香	冰片	当归	桃仁	川芎	辛夷	白蔹

热疮

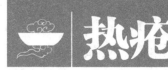

【病因病机】热疮是指发热后或高热过程中在皮肤黏膜交界处所发生的急性疱疹性皮肤病。中医学认为，本病发于上部者，多为外感风热邪毒，阻于肺胃二经，蕴蒸皮肤而生；发于下部者，多为肝胆二经湿热下注，阻于阴部而成；反复发作者，多为热邪伤津，阴虚内热而成。治疗的常用方剂有以下几种。

【方一】
【药材】辛夷花 6 克，枇杷叶、栀子、知母各 9 克，桑叶、黄芩各 12 克，金银花、白菊花、连翘各 15 克，生石膏 30 克，生甘草 5 克。
【功效】疏风清热。
【用法】将全部药材加水煮 30 分钟，把药液分成两部分，一部分用于擦洗患处，另一部分待水温适宜时进行全身泡浴，泡浴的同时可以用口鼻吸入蒸汽，效果更好。

【方二】
【药材】龙胆草、栀子、黄檗、车前子、泽泻各 12 克，柴胡、木通各 9 克，生甘草 5 克，生地黄、土茯苓、板蓝根各 30 克，生薏苡仁 15 克。
【功效】泻肝火，利湿热。
【用法】将全部药材加水煮 30 分钟，把药液分成两部分，一部分用于擦洗患处，另一部分待水温适宜时进行全身泡浴，泡浴的同时可以用口鼻吸入蒸汽，效果更好。

【方三】
【药材】虎仗、豌豆、甘草各 20 克，滑石粉适量。
【功效】适用于热疮。
【用法】将全部药材加水煮 30 分钟，待水温适宜时进行全身泡浴，泡浴之后用滑石粉涂抹全身。

热疮方剂药材图谱

板蓝根	枇杷叶	栀子	知母	桑叶	黄芩	金银花	白菊花
生石膏	生甘草	龙胆草	黄檗	车前子	泽泻	柴胡	木通

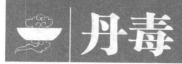

丹毒

【病因病机】丹毒，俗称"流火"，是皮肤及其网状淋巴管的急性感染性炎症。好发于下肢和面部。其临床表现为：起病急，局部出现界限清楚之片状红疹，颜色鲜红，并稍隆起于皮肤，压之褪色；皮肤表面紧张炽热，迅速向四周蔓延，有烧灼样痛。中医学认为，本病由血热火毒所致，素体血分有热，或在肌肤破损处有湿热火毒之邪乘隙侵入，郁结于肌肤而发。治疗的常用方剂有以下几种。

【方一】
【药材】鲜乌桕树叶、鲜樟叶、鲜松针各 60 克，生姜 30 克。
【功效】清热利湿。
【用法】将鲜乌桕树叶、鲜樟叶、鲜松针、生姜全部药材加水煮，40 分钟后浸泡双足。每日 1 次，每次 30 分钟。

【方二】
【药材】侧柏叶、黄檗、大黄各 30 克，薄荷、泽兰各 15 克。
【功效】活血化瘀，消肿清热。
【用法】将侧柏叶、黄檗、大黄、薄荷、泽兰全部药材加水煮，40 分钟后浸泡双足。每日 1 次，每次 30 分钟。

【方三】
【药材】升麻 60 克，漏芦、黄芩各 90 克，栀子 30 克，芒硝 50 克。
【功效】清热凉血，解毒消肿。适用于丹毒。
【用法】将升麻、漏芦、黄芩、栀子、芒硝全部药材加水煮 30 分钟，去渣后加入芒硝，趁热用毛巾蘸取药液擦洗患处，每日 2 ~ 3 次。

丹毒方剂药材图谱

黄芩

生姜

侧柏叶

黄檗

大黄

薄荷

泽兰

芒硝

发颐

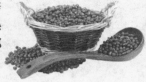

【病因病机】发颐，又名"汗毒"，指发生于颐颌部位的一种化脓性感染，类似于西医的化脓性腮腺炎。临床表现为：身热恶寒，肿如结核，微有热痛，形成脓肿。中医学认为，多由伤寒或温病治疗不彻底，以致余邪热毒壅结少阳、阳明之络，经络阻塞，气血凝滞于局部，热胜肉腐化脓而成。或因术后脾胃亏损，阴津不足，毒邪上蕴阻络。治疗的常用方剂有以下几种。

【方一】

【药材】鲜生地黄、鲜败酱草、鲜马齿苋各 15 克。

【功效】适用于发颐。

【用法】将鲜生地黄、鲜败酱草、鲜马齿苋全部药材捣碎成汁，擦洗患处，每日 2~3 次。

【方二】

【药材】胆南星、黄芩各 30 克，大黄、芒硝、吴茱萸各 50 克。

【功效】适用于发颐。

【用法】将胆南星、黄芩、大黄、芒硝、吴茱萸全部药材加水煮 30 分钟，趁热用毛巾蘸取药液擦洗患处，每日 2～3 次。

【方三】

【药材】鲜马齿苋、仙人掌各 20 克。

【功效】适用于发颐。

【用法】将鲜马齿苋、仙人掌全部药材捣碎成汁，擦洗患处，每日 2~3 次。

【方四】

【药材】新鲜白头蚯蚓 5～6 条，白糖适量，冰片少许。

【功效】适用于发颐。

【用法】先清洁蚯蚓脏泥（勿用清水清洗），然后将蚯蚓置于容器中，加入白糖适量搅拌，约半小时后成淡灰色黏液，捞出蚯蚓加入冰片少许，乙醇少许，制成地龙液，用此液浸湿纱布敷于患处，3～4 小时换药 1 次。

【方五】

【药材】仙人掌 150 克，生石膏 60 克。

【功效】适用于发颐。

【用法】将仙人掌和生石膏混合捣烂如糊状，涂在患处，每日 2 次，每次 15 分钟。

【方六】

【药材】鲜野菊花叶 50 克，赤小豆粉 30 克，鸡蛋 1 枚。

【功效】适用于发颐。

【用法】将野菊花叶捣碎成汁，加入赤小豆粉和鸡蛋清调成糊状，涂在患处，每日 2 次，每次 15 分钟。

【方七】

【药材】蒲公英、防风、金银花、鸭跖草、桂枝各 12 克，炙甘草、薄荷各 5 克。

【功效】适用于发颐。

【用法】将全部药材加水煮 30 分钟，趁热用鼻子吸入蒸汽，水温适宜时进行全身泡浴。

【方八】

【药材】鲜蒲公英、鲜芙蓉花叶各 20 克。

【功效】适用于发颐。

【用法】将全部药材捣碎成汁，擦洗患处，每日 2 ~ 3 次。

发颐方剂药材图谱

 白糖　 胆南星　 黄芩　 大黄　 芒硝　 吴茱萸

 冰片　 仙人掌　 生石膏　 赤小豆　 鸡蛋　 蒲公英

 金银花　 鸭跖草　桂枝　 炙甘草　 薄荷　 防风

黄水疮

【病因病机】黄水疮又名脓疱病，是一种最常见的化脓性球菌类感染所致的传染性皮肤病。其症状为皮肤皱褶处呈现丘疹、水疱或脓疱，易破溃形成脓痂，系接触性传染，蔓延迅速，可在儿童中流行。中医学认为，是由于气候炎热，湿热交蒸，暑湿热海客于肌肤，以至气机不畅，湿热毒邪壅遏，熏洗蒸肌肤而成。治疗的常用方剂有以下几种。

【方一】

【药材】白头翁、白藓皮各15克，黄檗、黄芩各10克。

【功效】适用于黄水疮。

【用法】将白头翁、白藓皮、黄檗、黄芩全部药材加水煮30分钟，趁热用毛巾蘸取药液擦洗患处，每日2～3次。

【方二】

【药材】金银花10克，黄芩5克。

【功效】适用于黄水疮。

【用法】将金银花、黄芩全部药材加水煮30分钟，趁热用毛巾蘸取药液擦洗患处，每日2～3次。

【方三】

【药材】蒲公英、紫花地丁各30克，黄芩、苦参（或黄檗）各15克。

【功效】适用于黄水疮。

【用法】将蒲公英、紫花地丁、黄芩、苦参全部药材加水煮30分钟，趁热用毛巾蘸取药液擦洗患处，每日2～3次。

【方四】

【药材】雄黄、防风各15克，荆芥、苦参各9克。

【功效】适用于黄水疮。

【用法】将雄黄、防风、荆芥、苦参全部药材加水煮30分钟，趁热用毛巾蘸取药液擦洗患处，每日2～3次。

【方五】

【药材】大黄、黄连、蒲公英各 5 克。

【功效】适用于黄水疮。

【用法】将大黄、黄连、蒲公英全部药材研末，放入密闭容器内，加凉水 100 毫升浸泡 2 ~ 3 天，取药液擦洗患处。

【方六】

【药材】黄檗 30 克，枯矾 15 克，冰片 3 克。

【功效】适用于黄水疮。

【用法】将黄檗、枯矾、冰片全部药材研末，放入容器内加香油调成糊状，敷在患处，每日 3 次。

【方七】

【药材】漏芦、生甘草、槐白皮、五加皮、白蔹各 45 克，白蒺藜 120 克。

【功效】适用于黄水疮。

【用法】将漏芦、生甘草、槐白皮、五加皮、白蔹、白蒺藜全部药材研末，放入容器内加水调成糊状，敷在患处，每日 3 次。

【方八】

【药材】生石灰 160 克、硫黄 250 克。

【功效】适用于黄水疮。

【用法】将生石灰、硫黄全部药材研末，加水文火煮 2 小时，静置 30 分钟以后，擦洗患处，每日 3 次。

黄水疮方剂药材图谱

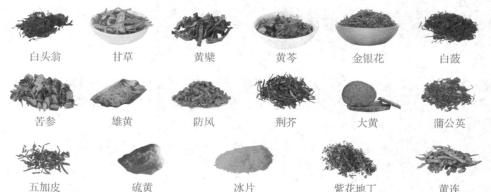

白头翁	甘草	黄檗	黄芩	金银花	白蔹
苦参	雄黄	防风	荆芥	大黄	蒲公英
五加皮	硫黄	冰片	紫花地丁	黄连

皮肤瘙痒

【病因病机】皮肤瘙痒症是一种无明显原发皮肤损害而以瘙痒为主要症状的皮肤感觉异常的皮肤病，亦称"痒风"。其临床特点是皮肤阵发性瘙痒，瘙痒剧烈，搔抓后常出现抓痕、血痂、色素沉着、皮肤肥厚、苔藓样变等继发性损害。中医学认为，是由于血热内蕴，外邪侵袭或过食辛辣、油腻，损伤脾胃生湿化热，内不得疏泄，外不得透达，郁于皮肤腠理，化热生风，最终发为风瘙痒。治疗的常用方剂有以下几种。

【方一】

【药材】地肤子、蛇床子各 30 克，荆芥、防风各 20 克，苦参 60 克。

【功效】适用于皮肤瘙痒症。

【用法】将地肤子、蛇床子、荆芥、防风、苦参全部药材加水煮 30 分钟，趁热用毛巾蘸取药液擦洗患处，每日 2 ~ 3 次。

【方二】

【药材】苍耳子、艾叶各 20 克，苦参、地肤子、白藓皮各 15 克，露蜂房、土槿皮、苏叶、川椒各 10 克。

【功效】适用于风瘙痒。

【用法】将苍耳子、艾叶、苦参、地肤子、白藓皮、露蜂房、土槿皮、苏叶、川椒全部药材加水煮 30 分钟，趁热用毛巾蘸取药液擦洗患处，每日 2 ~ 3 次。

【方三】

【药材】防风、生地黄各 30 克，川羌活 25 克，荆芥 20 克，地肤子 40 克，蛇床子 60 克，川乌、草乌各 10 克，浮萍 100 克。

【功效】适用于风瘙痒。

【用法】将全部药材加水煮 30 分钟，趁热用毛巾蘸取药液擦洗患处，每日 2 ~ 3 次。

【方四】

【药材】制首乌、生龙骨、生牡蛎各 20 克，龙眼肉、茯神、炒酸枣仁、当归、秦艽各 10 克，蝉蜕、胡麻仁各 8 克，大枣 4 枚，炙甘草 5 克。

【功效】适用于风瘙痒。

【用法】将全部药材加水煮 30 分钟，趁热用毛巾蘸取药液擦洗患处，每日 2 ~ 3 次。

【方五】

【药材】川芎15克，桂枝、白芍、大枣、生姜、蝉蜕、炙甘草各10克，肉桂6克，蜈蚣1条。

【功效】扶正祛邪，调和气血。适用于皮肤瘙痒症。

【用法】将全部药材加水煮30分钟，趁热用毛巾蘸取药液擦洗患处，每日2～3次。

【方六】

【药材】槐花、茜草、丹皮、紫草各20克，银花、重楼、白藓皮各15克，甘草10克。

【功效】清热解毒，凉血活血，祛瘀透疹。适用于皮肤瘙痒症。

【用法】将全部药材加水煮30分钟，趁热用毛巾蘸取药液擦洗患处，每日2～3次。

【方七】

【药材】熟地黄、露蜂房、丹参、地肤子、苦参各100克，蝉蜕、乌梢蛇各50克。

【功效】适用于风瘙痒。

【用法】将全部药材加水煮30分钟，趁热用毛巾蘸取药液擦洗患处，每日2～3次。

【方八】

【药材】木香10克，炒枣仁20克，陈皮、大腹皮、地肤子、带皮苓、苦参、白藓皮、防风、荆芥各9克，浮萍6克。

【功效】适用于风瘙痒。

【用法】将全部药材加水煮30分钟，趁热用毛巾蘸取药液擦洗患处，每日2～3次。

风瘙痒方剂药材图谱

地肤子	当归	荆芥	苦参	苍耳子	艾叶
露蜂房	川椒	秦艽	防风	生地黄	川羌活
川乌	草乌	浮萍	制首乌	生龙骨	生牡蛎
茯神	蝉蜕	蛇床子	胡麻仁	大枣	炙甘草

脂溢性皮炎

【病因病机】脂溢性皮炎是在皮脂溢出较多部位发生的慢性炎症性皮肤病。病因不甚清楚。目前一些学者认为，本病是在皮脂溢出基础上，皮肤表面正常菌群失调，糠秕马拉色菌感染所致。典型皮损为黄红色斑、斑片或斑丘疹，表面覆油腻性鳞屑，严重时可有渗液；或干性红斑上有灰白色糠秕样鳞屑。治疗的常用方剂有以下几种。

【方一】

【药材】黄檗 100 克。
【功效】适用于溢脂性皮炎。
【用法】将黄檗加水煮 30 分钟，待药液放冷后敷患处。

【方二】

【药材】龙胆草 100 克。
【功效】适用于溢脂性皮炎。
【用法】将龙胆草加水煮 30 分钟，待药液放冷后敷患处。

【方三】

【药材】升麻、苦参各 50 克。
【功效】适用于溢脂性皮炎。
【用法】将升麻、苦参加水煮 30 分钟，待药液放冷后敷患处。

【方四】

【药材】松针 30 克。
【功效】适用于溢脂性皮炎。
【用法】将松针加水煮 30 分钟，取药液洗头部。

脂溢性皮炎方剂药材图谱

黄檗	龙胆草	升麻	苦参	松针

面部春季皮炎

【病因病机】春季是面部皮炎好发之时，患者以女性多见，主要表现为颜面部片状淡红斑，表面覆糠秕状脱屑，大多有瘙痒、烧灼和紧绷感，热浴、热饮、日晒或搽化妆品后症状加重。发病原因为：外部接触因素造成，花粉是重要过敏原。与春天的气候有关，低温、干燥加上有风使皮肤水分大量丧失引发。治疗的常用方剂有以下几种。

【方一】

【药材】千里光 150 克。

【功效】适用于面部春季皮炎。

【用法】将千里光全部药材加水煮 30 分钟，待药液温度适宜后敷患处。

【方二】

【药材】川椒 40 克。

【功效】适用于面部春季皮炎。

【用法】将川椒全部药材加水煮 30 分钟，煮沸取滤液稍凉后蘸洗，浸患处。

【方三】

【药材】桑叶、菊花各 25 克。

【功效】适用于面部春季皮炎。

【用法】将桑叶、菊花全部药材加水煮 30 分钟，待药液温度适宜后敷患处。

面部春季皮炎方剂药材图谱

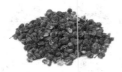

川椒

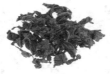

桑叶

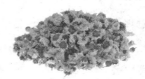

菊花

黑变病

【病因病机】黑变病即"职业黑变病"，本病又称"焦油黑变病""苔藓样中毒性黑皮炎"。现以职业性黑变病这一名称更为恰当。黑变病为好发于颜面部淡褐、深褐、灰黑色色素沉着斑。本病病因至今尚未搞清楚，很多病例有与煤焦油或沥青等接触史，故可以为中毒性黑变病。治疗的常用方剂有以下几种。

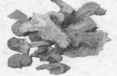

【方一】

【药材】白术、炙甘草、龙眼肉各10克，黄芪、当归、丹参、鸡血藤各15克，党参12克，木香6克。

【功效】适用于黑变病。

【用法】将白术、炙甘草、龙眼肉、黄芪、当归、丹参、鸡血藤全部药材加水煮30分钟，待水温适宜时进行全身泡浴。

【方二】

【药材】茯苓、白芷各15克。

【功效】适用于黑变病。

【用法】将茯苓、白芷全部药材加水煮30分钟，待水温适宜时进行全身泡浴。

【方三】

【药材】紫草、白芷、赤芍、苏木、木通各20克。

【功效】适用于黑变病。

【用法】将紫草、白芷、赤芍、苏木、木通全部药材加水煮30分钟，待水温适宜时进行全身泡浴。

黑变病方剂药材图谱

白术	炙甘草	龙眼肉	黄芪	当归	丹参	鸡血藤

	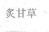			
茯苓	白芷	紫草	木香	赤芍	苏木	木通

神经性皮炎

【病因病机】神经性皮炎又称"慢性单纯性苔藓"，是一种以皮肤苔藓样变及剧烈瘙痒为特征的慢性炎症性疾病。皮疹好发于颈部、四肢伸侧及腰骶部、腘窝、外阴。一般认为本病的发生可能系大脑皮质抑制和兴奋功能紊乱所致，精神紧张、焦虑、抑郁，局部刺激（如摩擦、日晒、多汗）以及消化不良、饮酒、进食辛辣等均可诱发或加重本病。治疗的常用方剂有以下几种。

【方一】

【药材】苍术、黄檗、白藓皮、骨碎补各 30 克，防风 10 克。

【功效】清热燥湿，祛风解毒。适用于神经性皮炎。

【用法】将苍术、黄檗、白藓皮、骨碎补、防风全部药材加水煮 30 分钟，趁热洗浴患处。

【方二】

【药材】透骨草、艾叶各 6 克，防风、羌活、独活各 4 克，苍耳子、紫花地丁、马齿苋各 3 克。

【功效】适用于神经性皮炎。

【用法】将透骨草、艾叶各 6 克，防风、羌活、独活、苍耳子、紫花地丁、马齿苋全部药材加水煮 30 分钟，趁热洗浴患处。

【方三】

【药材】苦参 30 克，地肤子 20 克，薄荷 35 克，白藓皮 40 克，炉甘石 25 克，土荆皮 10 克。

【功效】适用于神经性皮炎。

【用法】将苦参、地肤子、薄荷、白藓皮、炉甘石、土荆皮全部药材加水煮 30 分钟，趁热洗浴患处。

【方四】

【药材】白藓皮、苦参、蛇床子、地肤子各 30 克。

【功效】适用于神经性皮炎。

【用法】将白藓皮、苦参、蛇床子、地肤子全部药材加水煮 30 分钟，趁热洗浴患处。

【方五】

【药材】荆芥、防风、艾叶、蛇床子各 6 克，苦参 12 克，川椒 15 克。

【功效】适用于神经性皮炎。

【用法】将荆芥、防风、艾叶、蛇床子、苦参、川椒全部药材加水煮 30 分钟，趁热洗浴患处。

【方六】

【药材】五倍子、枯矾、炉甘石各 6 克。

【功效】适用于神经性皮炎。

【用法】将五倍子、枯矾、炉甘石全部药材加水煮 30 分钟，趁热洗浴患处。

【方七】

【药材】何首乌 18 克，当归、荆芥各 5 克，胡麻、苦参、生地各 15 克，白芍 12 克。

【功效】适用于神经性皮炎。

【用法】将何首乌、当归、荆芥、胡麻、苦参、生地、白芍全部药材加水煮 30 分钟，趁热洗浴患处。

【方八】

【药材】苦参、首乌、当归、白芍各 15 克，生地 20 克，玉竹、小胡麻、秦艽各 9 克，炙甘草 3 克。

【功效】适用于神经性皮炎。

【用法】将苦参、首乌、当归、白芍全部药材加水煮 30 分钟，趁热洗浴患处。

神经性皮炎方剂药材图谱

苍术	黄檗	骨碎补	防风	地肤子	艾叶	羌活
独活	苍耳子	紫花地丁	马齿苋	苦参	薄荷	炉甘石
蛇床子	荆芥	甘草	透骨草	川椒	玉竹	五倍子
何首乌	当归	胡麻	生地	白芍	胡麻	秦艽

手足皲裂

【病因病机】手足皲裂是发生在手足的深浅不一的裂纹。既是一些皮肤病的伴随症状，也可作为一种独立的皮肤病。体力劳动者和寒冷干燥季节多见，皲裂好发于足跟、足跖外侧缘、手掌、手指屈侧等处。损伤深浅不一，可以仅有皮肤干燥、浅表细小裂纹、龟裂，只累及表皮，此时无出血、疼痛等症状。治疗的常用方剂有以下几种。

【方一】

【药材】白及、明矾各 30 克，马勃 25 克。

【功效】适用于手足皲裂。

【用法】将白及、明矾、马勃全部药材加水煮 30 分钟，浸泡洗双手双足。

【方二】

【药材】白藓皮、地骨皮各 30 克，王不留行、白矾各 15 克。

【功效】适用于手足皲裂。

【用法】将白藓皮、地骨皮、王不留行、白矾全部药材加水煮 30 分钟，浸泡洗双手双足。

【方三】

【药材】当归尾、白及各 30 克，生地黄 40 克，何首乌 50 克。

【功效】适用于手足皲裂。

【用法】将当归尾、白及、生地黄、何首乌全部药材加水煮 30 分钟，浸泡洗双手双足。

【方四】

【药材】苍术、白及、地骨皮各 30 克，红花 10 克。

【功效】适用于手足皲裂。

【用法】将苍术、白及、地骨皮、红花全部药材加水煮 30 分钟，浸泡洗双手双足。

<table>
<tr><td>【方五】</td><td>【药材】绿豆 100 克，滑石 10 克，白芷、白附子各 15 克。
【功效】适用于手足皲裂。
【用法】将红花、滑石、白芷、白附子全部药材加水煮 30 分钟，浸泡洗双手双足。</td></tr>
<tr><td>【方六】</td><td>【药材】地骨皮、玄参各 20 克，麦冬 30 克，生地、赤芍各 15 克，红花 10 克。
【功效】适用于手足皲裂。
【用法】将地骨皮、玄参、麦冬、生地、赤芍、红花全部药材加水煮 30 分钟，浸泡洗双手双足。</td></tr>
<tr><td>【方七】</td><td>【药材】地骨皮、紫草各 50 克，白矾各 10 克。
【功效】适用于手足皲裂。
【用法】将地骨皮、紫草、白矾全部药材加水煮 30 分钟，浸泡洗双手双足。</td></tr>
<tr><td>【方八】</td><td>【药材】地骨皮 50 克，白藓皮 40 克，王不留行 20 克，明矾 10 克。
【功效】适用于手足皲裂。
【用法】将地骨皮炒、白藓皮、王不留行、明矾全部药材加水煮 30 分钟，浸泡洗双手双足。</td></tr>
</table>

手足皲裂方剂药材图谱

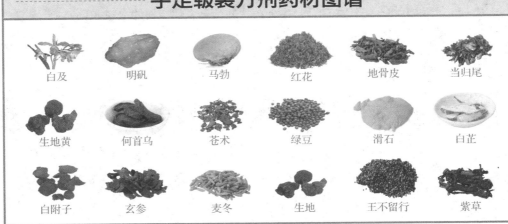

白及　　明矾　　马勃　　红花　　地骨皮　　当归尾

生地黄　　何首乌　　苍术　　绿豆　　滑石　　白芷

白附子　　玄参　　麦冬　　生地　　王不留行　　紫草

掌跖脓疱病

【病因病机】掌跖脓疱病是一种病因不明，仅发于掌跖的慢性复发性疾病。以在红斑的基础上周期性发生簇集性无菌性小脓疱，伴角化、脱屑为临床特征。中医学认为，本病主要由于脾虚生湿，湿热内蕴，或外感湿热邪毒，以致邪毒循经外越蕴于掌跖而发。另有部分金属过敏体质者，亦可发生此病。治疗的常用方剂有以下几种。

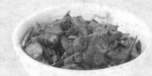

【方一】

【药材】苦参、黄檗、公英、白藓皮、透骨草、地骨皮各 30 克，儿茶 20 克，乌梅 15 克，雄黄 10 克。

【功效】适用于掌跖脓疱病。

【用法】将全部药材加水煮 30 分钟，水温适宜时进行足浴，每日 25 分钟以上。

【方二】

【药材】栀子、黄芩、蒲公英、金银花、丹皮、苦参各 10 克，野菊花、白茅根各 30 克，生地、板蓝根、生薏仁各 15 克。

【功效】适用于掌跖脓疱病。

【用法】将全部药材加水煮 30 分钟，水温适宜时浸泡患处，每日 25 分钟以上。

【方三】

【药材】花椒 3 克。

【功效】适用于掌跖脓疱病。

【用法】将全部药材加水煮 30 分钟，水温适宜时浸泡患处，每日 25 分钟以上。

掌跖脓疱病方剂药材图谱

黄檗	蒲公英	透骨草	地骨皮	儿茶	乌梅	雄黄
栀子	黄芩	金银花	苦参	野菊花	白茅根	生地

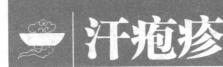

汗疱疹

【病因病机】汗疱疹是皮肤湿疹的一种，是发生在掌跖的水疱性皮肤病。因为它发生的部位在手脚这种汗腺特别发达的地方，又以水疱为主要表现，所以在以前一度以为它和汗腺流汗有关，而将它命名为汗疱疹。汗疱疹可能与精神紧张、过度疲劳、情绪压抑、真菌感染、接触刺激物等有关。其临床表现为深在性小水疱，粟粒至米粒大小，略高出皮肤表面，常无红晕。治疗的常用方剂有以下几种。

【方一】
【药材】连翘、桔梗、黄芩、白藓皮各 20 克。
【功效】适用于汗疱疹。
【用法】将连翘、桔梗、黄芩、白藓皮全部药材加水煮 30 分钟，浸洗患处。

【方二】
【药材】艾叶 60 克，苦参、明矾各 30 克。
【功效】适用于汗疱疹。
【用法】将艾叶、苦参、明矾全部药材加水煮 30 分钟，浸洗患处。

【方三】
【药材】王不留行 60 克，明矾、石榴皮各 30 克。
【功效】适用于汗疱疹。
【用法】将王不留行、明矾、石榴皮全部药材加水煮 30 分钟，浸洗患处。

汗疱疹方剂药材图谱

连翘　　黄芩　　苦参　　王不留行

桔梗　　艾叶　　明矾　　石榴皮

硬皮病

【病因病机】系统性硬化症是一种以局限性或弥漫性皮肤增厚和纤维化为特征的全身性自身免疫病。皮肤及身体器官因大量胶原蛋白沉积而变硬。其病变特点为皮肤纤维增生及血管洋葱皮样改变，最终导致皮肤硬化、血管缺血。最多见的初期表现是雷诺现象和肢端、面部肿胀，并有手指皮肤逐渐增厚。目前，系统性硬化症的确切病因尚不清楚，但是研究表明其发病可能与遗传及环境因素有关。治疗的常用方剂有以下几种。

【方一】

【药材】伸筋草、艾叶、桑枝各 30 克，透骨草、刘寄奴、官桂、穿山甲各 15 克，草红花、苏木各 9 克。

【功效】适用于硬皮病。

【用法】将伸筋草、艾叶、桑枝、透骨草、刘寄奴、官桂、穿山甲、草红花、苏木全部药材加水煮 30 分钟，趁热熏洗患处。

【方二】

【药材】制草乌、川椒、艾叶、桂枝各 15 克。

【功效】适用于硬皮病。

【用法】将制草乌、川椒、艾叶、桂枝全部药材加水煮 30 分钟，趁热熏洗患处。

【方三】

【药材】透骨草 12 克，石菖蒲、川乌、草乌各 9 克，祁艾花、伸筋草、生甘草各 15 克。

【功效】适用于硬皮病。

【用法】将透骨草、石菖蒲、川乌、草乌、祁艾花、伸筋草、生甘草全部药材加水煮 30 分钟，趁热熏洗患处。

硬皮病方剂药材图谱

伸筋草

艾叶

桑枝

透骨草

刘寄奴

川椒

苏木

石菖蒲

川乌

草乌

鸡眼、胼胝

【病因病机】鸡眼和胼胝是皮肤由于长期受挤压或受摩擦而发生的角质性增生。鸡眼为圆锥形角质增生，胼胝则为斑块状角质增生。本病主要发生于手、足、指、趾受摩擦或挤压部位。鸡眼临床表现为豌豆大小、微黄的圆锥状角质增厚，基底向外，表面光滑，有皮纹，尖端深入皮内等。胼胝多表现为淡黄色、扁平或稍隆起的角质增生性斑片或斑块，边缘不清楚，表面光滑，皮纹清晰。治疗的常用方剂有以下几种。

【方一】

【药材】红花 3 克，地骨皮 6 克。

【功效】适用于鸡眼、胼胝。

【用法】将红花、地骨皮研末，加香油调成糊状，先将硬皮剥掉，再将药敷在患处，每 2 日换 1 次药。

【方二】

【药材】沙参、丹参各 50 克

【功效】适用于鸡眼。

【用法】将沙参、丹参加水煮 30 分钟，浸洗患处。

【方三】

【药材】威灵仙、地肤子各 30 克，陈皮 12 克，红花 10 克。

【功效】适用于鸡眼。

【用法】将威灵仙、地肤子、陈皮、红花加水煮 30 分钟，浸洗患处。

鸡眼、胼胝方剂药材图谱

红花　　地骨皮　　沙参　　丹参　　威灵仙　　地肤子　　陈皮

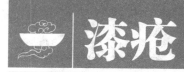

漆疮

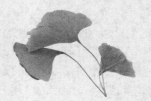

【病因病机】漆疮是因接触漆树、漆液、漆器，或仅嗅及漆气而引起的常见皮肤病。多发生在头面、手臂等暴露部位，皮肤肿胀明显，潮红瘙痒，刺痛，或有水疱、糜烂，有自愈倾向。严重者，伴有怕冷，发热，头痛等全身症状。治疗原则以清热解毒利湿为主。治疗的常用方剂有以下几种。

【方一】

【药材】柳叶 150 克。

【功效】适用于漆疮。

【用法】将全部药材加水煮 30 分钟，浸洗患处。

【方二】

【药材】银杏叶、忍冬藤各 15 克。

【功效】适用于漆疮。

【用法】将银杏叶、忍冬藤全部药材一起加水煮 30 分钟，浸洗患处。

【方三】

【药材】芒硝 100 克。

【功效】适用于漆疮。

【用法】将全部药材加水煮 30 分钟，药棉蘸取药液涂搽患部。

漆疮方剂药材图谱

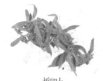
柳叶

银杏叶

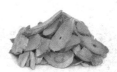
忍冬藤

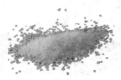
芒硝

虫咬性皮炎

【病因病机】虫咬性皮炎又可称"丘疹性荨麻疹"，主要与节肢动物的叮咬有关，常见的有蚊、飞蠓、臭虫、蚤、虱、螨，以春、夏、秋季多见。由于昆虫种类的不同和机体反应性的差异，可引起叮咬处不同的皮肤反应。一般为红色水肿性丘疹中央可有小水疱，黄豆大小，好发于暴露部位和腰周。治疗的常用方剂有以下几种。

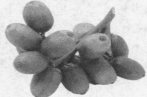

【方一】
【药材】金银花、蒲公英各 30 克，甘草 15 克。
【功效】适用于虫咬皮炎。
【用法】将金银花、蒲公英、甘草全部药材一起加水煮 30 分钟，浸洗患处。

【方二】
【药材】百部根 100 克，槟榔 10 克。
【功效】适用于头虱。
【用法】将百部根、槟榔全部药材一起加水煮 30 分钟，加适量的酒洗头。

【方三】
【药材】苦楝树皮 100 克。
【功效】适用于头虱。
【用法】将全部药材加水煮 30 分钟，加适量的酒洗头。

虫咬皮炎方剂药材图谱

金银花

蒲公英

甘草

百部根

槟榔

稻田皮炎

【病因病机】稻田皮炎是指农民在稻田工作时，由于禽类血吸虫尾蚴或其他理化因素所致引起的皮肤病的总称。禽畜类血吸虫尾蚴皮炎又称"鸭怪"。是由鸭、牛、羊等家禽、家畜类血吸虫尾蚴钻入皮肤内所引起的局部炎症反应，皮肤上出现红斑、丘疹，自觉剧痒。稻田皮炎以皮肤瘙痒、发热、继发丘疹、水疱，甚则糜烂、渗液等为主症。治疗的常用方剂有以下几种。

【方一】

【药材】明矾、茶叶各 100 克。

【功效】适用于稻田皮炎。

【用法】将明矾、茶叶全部药材一起加水煮 30 分钟，浸洗患处。

【方二】

【药材】荷叶 90 克，明矾 60 克。

【功效】适用于稻田皮炎。

【用法】将荷叶、明矾全部药材一起加水煮 30 分钟，浸洗患处。

【方三】

【药材】黄檗、苦参、地肤子、明矾各 9 克，艾叶 3 克。

【功效】适用于稻田皮炎。

【用法】将黄檗、苦参、地肤子、明矾、艾叶全部药材加水煮 30 分钟，浸洗患处。

稻田皮炎方剂药材图谱

明矾

茶叶

荷叶

苦参

地肤子

妇科、男科、儿科疾病药浴法

妇科是以诊疗女性妇科病为主的专业科室，分为西医妇科与中医妇科。妇科疾病指女性生殖系统的疾病，包括外阴疾病、阴道疾病、子宫疾病、输卵管疾病、卵巢疾病等。

男科是针对现代男性生活压力大，生殖泌尿系统疾病就诊数量猛增，而出现的专门服务男性的特殊科室。是综合性医院的泌尿外科和皮肤（性病）科，专门为男性服务的科室。

儿科是全面研究小儿时期身心发育、保健以及疾病防治的一门临床科学。服务的对象是儿童和青少年。包括儿童保健、新生儿、血液、心血管、呼吸、消化、肾脏、神经和传染病防治等。

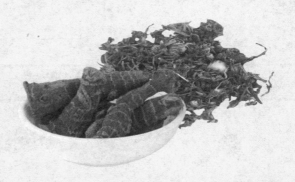

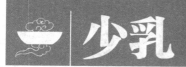

少乳

【病因病机】产后乳汁甚少，或逐渐减少，或全无，不能满足宝宝的需求，称为产后缺乳。产后缺乳多发生在产后数天至半个月内，也可发生在整个哺乳期。产后缺乳的病因及发病机制较为复杂。乳母的精神、情绪、营养状况、休息和劳动及乳腺的发育、胎盘功能和全身情况有密切关系。虚者宜补之、实者宜疏而通之。治疗的常用方剂有以下几种。

【方一】

【药材】人参、生黄芪各 30 克，当归 60 克，麦冬 15 克，木通、桔梗各 9 克。

【功效】适用于产后乳汁少。

【用法】将人参、生黄芪、当归、麦冬、木通、桔梗一起加水煮 30 分钟，趁热熏洗乳房。

【方二】

【药材】大枣 20 克，党参 10 克，覆盆子 9 克。

【功效】适用于产后乳汁少。

【用法】将党参、覆盆子、大枣这些药材一起加水煮 30 分钟，趁热熏洗乳房。

【方三】

【药材】王不留行、漏芦、僵蚕、穿山甲各 10 克，母丁香 6 克，天花粉 15 克，猪蹄一对。

【功效】适用于产后乳汁少。

【用法】将王不留行、漏芦、僵蚕、穿山甲、母丁香、天花粉、猪蹄等全部药材加水煮 30 分钟，趁热熏洗乳房。

少乳方剂药材图谱

人参　　　生黄芪　　　当归　　　麦冬　　　木通　　　桔梗　　　党参

王不留行　　大枣　　　僵蚕　　　穿山甲　　　母丁香　　　天花粉　　　覆盆子

痛经

【病因病机】痛经是指妇女在经期及其前后，出现小腹或腰部疼痛，甚至痛及腰骶。每随月经周期而发，严重者可伴恶心呕吐、冷汗淋漓、手足厥冷，甚至昏厥，给工作及生活带来不良影响。痛经一般分为原发性痛经与继发性痛经二类。中医学认为，痛经是经血不畅、气滞血瘀所致，"不通则痛"是中医最根本的观点。治疗的常用方剂有以下几种。

【方一】

【药材】蒲黄、五灵脂、香附、延胡索、当归各 20 克，赤芍 15 克，桃仁、没药各 10 克。

【功效】适用于痛经。

【用法】将蒲黄、五灵脂、香附、延胡索、当归、赤芍、桃仁、没药等全部药材加水煮，40 分钟后温泡双足。每日 1 次，每次 30 分钟。

【方二】

【药材】益母草 30 克，没药 28 克，乳香 25 克，夏枯草 20 克，香附 18 克。

【功效】活血化瘀止痛。

【用法】将益母草、香附、乳香、没药、夏枯草等全部药材一起加水煮，煮约 40 分钟后再温泡双足。每日 1 次，每次 30 分钟。

【方三】

【药材】白芍、当归各 20 克，川芎、熟地、白术各 18 克，杜仲 15 克，黄芪 10 克，饴糖适量。

【功效】温经散寒止痛。

【用法】将白芍、当归、川芎、熟地、白术、杜仲、黄芪、饴糖等全部药材一起加水煮，40 分钟后温泡双足。每日 1 次，每次 30 分钟。

【方四】

【药材】肉桂、丁香、乌药、当归各 18 克，川芎 15 克，干姜、小茴香各 10 克，吴茱萸 6 克。

【功效】活血化瘀止痛。

【用法】将肉桂、丁香、乌药、当归、川芎、干姜、小茴香、吴茱萸等全部药材加水煮，40 分钟后再温泡双足。每日 1 次，每次 30 分钟。

【方五】

【药材】青皮、乌药、益母草各 30 克，川芎、红花各 10 克。

【功效】温经散寒止痛。

【用法】将青皮、乌药、益母草、川芎、红花等全部药材一起加水煮，40 分钟后温泡双足。每日 1 次，每次 30 分钟。

【方六】

【药材】艾叶 30 克、生姜 100 克、白酒 100 毫升。

【功效】活血化瘀止痛。

【用法】将艾叶、生姜、白酒全部药材加水煮，40 分钟后温泡双足。每日 1 次，每次 30 分钟。

【方七】

【药材】党参、山药、当归、山萸肉、杜仲各 10 克。

【功效】温经散寒止痛。

【用法】将党参、山药、当归、山萸肉、杜仲全部药材加水煮，40 分钟后温泡双足。每日 1 次，每次 30 分钟。

【方八】

【药材】蒲黄、五灵脂、益母草、茜草、三七各 10 克。

【功效】活血化瘀止痛。

【用法】将蒲黄、五灵脂、益母草、茜草、三七全部药材加水煮，40 分钟后温泡双足。每日 1 次，每次 30 分钟。

痛经方剂药材图谱

蒲黄	生姜	香附	延胡索	当归	赤芍
没药	夏枯草	白芍	川芎	熟地	白术
丁香	乌药	干姜	小茴	吴茱萸	青皮
茜草	三七	山药	饴糖	艾叶	杜仲

闭经

【病因病机】中医学将闭经称为经闭，多由先天不足，体弱多病，或多产房劳，肾气不足，精亏血少；大病、久病、产后失血，或脾虚生化不足，冲任血少；情态失调，精神过度紧张，或受刺激，气血瘀滞不行；肥胖之人，多痰多湿，痰湿阻滞冲任等引起。治疗的常用方剂有以下几种。

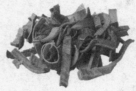

【方一】

【药材】益母草125克。

【功效】活血调经、祛瘀生新。适用于闭经。

【用法】将全部药材加水煮30分钟，趁热熏洗腹部，再取蚕砂适量炒热，布包熨小腹。

【方二】

【药材】吴茱萸（汤泡）、杜仲（炒）、蛇床子、五味子、丁皮（海桐皮）各50克，木香、丁香各25克。

【功效】适用于下焦虚冷、脐腹疼痛、带下五色、月水崩漏、淋漓不断。

【用法】将全部药材加水煮30分钟，趁热熏洗腹部，待水温适宜时进行全身泡浴。

闭经方剂药材图谱

杜仲

木香

吴茱萸

益母草

丁香

五味子

海桐皮

盆腔炎

【病因病机】盆腔炎是指女性盆腔、生殖器官（包括子宫、输卵管、卵巢）、盆腔腹膜和子宫周围的结缔组织发生炎症，统称之为盆腔炎。主要病症为：月经失调，下腹坠痛，不孕等。产后或流产后感染，经期卫生不良，性生活紊乱等，都可引起盆腔炎。治疗的常用方剂有以下几种。

【方一】

【药材】生地、熟地、苦参、知母各 15 克，萸肉、茯苓、泽泻、赤芍各 10 克，甘草 5 克。
【功效】滋阴补肾，清利湿热。
【用法】将全部药材加水煮 30 分钟，趁热熏洗阴部，待水温适宜时进行全身泡浴。

【方二】

【药材】金银花、连翘、红藤、败酱草、赤芍、丹皮各 15 克，薏苡仁 12 克，延胡索 10 克，生甘草 6 克。
【功效】清热利湿，化瘀止痛。
【用法】将全部药材加水煮 30 分钟，趁热熏洗阴部，待水温适宜时进行全身泡浴。

【方三】

【药材】水牛角粉（冲服）、生地、麦冬、玄参、金银花、连翘、丹参各 15 克，黄连 10 克，竹叶心 6 克。
【功效】清营凉血，透热解毒。
【用法】将全部药材加水煮 30 分钟，趁热熏洗阴部，待水温适宜时进行全身泡浴。

盆腔炎方剂药材图谱

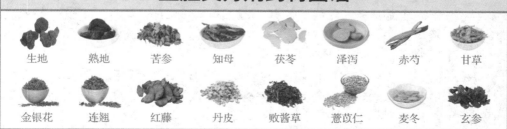

| 生地 | 熟地 | 苦参 | 知母 | 茯苓 | 泽泻 | 赤芍 | 甘草 |
| 金银花 | 连翘 | 红藤 | 丹皮 | 败酱草 | 薏苡仁 | 麦冬 | 玄参 |

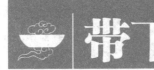

带下

【病因病机】白带病为中医学病名，亦称为带下，是妇女常见病、多发病。白带病是指带下量明显增多，色、质、气味异常，或伴有全身或局部症状。临床表现为白带增多，绵绵不断，腰痛，神疲等，或见赤白相兼，或五色杂下，或脓浊样，有臭气。造成白带病的原因很多，如滴虫性阴道炎、老年性阴道炎、子宫颈糜烂、子宫内膜炎、宫颈癌等。治疗的常用方剂有以下几种。

【方一】

【药材】蛇床子、防风、透骨草、苦参、川椒、白蒺藜、黄檗、双花、连翘、槐花各 10 克。

【功效】适用于带下。

【用法】将蛇床子、防风、透骨草、苦参、川椒、白蒺藜、黄檗、双花、连翘、槐花全部药材加水煮 30 分钟，倒入盆中，坐浴，每次 20 分钟。

【方二】

【药材】黄檗、焦苍术各 10 克，椿皮、土茯苓、生薏苡仁、蒲公英各 15 克，柴胡 8 克，生龙骨、牡蛎各 30 克。

【功效】清热利湿止带。

【用法】将黄檗、焦苍术、椿皮、土茯苓、生薏苡仁、蒲公英、柴胡、生龙骨、牡蛎全部药材加水煮 30 分钟，倒入盆中，坐浴，每次 20 分钟。

【方三】

【药材】生薏苡仁 50 克，忍冬藤、车前草、败酱草、黄檗各 12 克，苍术、红藤各 10 克，怀牛膝、生甘草各 8 克。

【功效】利湿止带。

【用法】将生薏苡仁、忍冬藤、车前草、败酱草、黄檗、苍术、红藤、怀牛膝、生甘草全部药材加水煮 30 分钟，倒入盆中，坐浴，每次 20 分钟。

【方四】

【药材】蛇床子、土茯苓各 30 克，白鲜皮、百部各 15 克，黄檗、枯矾、苦参各 10 克。

【功效】清热利湿止带。

【用法】将蛇床子、土茯苓、白鲜皮、百部、黄檗、枯矾、苦参全部药材加水煮 30 分钟，倒入盆中，坐浴，每次 20 分钟。

【方五】

【药材】猪苓、茯苓、泽泻、茵陈、赤芍、丹皮各10克，车前子（包煎）、栀子各8克，黄檗、牛膝各12克。

【功效】清热利湿止带。

【用法】将猪苓、茯苓、泽泻、茵陈、赤芍、丹皮、车前子、栀子、黄檗、牛膝全部药材加水煮30分钟，倒入盆中，坐浴，每次20分钟。

【方六】

【药材】茯苓、麦冬、神曲、竹叶、通草、向日葵杆芯各10克，白糖30克。

【功效】清热利湿止带。

【用法】将茯苓、麦冬、神曲、竹叶、通草、向日葵杆芯、白糖全部药材加水煮30分钟，趁热熏洗患部。

【方七】

【药材】白果、鸡冠花、车前子各10克，芡实30克，薏苡仁15克，海螵蛸20克，甘草3克。

【功效】利湿止带。

【用法】将白果、鸡冠花、车前子、芡实、薏苡仁、海螵蛸、甘草全部药材加水煮30分钟，趁热熏洗患部。

【方八】

【药材】白术、党参、云苓各20克，山药30克，莲子24克，车前子12克，苍术、芡实、白果各15克，大枣6枚，升麻、柴胡各10克，陈皮、炙甘草各8克。

【功效】清热利湿止带。

【用法】将全部药材加水煮30分钟，倒入盆中，坐浴，每次20分钟。

带下方剂药材图谱

蛇床子　防风　透骨草　苦参　川椒　蒲公英　连翘

槐花　焦苍术　椿皮　土茯苓　红藤　柴胡　牡蛎

忍冬藤　车前草　败酱草　神曲　竹叶　通草　猪苓

茵陈　栀子　麦冬　黄檗　白果　百部　海螵蛸

女阴白斑

【病因病机】女阴白斑又叫"外阴白色病损""外阴白斑"或"外阴营养不良"。是指外阴局部神经与血管营养障碍引起的组织变性与色素改变的疾病。早期仅感瘙痒，以后变成白斑者。晚期时皮损扩大变硬，表面角化、粗糙、变硬、呈珠白色，乳头样增殖或萎缩。女阴白斑与阴部感染及炎症刺激、内分泌失调、遗传因素、其他疾病都有关。治疗的常用方剂有以下几种。

【方一】

【药材】蛤粉、紫草、鹿含草、覆盆子、刺蒺藜各 15 克，白鲜皮、百部各 10 克，密陀僧、蟾蜍各 6 克。

【功效】清热、燥湿、止痒。

【用法】将蛤粉、紫草、鹿含草、覆盆子、刺蒺藜、白鲜皮、百部各 10 克，密陀僧、蟾蜍全部药材加水煮 30 分钟，趁热熏洗患部。

【方二】

【药材】苦参、蛇床子、地肤子、百部各 30 克，紫草、雄黄、蒲公英、防风各 20 克。

【功效】清热解毒、燥湿杀虫、祛风止痒。适用于外阴白斑。

【用法】将苦参、蛇床子、地肤子、百部、紫草、雄黄、蒲公英、防风全部药材加水煮 30 分钟，倒入盆中，坐浴，每次 20 分钟。

【方三】

【药材】苏木、炙鳖甲、马鞭草各 15 克，生地 30 克，龙胆草 9 克。

【功效】适用于女阴白斑。

【用法】将苏木、炙鳖甲、马鞭草、生地、龙胆草全部药材加水煮 30 分钟，趁热熏洗患部。

【方四】

【药材】生川乌、生草乌各 200 克，蛇床子、苦参、白矾各 150 克，艾叶 50 克。

【功效】燥湿止痒。适用于女阴白斑。

【用法】将生川乌、生草乌、蛇床子、苦参、白矾、艾叶全部药材加水煮 30 分钟，倒入盆中，坐浴，每次 20 分钟。

【方五】

【药材】枸杞子、薏苡仁各 30 克，乌梢蛇 20 克。

【功效】除湿止痒。

【用法】将枸杞子、薏苡仁、乌梢蛇全部药材加水煮 30 分钟，倒入盆中，坐浴。

【方六】

【药材】乳香、没药、儿茶、血竭、雄黄各 6 克，蛇床子、枯矾、淫羊藿、补骨脂各 10 克，冰片 3 克。

【功效】适用于女阴白斑。

【用法】将乳香、没药、儿茶、血竭、雄黄、蛇床子、枯矾、淫羊藿、补骨脂、冰片全部药材加水煮 30 分钟，趁热熏洗患处，每次 20 分钟。

【方七】

【药材】鹿含草、淫羊藿各 30 克，蝉蜕 15 克。

【功效】适用于女阴白斑。

【用法】将鹿含草、淫羊藿、蝉蜕全部药材加水煮 30 分钟，趁热熏洗患部，每次 20 分钟。

【方八】

【药材】土槿皮、蛇床子、苦参、淫羊藿各 30 克，白鲜皮 15 克，青黛、川椒、防风、荆芥各 10 克。

【功效】适用于女阴白斑。

【用法】将土槿皮、蛇床子、苦参、淫羊藿、白鲜皮、青黛、川椒、防风、荆芥全部药材加水煮 30 分钟，趁热熏洗患部，每次 20 分钟。

女阴白斑方剂药材图谱

紫草　鹿含草　防风　覆盆子　白矾　百部　蟾蜍
苦参　蛇床子　地肤子　雄黄　蒲公英　苏木　马鞭草
生地　龙胆草　生川乌　生草乌　艾叶　枸杞子　乳香
没药　血竭　补骨脂　冰片　乌梢蛇　鹿含草　蝉蜕

外阴瘙痒

【病因病机】外阴瘙痒是各种不同病变所引起的一种症状，常见原因有外界刺激、外阴局部疾病、全身性疾病、精神因素、饮食因素等。瘙痒多位于阴道内、阴蒂、小阴唇，也可波及大阴唇、会阴甚至肛周等皮损区，常系阵发性发作，也可持续性，一般夜间加剧。导致外阴瘙痒的病原很多，如蛲虫、滴虫、疥虫、真菌和细菌等。治疗的常用方剂有以下几种。

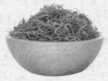

【方一】

【药材】芒硝 25 克，苦参、生黄檗各 30 克，蛇床子、地肤子、白鲜皮各 20 克，川椒 15 克。

【功效】清热解毒，祛湿止痒。

【用法】将芒硝、苦参、生黄檗、蛇床子、地肤子、白鲜皮、川椒全部药材加水煮 30 分钟，趁热熏洗患处，每次 20 分钟。

【方二】

【药材】马鞭草 30 克，土槿皮 10 克，艾叶 20 克，川椒 6 克。

【功效】适用于阴部瘙痒

【用法】将马鞭草、土槿皮、艾叶、川椒全部药材加水煮 30 分钟，趁热熏洗患处，每次 20 分钟。

【方三】

【药材】蛇床子、苦参、金银花、枯矾各 30 克，川椒 15 克。

【功效】清热解毒。

【用法】将蛇床子、苦参、金银花、枯矾、川椒全部药材加水煮 30 分钟，趁热熏洗患处，每次 20 分钟。

【方四】

【药材】蛇床子 50 克，白矾 6 克。

【功效】适用于阴部瘙痒。

【用法】将蛇床子、白矾全部药材加水煮 30 分钟，趁热熏洗患处，每次 20 分钟。

【方五】
【药材】狼牙、蛇床子各 100 克。
【功效】适用于阴部瘙痒。
【用法】将狼牙、蛇床子全部药材加水煮 30 分钟，趁热熏洗患处，每次 20 分钟。

【方六】
【药材】龙胆草、栀子各 10 克，车前草 30 克。
【功效】清热除湿止痒。
【用法】将龙胆草、栀子、车前草全部药材加水煮 30 分钟，趁热熏洗患处，每次 20 分钟。

【方七】
【药材】苦参、黄檗各 10 克，车前子 12 克。
【功效】除湿止痒。
【用法】将苦参、黄檗、车前子全部药材加水煮 30 分钟，趁热熏洗患处，每次 20 分钟。

【方八】
【药材】蛇床子、地肤子各 12 克，蒲公英、苦参、生大黄各 9 克，威灵仙 10 克，白鲜皮 20 克，枯矾 6 克，薄荷 5 克，木槿皮 30 克。
【功效】除湿止痒。
【用法】将全部药材加水煮 30 分钟，趁热熏洗患处，每次 20 分钟。

阴部瘙痒方剂药材图谱

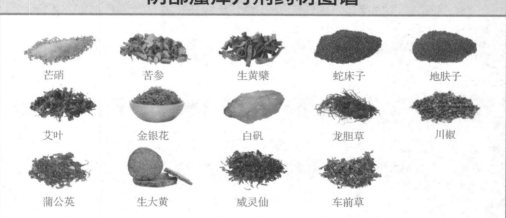

芒硝　　　苦参　　　生黄檗　　　蛇床子　　　地肤子

艾叶　　　金银花　　　白矾　　　龙胆草　　　川椒

蒲公英　　　生大黄　　　威灵仙　　　车前草

阴道滴虫病

【病因病机】阴道滴虫病是常见的阴道炎，由阴道毛滴虫所引起，属于妇科病范畴。瘙痒部位主要表现为阴道口及外阴，间或有灼热、疼痛等。滴虫性阴道炎主要表现为：阴道分泌物增多，呈泡沫状，味恶臭，黄绿色，有排尿困难，外阴瘙痒。阴道滴虫的致病力随着虫株及宿主生理状况、免疫力、内分泌以及阴道内细菌或真菌感染程度等而改变。治疗的常用方剂有以下几种。

【方一】

【药材】蛇床子 30 克，花椒 10 克，白矾 15 克。

【功效】杀虫止痒。

【用法】将蛇床子、花椒、白矾全部药材加水煮 30 分钟，趁热熏洗患部。

【方二】

【药材】苦参、菊花各 60 克，蛇床子、金银花各 30 克，黄檗、地肤子各 15 克，石菖蒲 10 克。

【功效】杀虫止痒，除湿。

【用法】将苦参、菊花、蛇床子、金银花、黄檗、地肤子、石菖蒲全部药材加水煮 30 分钟，趁热熏洗患处，每次 20 分钟。

【方三】

【药材】生百部、野菊花各 15 克，川柏、土槿皮各 12 克，韭菜 20 根。

【功效】清热解毒，除湿止痒。

【用法】将生百部、野菊花、川柏、土槿皮、韭菜全部药材加水煮 30 分钟，倒入盆中，坐浴，每次 20 分钟。

【方四】

【药材】苦参、茯苓、白鲜皮各 30 克，黄檗 15 克。

【功效】杀虫止痒。

【用法】将生苦参、茯苓、白鲜、黄檗全部药材加水煮 30 分钟，倒入盆中，趁热熏洗患处，每次 20 分钟。

【方五】

【药材】苦参 70 克，桃树叶、柳树叶、贯众各 50 克，蛇床子 30 克。

【功效】除湿止痒。

【用法】将苦参、桃树叶、柳树叶、贯众、蛇床子全部药材加水煮 30 分钟，倒入盆中，坐浴，每次 20 分钟。

【方六】

【药材】蛇床子、百部各 30 克，苦参 50 克，明矾 15 克，生大蒜 2 ~ 3 头。

【功效】清热解毒，杀虫止痒。

【用法】将蛇床子、百部、苦参、明矾、生大蒜全部药材加水煮 30 分钟，趁热熏洗患部。

【方七】

【药材】狼毒 10 克，苦参、蛇床子、银花、地肤子、艾叶、土槿皮、滑石各 30 克，黄檗、连翘各 20 克。

【功效】清热解毒，杀虫止痒。

【用法】将狼毒、苦参、蛇床子、银花、地肤子、艾叶、土槿皮、滑石、黄檗、连翘全部药材加水煮 30 分钟，倒入盆中，坐浴，每次 20 分钟。

【方八】

【药材】鹤虱 30 克，苦参、威灵仙、当归尾、蛇床子、狼毒各 15 克。

【功效】杀虫除湿，止痒。

【用法】将鹤虱、苦参、威灵仙、当归尾、蛇床子、狼毒全部药材加水煮 30 分钟，倒入盆中，坐浴，每次 20 分钟。

阴道滴虫病方剂药材图谱

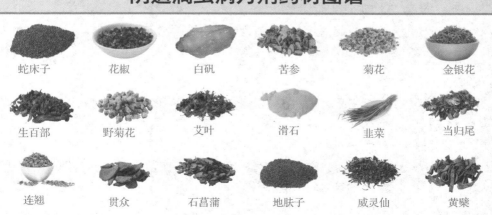

蛇床子	花椒	白矾	苦参	菊花	金银花
生百部	野菊花	艾叶	滑石	韭菜	当归尾
连翘	贯众	石菖蒲	地肤子	威灵仙	黄檗

子宫脱垂

【病因病机】子宫脱垂是指支撑子宫的组织受损伤或薄弱，致使子宫从正常位置沿阴道下降，子宫颈外口于坐骨棘水平以下，甚至子宫全部脱出阴道口外的一种生殖伴邻近器官变位的综合征。中医学认为，本病病机为正虚，分为气虚、肾虚或虚中挟实三种证型。神疲气馁、小腹下坠者，多属气虚；经常腰酸膝软，腹坠溲勤者，多属肾虚；脱垂的子宫表面溃烂，带下淋漓者，乃兼挟湿热。治疗的常用方剂有以下几种。

【方一】

【药材】黄檗、枳壳各 15 克，石榴皮 18 克，明矾 40 克，五倍子 20 克。

【功效】适用于子宫脱垂。

【用法】将黄檗、枳壳、石榴皮、明矾、五倍子全部药材加水煮 30 分钟，趁热熏洗患部。

【方二】

【药材】枳壳、乌梅各 100 克。

【功效】适用于子宫脱垂。

【用法】将枳壳、乌梅全部药材加水煮 30 分钟，趁热熏洗患部。

【方三】

【药材】蒲公英、紫花地丁、苦参、白矾各 10 克，蛇床子、升麻、防风、艾叶各 12 克，雄黄 6 克。

【功效】适用于子宫脱垂。

【用法】将蒲公英、紫花地丁、苦参、白矾、蛇床子、升麻、防风、艾叶、雄黄全部药材加水煮 30 分钟，趁热熏洗患部。

【方四】

【药材】白胡椒、附子、白芍、肉桂、党参各 20 克，五味子、椿根白皮各 100 克。

【功效】适用于子宫脱垂。

【用法】将白胡椒、附子、白芍、肉桂、党参、五味子、椿根白皮全部药材加水煮 30 分钟，趁热熏洗患部。

【方五】

【药材】金银花、紫花地丁、蒲公英、苦参、黄连、黄檗、蛇床子、枯矾各10克。

【功效】适用于子宫脱垂。

【用法】将金银花、紫花地丁、蒲公英、苦参、黄连、黄檗、蛇床子、枯矾全部药材加水煮30分钟，倒入盆中，坐浴，每次20分钟。

【方六】

【药材】蛇床子、白鲜皮各20克，紫背浮萍、大蒜各30克。

【功效】适用于子宫脱垂。

【用法】将蛇床子、白鲜皮、紫背浮萍、大蒜全部药材加水煮30分钟，倒入盆中，坐浴，每次20分钟。

【方七】

【药材】生枳壳、益母草、川黄檗、金银花各15克，蛇床子、紫草根各9克。

【功效】适用于子宫脱垂。

【用法】将生枳壳、益母草、川黄檗、金银花、蛇床子、紫草根全部药材加水煮30分钟，倒入盆中，坐浴，每次20分钟。

【方八】

【药材】麻黄、小茴香各6克，炒枳壳12克，透骨草9克。

【功效】适用于子宫脱垂。

【用法】将麻黄、小茴香、炒枳壳、透骨草全部药材加水煮30分钟，倒入盆中，坐浴，每次20分钟。

子宫脱垂方剂药材图谱

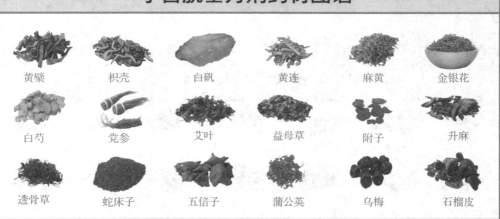

黄檗　　枳壳　　白矾　　黄连　　麻黄　　金银花

白芍　　党参　　艾叶　　益母草　　附子　　升麻

透骨草　　蛇床子　　五倍子　　蒲公英　　乌梅　　石榴皮

乳腺增生

【病因病机】乳腺增生即乳腺小叶增生，是乳腺的常见良性病变。中年妇女多见，它不是炎症，更不是肿瘤，而是机体对内分泌不平衡所起的生理性反应，是乳腺正常结构的错乱。乳腺增生真正的发病原因还不明确，目前多认为与内分泌失调及精神、环境因素等有关。治疗的常用方剂有以下几种。

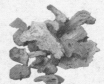

【方一】
【药材】香附 20 克，路路通 30 克，郁金 10 克，金橘叶 15 克。
【功效】适用于乳腺增生。
【用法】将香附、路路通、郁金、金橘叶全部药材加水煮 30 分钟，趁热熏洗乳房。

【方二】
【药材】党参 30 克，茯苓 12 克，炒白术、川芎、当归、熟地、醋香附、枳壳、乌药、延胡索、青皮、陈皮、肉桂、赤芍、姜厚朴、炙甘草各 10 克。
【功效】适用于乳腺增生。
【用法】将全部药材加水煮 30 分钟，趁热熏洗乳房。

【方三】
【药材】白芍 40 克，炙甘草、海藻各 8 克，黑附片 10 克（先煎）。
【功效】适用于乳腺增生。
【用法】将白芍、炙甘草、海藻、黑附片全部药材加水煮 30 分钟，趁热熏洗乳房。

乳腺增生方剂药材图谱

香附	路路通	郁金	白术	川芎	当归	熟地
枳壳	乌药	青皮	陈皮	肉桂	赤芍	炙甘草

遗尿

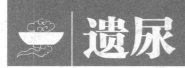

【病因病机】遗尿，又称"尿床"，是指3岁以上的小儿在睡眠中不知不觉地将小便尿在床上。3岁以下的小儿由于正常的排尿习惯尚未养成，而产生尿床者不属于病理现象。中医学认为，儿童遗尿，多为先天肾气不足，下元虚冷所致。如肾与膀胱之气俱虚，不能制约水道，因而发生遗尿。各种疾病引起的脾肺虚损，气虚下陷，也可以出现遗尿症。治疗的常用方剂有以下几种。

【方一】

【药材】金樱子、生牡蛎、鹿角霜各15克，核桃仁5枚，当归20克。

【功效】适用于遗尿。

【用法】将金樱子、生牡蛎、鹿角霜、核桃仁、当归全部药材加水煮30分钟，水温适宜时进行足浴，每日25分钟以上。

【方二】

【药材】炙麻黄、五味子、山药、益智仁各10克。

【功效】适用于遗尿。

【用法】将炙麻黄、五味子、山药、益智仁全部药材加水煮，40分钟后温泡双足。每日1次，每次30分钟。

【方三】

【药材】川续断、狗脊、女贞子各30克，党参、茯苓各20克，甘草5克。

【功效】适用于遗尿。

【用法】将川续断、狗脊、女贞子、党参、茯苓、甘草全部药材加水煮，40分钟后温泡双足。每日1次，每次30分钟。

遗尿方剂药材图谱

金樱子	生牡蛎	鹿角霜	胡桃仁	当归	炙麻黄	五味子
川续断	狗脊	女贞子	党参	茯苓	甘草	山药

乳痈

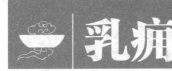

【病因病机】乳痈系指乳房红肿热痛，乳汁排出不畅，以致结脓成痈的急性化脓性病证。多发于产后哺乳的产妇，尤其是初产妇更为多见。中医学认为，乳痈多由产妇情志不畅、肝气不疏，加之饮食厚味、胃中积热、肝胃失和、肝气不得疏泄，与阳明之热蕴结，以致经络阻塞、乳络失宣、气血瘀滞而成痈肿。治疗的常用方剂有以下几种。

【方一】

【药材】葱白 25 克。

【功效】通阳行气、通络止痛。

【用法】葱白切细后加入适量热水，熏洗患侧乳房。

【方二】

【药材】葱白 500 克，麦芽 50 克。

【功效】行气通络。

【用法】将葱白、麦芽全部药材加水煮 30 分钟，趁热熏洗患侧乳房。

【方三】

【药材】金银花、野菊花、蒲公英各 20 克。

【功效】清热解毒、通络止痛。

【用法】将金银花、野菊花、蒲公英全部药材加水煮 30 分钟，趁热熏洗患侧乳房。

【方四】

【药材】红藤 60 克，蒲公英、败酱草、全瓜蒌各 30 克，大青叶、茵陈、萹蓄、淡豆豉、知母、柴胡、川贝母、土鳖虫、炒蒲黄各 10 克，王不留行、夏枯草各 20 克，三七粉 3 克，薤白 12 克，水蛭 6 克。

【功效】清湿排毒，通瘀活络。

【用法】将全部药材加水煮 30 分钟，趁热熏洗患侧乳房。

【方五】

【药材】蒲公英 150 克，金银花 15 克，黄酒 2 杯。

【功效】清热解毒、通络止痛。

【用法】将蒲公英、金银花、黄酒全部药材加水煮 30 分钟，趁热熏洗患侧乳房。

【方六】

【药材】金银花、忍冬藤、夏枯草、天花粉、瓜蒌皮各 15 克，蒲公英、柴胡、白芷、浙贝母、川楝子各 10 克，青皮、陈皮各 6 克。

【功效】清热解毒、通络止痛。

【用法】将金银花、忍冬藤、夏枯草、天花粉、瓜蒌皮等药材加水煮 30 分钟，趁热熏洗患侧乳房。

【方七】

【药材】蒲公英 15 克，全瓜蒌 12 克，连翘、当归各 10 克，青皮、橘叶、川贝母各 6 克，柴胡、生甘草各 3 克。

【功效】疏肝清胃，下乳消痈。

【用法】将蒲公英、全瓜蒌、连翘、当归等药材加水煮 30 分钟，趁热熏洗患侧乳房。

【方八】

【药材】牛蒡子、柴胡、青皮、陈皮、黄芩、栀子、天花粉、皂角刺各 10 克，瓜蒌 15 克，金银花 30 克，连翘 12 克，生甘草 6 克。

【功效】清热解毒、通络止痛。

【用法】将全部药材加水煮 30 分钟，趁热熏洗患侧乳房。

乳痈方剂药材图谱

 麦芽

 野菊花

 知母

 红藤

 王不留行

 金银花

 天花粉

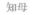 陈皮

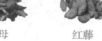 连翘

 当归

 生甘草

 栀子

 夏枯草

 柴胡

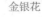 青皮

 萹蓄

 水蛭

 忍冬藤

乳癖

【病因病机】乳癖是以乳房有形状大小不一的肿块，与月经周期相关为主要表现的乳腺组织的良性增生性疾病。本病多与情志内伤、忧思恼怒有关。足阳明胃经过乳房，足厥阴肝经至乳下，足太阴脾经行乳外，若情志内伤，忧思恼怒则肝脾郁结，气血逆乱，气不行津，津液凝聚成痰；复因肝木克土，致脾不能运湿，胃不能降浊，则痰浊内生；气滞痰浊阻于乳络则为肿块疼痛。治疗的常用方剂有以下几种。

【方一】

【药材】茯苓 30 克，陈皮、炮穿山甲、昆布、海藻、醋延胡索、川楝子各 15 克，柴胡 12 克，甘草 6 克，夏枯草、土贝母各 20 克，水蛭、三棱、莪术各 5 克。

【功效】适用于乳癖。

【用法】将全部药材加水煮 30 分钟，趁热熏洗患侧乳房。

【方二】

【药材】丹参、麦芽各 18 克，白芍、何首乌、淮山药各 12 克，当归、党参、香附各 9 克，女贞子 15 克。

【功效】疏肝养血，通络化痰。

【用法】将丹参、麦芽、白芍、何首乌、淮山药、当归、党参、香附、香附、女贞子药材加水煮 30 分钟，趁热熏洗患侧乳房。

【方三】

【药材】柴胡、青皮、全瓜蒌、王不留行、枳壳各 10 克，紫丹参、橘核、蒲公英、赤芍各 15 克，橘叶 7 ~ 9 克（鲜者为佳）。

【功效】行气止痛，消癖。

【用法】将柴胡、青皮、全瓜蒌、王不留行、枳壳、紫丹参、橘核、蒲公英、赤芍、橘叶全部药材加水煮 30 分钟，趁热熏洗患侧乳房。

【方四】

【药材】当归 12 克，瓜蒌 30 克，乳香、没药、甘草各 3 克，橘核、荔核各 15 克。

【功效】适用于乳癖。

【用法】将当归、瓜蒌、乳香、没药、甘草、橘核、荔核全部药材加水煮 30 分钟，趁热熏洗患侧乳房。

【方五】

【药材】蒲公英、金银花、夏枯草各 15 克，土贝母 9 克，白酒 2 碗。
【功效】适用于乳癖。
【用法】将蒲公英、金银花、夏枯草、土贝母、白酒全部药材加水煮 30 分钟，趁热熏洗患侧乳房。

【方六】

【药材】人参、白术（炒黄）、熟地黄、桔梗各 6 克，茯苓、白芍药各 5 克，甘草（炙）、当归身、香附、橘皮各 3 克，川芎 4 克，黄芪、贝母各 9 克，生姜 3 片。
【功效】适用于乳癖。
【用法】将全部药材加水煮 30 分钟，趁热熏洗患侧乳房。

【方七】

【药材】当归、穿山甲、蝉蜕、赤芍药、香附、柴胡、陈皮、蒲公英、紫花地丁各 10 克，全蝎 3 克，蜈蚣 2 条，青皮 6 克。
【功效】适用于乳癖。
【用法】将当归、穿山甲、蝉蜕、赤芍药、香附、柴胡等药材加水煮 30 分钟，趁热熏洗患侧乳房。

【方八】

【药材】露蜂房、山慈姑、郁金、青皮、贝母、柴胡、橘叶各 10 克，香附 12 克，夏枯草 25 克。
【功效】适用于乳癖。
【用法】将露蜂房、山慈姑、郁金、青皮、贝母等药材加水煮 30 分钟，趁热熏洗患侧乳房。

乳癖方剂药材图谱

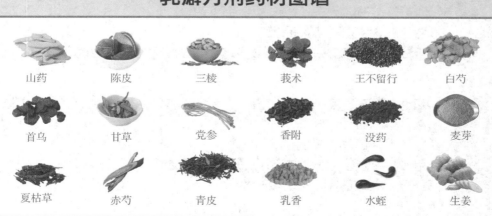

山药　陈皮　三棱　莪术　王不留行　白芍

首乌　甘草　党参　香附　没药　麦芽

夏枯草　赤芍　青皮　乳香　水蛭　生姜

更年期综合征

【病因病机】更年期是指妇女从生育期向老年期过渡的一段时期，是卵巢功能逐渐衰退的时期。始于 40 岁，历时 10～20 年，绝经是重要标志。在此期间，因性激素分泌量减少，出现以自主神经功能失调为主的症候群，称更年期综合征。本病在营养不良、精神情绪不稳定及手术、放射治疗使卵巢功能丧失，雌激素水平下降迅速者发病率高，且症状亦较严重。目前治疗效果较好。治疗的常用方剂有以下几种。

【方一】

【药材】柴胡 6 克，龙骨、牡蛎各 30 克，生大黄、黄芪、川桂枝、制半夏各 9 克，炙甘草 3 克。

【功效】适用于更年期综合征。

【用法】将柴胡、龙骨、牡蛎、生大黄、黄芪、川桂枝、制半夏、炙甘草全部药材加水煮 30 分钟，待水温适宜时进行全身泡浴。

【方二】

【药材】仙茅、知母、淫羊藿、黄檗皮各 10 克，当归 6 克，巴戟天 15 克，红糖、白糖各 30 克。

【功效】适用于更年期综合征。

【用法】将仙茅、知母、淫羊藿、黄檗皮、当归、巴戟天、红糖、白糖全部药材加水煮 30 分钟，待水温适宜时进行全身泡浴。

【方三】

【药材】玄参、丹参、党参、柏子仁、酸枣仁、茯苓、浮小麦、白芍各 10 克，生地、熟地各 12 克，当归 3 克，延胡索 6 克，龙骨、牡蛎各 15 克，五味子、桔梗、天冬、麦冬、远志各 5 克。

【功效】适用于更年期综合征。

【用法】将全部药材加水煮 30 分钟，待水温适宜时进行全身泡浴。

【方四】

【药材】黄连 3 克，麦冬、白芍、白薇、丹参各 9 克，龙骨 15 克，枣仁 9 克。

【功效】适用于更年期综合征。

【用法】将黄连、麦冬、白芍、白薇、丹参、龙骨、枣仁全部药材加水煮 30 分钟，待水温适宜时进行全身泡浴。

【方五】

【药材】郁金、三棱、莪术、大黄、肉苁蓉、巴戟天各 10 克，丹参 30 克。

【功效】适用于更年期综合征。

【用法】将郁金、三棱、莪术、大黄、肉苁蓉、巴戟天、丹参全部药材加水煮 30 分钟，待水温适宜时进行全身泡浴。

【方六】

【药材】小麦 30 克，红枣 10 枚，甘草 10 克。

【功效】适用于更年期综合征。

【用法】将小麦、红枣、甘草全部药材加水煮 30 分钟，待水温适宜时进行全身泡浴。

【方七】

【药材】炒酸枣仁 12 克，柏子仁 5 克，珍珠母 20 克。

【功效】适用于更年期综合征。

【用法】将炒酸枣仁、柏子仁、珍珠母全部药材加水煮 30 分钟，待水温适宜时进行全身泡浴。

【方八】

【药材】浮小麦 30 克，煅龙骨、煅牡蛎各 15 克，白芍、淫羊藿、钩藤各 12 克，柴胡、黄芩、当归各 9 克，桂枝、五味子、黄檗、甘草各 6 克。

【功效】适用于更年期综合征。

【用法】将全部药材加水煮 30 分钟，待水温适宜时进行全身泡浴。

更年期综合症方剂药材图谱

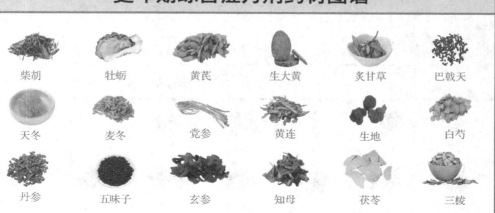

柴胡	牡蛎	黄芪	生大黄	炙甘草	巴戟天
天冬	麦冬	党参	黄连	生地	白芍
丹参	五味子	玄参	知母	茯苓	三棱

不孕症

【病因病机】不孕症是指以育龄期女子婚后或末次妊娠后，夫妇同居 2 年以上，男方生殖功能正常，未避孕而不受孕为主要表现的疾病。不孕症发病率的递增趋势可能与晚婚、晚育、人工流产、性传播疾病等相关。常见的有卵巢性不孕、外阴阴道性不孕、宫颈性不孕、子宫性不孕、输卵管性不孕、染色体异常性不孕、免疫性不孕。治疗的常用方剂有以下几种。

【方一】

【药材】白芷、五灵脂、青盐各 6 克，麝香 0.3 克。

【功效】温肾暖宫，活血通络。适用于胞宫虚寒，经脉瘀阻所致的不孕症。

【用法】将全部药材加水煮 30 分钟，趁热熏洗腹部，待水温适宜时进行全身泡浴。

【方二】

【药材】泽兰、当归、红花、赤芍、丹参、香附、茺蔚子各 10 克。

【功效】活血化瘀、行气通滞，适用于继发性经闭、排卵不畅所致的不孕症。

【用法】将全部药材加水煮 30 分钟，趁热熏洗腹部，待水温适宜时进行全身泡浴。

【方三】

【药材】大附子、大茴香、小茴香、公丁香、母丁香、木香、升麻、五味子、甘遂各 3 克，沉香、麝香各 0.5 克，艾叶 5 克。

【功效】温经暖宫，通脉消痞。适用于宫寒不孕症。

【用法】将全部药材加水煮 30 分钟，趁热熏洗腹部，待水温适宜时进行全身泡浴。

不孕症方剂药材图谱

白芷	五灵脂	麝香	泽兰	当归	赤芍	丹参
香附	大茴香	红花	小茴香	母丁香	木香	升麻

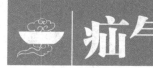

疝气

【病因病机】疝气，即人体组织或器官一部分离开了原来的部位，通过人体间隙、缺损或薄弱部位进入另一部位，俗称"小肠疝气"。分为脐疝、腹股沟直疝、斜疝、切口疝、手术复发疝、白线疝、股疝等。疝气多是因为咳嗽、喷嚏、用力过度、腹部松弛、用力排便、妇女妊娠、小儿过度啼哭、老年腹壁强度退行性变等原因引起。治疗的常用方剂有以下几种。

【方一】

【药材】马鞭草 120 克。

【功效】适用于血疝（指血液淤积于阴囊，导致阴囊肿大的疾病，多为阴囊直接受暴力或手术止血不慎所致）。

【用法】将全部药材加水煮 30 分钟，趁热熏洗阴囊，待水温适宜时，进行坐浴 20 分钟。

【方二】

【药材】白矾 30 克，雄黄 15 克，生黄檗 21 克，橘叶 10 克，葱白 10 根。

【功效】适用于疝气。

【用法】将白矾、雄黄、生黄檗、橘叶、葱白全部药材加水煮 30 分钟，趁热熏洗阴囊，待水温适宜时，进行坐浴 20 分钟。

【方三】

【药材】雄黄 3 克，白矾 60 克，甘草 30 克。

【功效】适用于疝气。

【用法】将雄黄、白矾、甘草全部药材加水煮 30 分钟，趁热熏洗阴囊，待水温适宜时，进行坐浴 20 分钟。

疝气方剂药材图谱

| 马鞭草 | 白矾 | 雄黄 | 生黄檗 | 橘叶 | 葱白 | 甘草 |

阳痿

【病因病机】阳痿是指男性在性生活时，阴茎不能勃起或勃起不坚或坚而不久，不能完成正常性生活，或阴茎根本无法插入阴道进行性交。阳痿又称"阳事不举"等，是最常见的男子性功能障碍性疾病。勃起功能障碍根据发病原因，可分为心理性勃起功能障碍和器质性勃起功能障碍。器质性勃起功能障碍主要包括血管性、神经性、内分泌性、糖尿病性、阴茎海绵体纤维化性等。治疗的常用方剂有以下几种。

【方一】

【药材】菟丝子、蛇床子、韭菜子、棉花子、仙茅、淫羊藿、巴戟天、阳起石、补骨脂、大小茴香各 10 克。

【功效】温肾壮阳。

【用法】将全部药材加水煮 30 分钟，趁热熏洗阴部，待水温适宜时进行全身泡浴。

【方二】

【药材】巴戟天、淫羊藿、金樱子、胡芦巴各 20 克，阳起石 25 克，柴胡 15 克。

【功效】温肾壮阳。

【用法】将阳起石先煎 30 分钟，然后去渣加入其余药物煎煮 30 分钟，趁热用毛巾蘸取药液擦洗小腹部，每次 20 分钟，每日 2 次。

【方三】

【药材】蛇床子 20 克，菟丝子 15 克，淫羊藿 25 克。

【功效】温肾壮阳。

【用法】将蛇床子、菟丝子、淫羊藿全部药材加水煮 30 分钟，趁热熏洗腹部，待水温适宜时进行全身泡浴。

【方四】

【药材】丁香、肉桂、露蜂房、川椒、煅牡蛎、吴茱萸、马兰花、蛇床子、桃仁、红花、木鳖子、硫黄、干姜各 30 克。

【功效】温阳散寒、活血通络。

【用法】将全部药材加水煮 30 分钟，趁热熏洗阴部、腹部，待水温适宜时进行全身泡浴。

【方五】

【药材】苦参、蛇床子各 60 克，黄檗、龙胆草、荆芥、海风藤各 30 克，百部、白鲜皮、夜交藤各 15 克。

【功效】适用于阳痿伴阴囊发痒及湿疹者。

【用法】将全部药材加水煮 30 分钟，趁热熏洗阴部，待水温适宜时进行全身泡浴。

【方六】

【药材】菟丝子、何首乌各 30 克，枸杞子 40 克，淫羊藿 10 克，阳起石 15 克。

【功效】温肾壮阳。

【用法】将阳起石先煎 30 分钟，然后去渣加入其余药物煎煮 30 分钟，趁热用毛巾蘸取药液擦洗小腹部，每次 20 分钟，每日 2 次。

【方七】

【药材】牡蛎粉、蛇床子、干荷叶、浮萍草各 30 克。

【功效】潜阳固涩，温阳通脉。

【用法】将牡蛎粉、蛇床子、干荷叶、浮萍草全部药材加水煮 30 分钟，趁热熏洗阴部，待水温适宜时进行全身泡浴。

【方八】

【药材】生姜 100 克，文时 50 克。

【功效】温肾壮阳。

【用法】将生姜、文时全部药材加水煮 30 分钟，趁热熏洗腹部、腰部，待水温适宜时进行全身泡浴。

阳痿方剂药材图谱

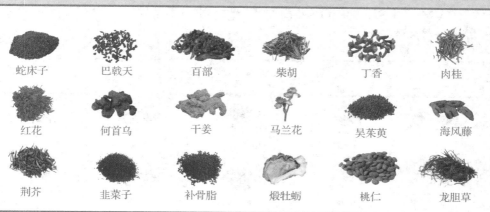

蛇床子	巴戟天	百部	柴胡	丁香	肉桂
红花	何首乌	干姜	马兰花	吴茱萸	海风藤
荆芥	韭菜子	补骨脂	煅牡蛎	桃仁	龙胆草

早泄

【病因病机】早泄是指阴茎插入阴道后，在女性尚未达到性高潮，或尚未插入阴道，提早射精而出现的性交不和谐障碍。临床上对阴茎勃起未进入阴道即射精，诊断为早泄。而能进入阴道进行性交者，如果没有抽动几下就很快射精，也定义为早泄。现代医学认为，早泄与精神因素、肌肉紧张等有关，导致早泄的原因主要分为心理性和生理性两大部分。治疗的常用方剂有以下几种。

【方一】

【药材】蛇床子、五倍子各 20 克，淫羊藿 30 克。

【功效】适用于早泄。

【用法】将全部药材加水煮 30 分钟，待水温适宜时浸泡阴茎 30 分钟，同时用拇指、食指、中指垂直挤压阴茎龟头 30 次，使阴茎胀大。每周 3 次。

【方二】

【药材】生姜 10 克，麻椒 20 克。

【功效】适用于早泄。

【用法】将全部药材加水煮 30 分钟，待水温适宜时浸泡阴茎 30 分钟，同时用拇指、食指、中指垂直挤压阴茎龟头 30 次，使阴茎胀大。每周 3 次。

【方三】

【药材】熟地、山茱萸各 20 克，山药、泽泻、茯苓各 15 克，牡丹皮、乌梅肉各 9 克。

【功效】适用于早泄。

【用法】将全部药材加水煮 30 分钟，趁热熏洗阴部，待水温适宜时进行全身泡浴。

早泄方剂药材图谱

生姜	麻椒	蛇床子	五倍子	熟地
茯苓	山药	乌梅肉	泽泻	山茱萸

阳强

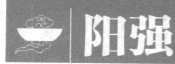

【病因病机】阳强是指阴茎异常勃起，茎体强硬，久而不衰，触之则痛，或伴有精流不止的一种病症。相当于西医学的阴茎异常勃起症。阳强病理表现有虚实之分，虚证多见肾虚，实证常见肝病。阳强总的治法是滋阴清热，潜阳软坚，清肝泻火，滋阴软坚为主。中医学认为，本病是因金不生水，肾水亏虚，虚火上炎或败精阻络所致。治疗的常用方剂有以下几种。

【方一】

【药材】肉桂 30 克，透骨草 40 克，白英 20 克。

【功效】适用于阳强。

【用法】将肉桂、透骨草、白英全部药材加水煮，40 分钟后温泡双足。每日 1 次，每次 20 分钟。

【方二】

【药材】玄明粉 60 克。

【功效】适用于阳强不倒。

【用法】将全部药材加水煮 30 分钟，趁热熏洗阴部，每日 3 次，另针刺气海、丰隆 2 穴，每日 1 次。

【方三】

【药材】黑故子、韭菜子各 20 克，白芷 10 克，大豆皮 40 克。

【功效】适用于虚火妄动之阳强。

【用法】将黑故子、韭菜子、白芷、大豆皮全部药材加水煮 30 分钟，待水温适宜时，用洁净纱布蘸药汁掐洗涌泉穴，下起丹田。每日 1 次。

阳强方剂药材图谱

| 肉桂 | 透骨草 | 白英 | 玄明粉 | 黑故子 | 韭菜子 | 白芷 |

阴茎包皮炎

【病因病机】阴茎包皮炎，是指阴茎头与包皮同时感染而引起的疾病。临床表现为：局部常有潮湿、红肿、疼痛、瘙痒，甚至发生糜烂及浅小溃疡，并有黄色脓性或乳白色臭味分泌物出现，伴有特殊臭味，严重时可出现阴茎头坏死。引起阴茎头包皮炎的主要原因是包茎或包皮过长。另外，不洁性交，药物刺激或过敏，也是致病的原因。治疗的常用方剂有以下几种。

【方一】

【药材】威灵仙 15 克。

【功效】清热祛湿、消肿止痛。

【用法】将全部药材加水煮 30 分钟，趁热熏洗阴部，待水温适宜时进行全身泡浴。

【方二】

【药材】黄檗 100 克。

【功效】清热除湿、解毒敛疮。

【用法】将全部药材加水煮 30 分钟，趁热熏洗阴部，待水温适宜时进行全身泡浴。

【方三】

【药材】苦参 30 克，蛇床子 20 克，川黄檗 15 克，荆芥、生苍术各 12 克。

【功效】清热燥湿、解毒消肿。

【用法】将苦参、蛇床子、川黄檗、荆芥、生苍术全部药材加水煮 30 分钟，趁热熏洗阴部，待水温适宜时进行全身泡浴。

【方四】

【药材】蛇床子、黄芩、金银花、苦参各 30 克，黄连、紫草、香附各 20 克，鱼腥草 50 克，大黄、川芎、芒硝各 10 克，甘草 15 克，冰片 4 克。

【功效】适用于阴茎包皮炎。

【用法】除芒硝外，其他药材加水煮 30 分钟，然后加入芒硝，趁热熏洗阴部，待水温适宜时进行全身泡浴。

【方五】

【药材】土茯苓 30 克，金银花、苦参、蛇床子、芒硝各 20 克，明矾、冰片各 3 克。

【功效】适用于阴茎包皮炎。

【用法】将全部药材加水煮 30 分钟，趁热熏洗阴部，待水温适宜时进行全身泡浴。

【方六】

【药材】千里光、土茯苓各 30 克，大黄、黄檗各 20 克，枯矾、白及、车前草各 15 克。

【功效】适用于阴茎包皮炎。

【用法】将全部药材加水煮 30 分钟，趁热熏洗阴部，待水温适宜时进行全身泡浴。

【方七】

【药材】生地、黄檗各 30 克，蛇床子、苦参各 10 克。

【功效】适用于阴茎包皮炎。

【用法】将生地、黄檗、蛇床子、苦参全部药材加水煮 30 分钟，趁热熏洗阴部，待水温适宜时进行全身泡浴。

【方八】

【药材】黄檗、土槿皮、百部各 15 克，苦参 20 克，硼砂、明雄黄、玄明粉（冲兑）各 6 克。

【功效】清热解毒、燥湿敛疮。

【用法】将全部药材加水煮 30 分钟，趁热熏洗阴部，待水温适宜时进行全身泡浴。

阴茎包皮炎方剂药材图谱

威灵仙	黄檗	苦参	蛇床子	荆芥	生苍术	黄芩
黄连	紫草	香附	鱼腥草	川芎	芒硝	生地
土茯苓	银花	明矾	明雄黄	白及	车前草	冰片
大黄	百部	硼砂	玄明粉	甘草		

肺炎

【病因病机】肺炎是指终末气道，肺泡和肺间质的炎症。其症状为：发热，呼吸急促，持久干咳，可能有单边胸痛，深呼吸和咳嗽时胸痛，有小量痰或大量痰，可能含有血丝。患肺炎的原因可能是：感染细菌或病毒，身体抵抗力弱。例如，上呼吸道感染时，没有正确处理，没有正确地服药。治疗的常用方剂有以下几种。

【方一】

【药材】大青叶、金银花、车前草各 50 克，甘草 30 克。

【功效】抗病毒、解热利尿。

【用法】将大青叶、金银花、车前草、甘草全部药材加水煮 30 分钟，待水温适宜时进行全身泡浴。

【方二】

【药材】蒲公英、虎杖各 30 克，败酱草 45 克，半枝莲 15 克。

【功效】适用于肺炎。

【用法】将蒲公英、虎杖、败酱草、半枝莲全部药材加水煮 30 分钟，待水温适宜时进行全身泡浴。

【方三】

【药材】虎杖 60 克，鱼腥草、大青叶各 30 克，瓜蒌仁 15 克。

【功效】适用于肺炎。

【用法】将虎杖、鱼腥草、大青叶、瓜蒌仁全部药材加水煮 30 分钟，待水温适宜时进行全身泡浴。

【方四】

【药材】麻黄 2 克，杏仁、芦根、前胡各 10 克，桔梗、葶苈子各 5 克，莱菔子 6 克。

【功效】适用于肺炎。

【用法】将麻黄、杏仁、芦根、前胡、桔梗、葶苈子、莱菔子全部药材加水煮 30 分钟，待水温适宜时进行全身泡浴。

【方五】

【药材】生黄芪、浮小麦、白术、茯苓、枇杷叶、麦冬、生牡蛎各10克，白前6克，川贝母5克。

【功效】适用于肺炎。

【用法】将生黄芪、浮小麦、白术、茯苓、枇杷叶、麦冬、生牡蛎、白前、川贝母全部药材加水煮30分钟，待水温适宜时进行全身泡浴。

【方六】

【药材】鱼腥草、鸭跖草、半枝莲各30克。

【功效】适用于肺炎。

【用法】将鱼腥草、鸭跖草、半枝莲全部药材加水煮30分钟，待水温适宜时进行全身泡浴。

【方七】

【药材】重楼、败酱草、大青叶、矮茶风各30克。

【功效】适用于肺炎。

【用法】将重楼、败酱草、大青叶、矮茶风全部药材加水煮30分钟，待水温适宜时进行全身泡浴。

【方八】

【药材】麻黄2克，生石膏15克，甜葶苈、苏叶各5克，瓜蒌12克，杏仁、焦鸡内金、莱菔子各10克，浙贝母9克，半夏、生姜、苏子各6克。

【功效】适用于肺炎。

【用法】将全部药材加水煮30分钟，待水温适宜时进行全身泡浴。

肺炎方剂药材图谱

大青叶	金银花	车前草	甘草	虎杖	败酱草	半枝莲	鱼腥草
麻黄	杏仁	芦根	蒲公英	桔梗	葶苈子	莱菔子	生黄芪
浮小麦	白术	茯苓	前胡	生牡蛎	白前	川贝母	鸭跖草
矮茶风	生石膏	枇杷叶	麦冬	瓜蒌	鸡内金	浙贝母	半夏

厌食

【病因病机】小儿厌食症是指长期的食欲减退或消失，以食量减少为主要症状，是一种慢性消化功能紊乱综合征，是儿科常见病、多发病，1～6岁小儿多见，且有逐年上升趋势。严重者可导致营养不良、贫血、佝偻病及免疫力低下，出现反复呼吸道感染，对儿童生长发育、营养状态和智力发展也有不同程度的影响。治疗的常用方剂有以下几种。

【方一】

【药材】槟榔 40 克，高良姜 20 克。

【功效】适用于小儿厌食症。

【用法】将槟榔、高良姜全部药材加水煮 30 分钟，趁热洗浴腹部，待水温适宜时进行全身泡浴。

【方二】

【药材】连翘、橘皮各 40 克，土茯苓 20 克。

【功效】适用于小儿厌食症。

【用法】将连翘、橘皮、土茯苓全部药材加水煮 30 分钟，待水温适宜时进行全身泡浴。

【方三】

【药材】藿香、吴茱萸、山药、车前子、木香、丁香各 10 克。

【功效】适用于小儿厌食症。

【用法】将藿香、吴茱萸、山药、车前子、木香、丁香全部药材加水煮 30 分钟，待水温适宜时进行全身泡浴。

【方四】

【药材】茯苓、藿香、焦曲、焦谷、稻芽各 10 克，木香、川厚朴、川黄连、砂仁、鸡内金各 3 克，栀子 6 克。

【功效】适用于小儿厌食症。

【用法】将全部药材加水煮 30 分钟，待水温适宜时进行全身泡浴。

【方五】

【药材】沙参、麦冬、扁豆、玉竹、天花粉各 10 克，山楂、麦芽、鸡内金各 7.5 克，百合 15 克。

【功效】适用于小儿厌食症。

【用法】将全部药材加水煮 30 分钟，待水温适宜时进行全身泡浴。

【方六】

【药材】北沙参 10 克，炒白术、炒枳壳、乌梅各 6 克，炒扁豆、炒薏苡仁、槟榔、莲米各 8 克，焦三仙 18 克，砂仁、胡黄连各 3 克。

【功效】适用于小儿厌食症。

【用法】将全部药材加水煮 30 分钟，待水温适宜时进行全身泡浴。

【方七】

【药材】鲜石斛、麦冬各 12 克，玉竹 9 克，北沙参 15 克，山药 10 克。

【功效】适用于小儿厌食症。

【用法】将鲜石斛、麦冬、玉竹、北沙参、山药全部药材加水煮 30 分钟，待水温适宜时进行全身泡浴。

【方八】

【药材】白术、莱菔子各 10 克，神曲、枳实、山楂各 6 克，谷芽、麦芽各 12 克，陈皮 3 克。

【功效】适用于小儿厌食症。

【用法】将白术、莱菔子、神曲、积实、山楂、谷芽、麦芽、陈皮全部药材加水煮 30 分钟，待水温适宜时进行全身泡浴。

厌食方剂药材图谱

槟榔	高良姜	连翘	橘皮	土茯苓	山药	车前子
木香	丁香	焦谷	稻芽	天花粉	砂仁	鸡内金
栀子	沙参	麦冬	扁豆	玉竹	麦芽	百合
炒白术	炒枳壳	乌梅	炒薏苡仁	砂仁	山楂	吴茱萸

儿童泄泻

【病因病机】婴幼儿泄泻，即小儿消化不良，是儿科常见病、多发病。以夏秋季节多发，症状为：大便次数每天数次至十几次，呈稀糊状、蛋花汤样或水样，伴泡沫或带奶块，有时候伴有轻度的呕吐。中医学认为，脾胃为后天之本，主运化水谷和输布精微，为气血生化之源。小儿对疾病的抵抗力较差，寒暖不能自调，易为饮食所伤，故以脾胃病症较为多见。治疗的常用方剂有以下几种。

【方一】

【药材】黄芪、白术、藿香、佩兰各 15 克。

【功效】补脾益气、甘温除热。

【用法】将黄芪、白术、藿香、佩兰全部药材加水煮 30 分钟，水温适宜时进行足浴，每日 25 分钟以上。

【方二】

【药材】覆盆子、菟丝子、桑螵、海螵蛸、乌梅各 30 克。

【功效】适用于儿童泄泻。

【用法】将覆盆子、菟丝子、桑螵、海螵蛸、乌梅全部药材加水煮 30 分钟，水温适宜时进行足浴，每日 25 分钟以上。

【方三】

【药材】凤尾草、仙鹤草、车前草、茯苓、炒山药各 15 克，泽泻 10 克，甘草 3 克，木香 1 克。

【功效】适用于儿童泄泻。

【用法】将全部药材加水煮，40 分钟后温泡双足。每日 1 次，每次 30 分钟。

【方四】

【药材】苍术、吴茱萸各 15 克，丁香 10 克，肉桂 5 克，胡椒 15 粒。

【功效】适用于儿童泄泻。

【用法】将苍术、吴茱萸、丁香、肉桂、胡椒全部药材加水煮 30 分钟，水温适宜时进行足浴，每日 25 分钟以上。

【方五】

【药材】党参、白术、炙黄芪各3克，茯苓4克。

【功效】适用于儿童泄泻。

【用法】将党参、白术、炙黄芪、茯苓全部药材加水煮，40分钟后温泡双足。每日1次，每次30分钟。

【方六】

【药材】吴茱萸30克，丁香2克，胡椒30粒。

【功效】适用于儿童泄泻。

【用法】将吴茱萸、丁香、胡椒全部药材加水煮30分钟，水温适宜时进行足浴，每日25分钟以上。

【方七】

【药材】莱菔子9克，鸡内金、山药各6克，白糖适量。

【功效】适用于儿童泄泻。

【用法】将莱菔子、鸡内金、山药、白糖全部药材加水煮，40分钟后温泡双足。每日1次，每次30分钟。

【方八】

【药材】吴茱萸6克，桂楠、广木香各5克，丁香、地榆各4克。

【功效】适用于儿童泄泻。

【用法】将吴茱萸、桂楠、广木香、丁香、地榆全部药材加水煮30分钟，水温适宜时进行足浴，每日25分钟以上。

儿童泄泻方剂药材图谱

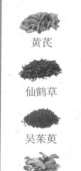

黄芪 藿香 佩兰 覆盆子 菟丝子 桑蛸

仙鹤草 车前草 茯苓 炒山药 泽泻 甘草

吴茱萸 丁香 胡椒 党参 茯苓 莱菔子

白术 地榆 肉桂 苍术 乌梅 鸡内金

小儿发热

【病因病机】小儿发热，是由于致热原的作用使体温升高（超过正常体温 0.5℃）。判定是否发热，最好是和自己平时同样条件下的体温相比较。如不知自己原来的体温，则腋窝体温（检测 5 分钟）超过 37.4℃可定为发热。引起发热的原因很多，最常见的是感染（包括各种细菌感染，病毒感染支原体感染等），其次是结缔组织病、恶性肿瘤等。治疗的常用方剂有以下几种。

【方一】

【药材】葱白 150 克，生姜 50 克，苏叶、羌活、防风、白芷、前胡、桔梗、陈皮、甘草、茯苓、杏仁各 15 克，麻黄、荆芥、桂枝各 9 克。

【功效】适用于发热。

【用法】将葱白、生姜、苏叶、羌活、防风、白芷、前胡、桔梗等药材加水煮 30 分钟，待水温适宜时进行全身泡浴。

【方二】

【药材】生姜、大蒜各 50 克，桂枝、白芍、甘草各 25 克，杏仁 15 克，大枣 30 枚。

【功效】适用于发热。

【用法】将生姜、大蒜、桂枝、白芍、甘草、杏仁、大枣全部药材加水煮 30 分钟，待水温适宜时进行全身泡浴。

【方三】

【药材】香薷、藿香、扁豆、金银花、连翘各 40 克，木棉花、丝瓜络各 20 克，厚朴、甘草各 10 克。

【功效】适用于发热。

【用法】将香薷、藿香、扁豆、金银花、连翘、木棉花、丝瓜络、厚朴、甘草全部药材加水煮 30 分钟，待水温适宜时进行全身泡浴。

【方四】

【药材】紫苏叶、生姜各 10 克，陈皮 12 克，红糖 20 克。

【功效】适用于发热。

【用法】将紫苏叶、生姜、陈皮、红糖全部药材加水煮 30 分钟，待水温适宜时进行全身泡浴。

【方五】

【药材】荆芥、紫苏叶各 10 克，生姜 15 克，红糖 20 克。

【功效】适用于发热。

【用法】将荆芥、紫苏叶、生姜、红糖全部药材加水煮 30 分钟，待水温适宜时进行全身泡浴。

【方六】

【药材】金银花 15 克，竹叶 9 克，桑叶 6 克，甘蔗 100 克，白糖 20 克，白萝卜 120 克。

【功效】适用于发热。

【用法】将金银花、竹叶、桑叶、甘蔗、白糖、白萝卜全部药材加水煮 30 分钟，待水温适宜时进行全身泡浴。

【方七】

【药材】桑叶、薄荷各 6 克，白菊花、竹叶、淡豆豉各 10 克。

【功效】适用于发热。

【用法】将桑叶、薄荷、白菊花、竹叶、淡豆豉全部药材加水煮 30 分钟，待水温适宜时进行全身泡浴。

【方八】

【药材】紫苏叶 6 克，荆芥、山楂各 10 克。

【功效】适用于发热。

【用法】将紫苏叶、荆芥、山楂全部药材加水煮 30 分钟，待水温适宜时进行全身泡浴。

小儿发热方剂药材图谱

葱白	生姜	羌活	防风	白芷	前胡	桔梗	陈皮
甘草	茯苓	杏仁	麻黄	荆芥	桂枝	大蒜	大枣
香薷	藿香	扁豆	金银花	连翘	丝瓜络	白芍	紫苏叶
红糖	桑叶	甘蔗	白萝卜	薄荷	白菊花	淡豆豉	山楂

皮肤感染

【病因病机】皮肤感染，是细菌和真菌感染性皮肤病，患者病情有轻有重，轻的易治疗，严重的不易治疗。常见的皮肤感染细菌是金黄色葡萄球菌，临床上表现为皮肤疖痈、坏疽、蜂窝组织炎、毛囊炎等。另外，真菌感染包括各种皮肤癣菌病和皮肤黏膜念珠菌病，如外阴炎、甲沟炎等。治疗的常用方剂有以下几种。

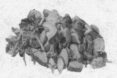

【方一】

【药材】地肤子、苦参、百部各 30 克，艾叶 15 克，枯矾 6 克。

【功效】小儿皮肤病。

【用法】将地肤子、苦参、百部、艾叶、枯矾全部药材加水煮 30 分钟，待水温适宜时进行全身泡浴；或者用 50℃药液擦洗患处 3~4 次。

【方二】

【药材】路路通、苍术各 50 克，百部 30 克，艾叶 15 克，枯矾 10 克。

【功效】小儿皮肤病。

【用法】将路路通、苍术、百部、艾叶、枯矾全部药材加水煮 30 分钟，待水温适宜时进行全身泡浴；或者用 50℃药液擦洗患处 3~4 次。

【方三】

【药材】王不留行、当归尾各 30 克，白蒺藜 50 克，浮萍 20 克，黄精 10 克。

【功效】小儿皮肤病。

【用法】将王不留行、当归尾、白蒺藜、浮萍、黄精全部药材加水煮 30 分钟，待水温适宜时进行全身泡浴；或者用 50℃药液擦洗患处 3~4 次。

【方四】

【药材】土槿皮、苦参、百部、大黄各 30 克，枯矾 10 克。

【功效】小儿皮肤病。

【用法】将土槿皮、苦参、百部、大黄各 30 克，枯矾全部药材加水煮 30 分钟，趁热熏洗患处。

【方五】

【药材】干葛根 50 克，明矾 15 克，苍耳子 10 克，苦参 30 克。

【功效】小儿皮肤病。

【用法】将干葛根、明矾、苍耳子、苦参全部药材加水煮 30 分钟，趁热熏洗患处。

【方六】

【药材】银翘、连翘、六一散（包）、车前子、紫花地丁各 10 克，黄花地丁 15 克。

【功效】小儿皮肤病。

【用法】将银翘、连翘、六一散（包）、车前子、紫花地丁、黄花地丁全部药材加水煮 30 分钟，趁热熏洗患处。

【方七】

【药材】地肤子、蛇床子各 15 克，枯矾 9 克。

【功效】小儿皮肤病。

【用法】将地肤子、蛇床子、枯矾全部药材加水煮 30 分钟，趁热熏洗患处。

【方八】

【药材】绵茵陈 12 克，陈皮 5 克，白茅藤、金钱草、奇良各 7 克。

【功效】小儿皮肤病。

【用法】将绵茵陈、陈皮、白茅藤、金钱草、奇良全部药材加水煮 30 分钟，趁热熏洗患处。

皮肤感染方剂药材图谱

 地肤子　 苦参　 百部　 艾叶　 路路通　 苍术　 明矾

 连翘　 浮萍　 黄精　 苍耳子　 大黄　 干葛根　 绵茵陈

 金钱草　 陈皮　 车前子　 紫花地丁　 当归尾　 蛇床子

流行性腮腺炎

【病因病机】流行性腮腺炎，俗称"痄腮""流腮"，是儿童和青少年中常见的呼吸道传染病，多见于 4~15 岁的儿童和青少年，亦可见于成人，好发于冬、春季。本病由感染腮腺炎病毒所引起，该病毒主要侵犯腮腺，也可侵犯各种腺组织、神经系统及肝、肾、心脏、关节等器官。除腮腺肿痛外，还可引起脑膜脑炎、睾丸炎、胰腺炎、卵巢炎等疾病。治疗的常用方剂有以下几种。

【方一】

【药材】板蓝根 30 克，夏枯草 20 克，白糖适量。

【功效】清热解毒，凉血散结。

【用法】将板蓝根、夏枯草、白糖全部药材加水煮 30 分钟，趁热熏洗患处。

【方二】

【药材】生石膏 50 克，黄芩、连翘、夏枯草各 10 克。

【功效】适用于流行性腮腺炎。

【用法】将生石膏、黄芩、连翘、夏枯草全部药材加水煮 30 分钟，趁热熏洗患处，每次 30 分钟。

【方三】

【药材】吴茱萸 9 克，虎杖 5 克，紫花地丁 6 克，胆南星 3 克。

【功效】适用于流行性腮腺炎。

【用法】将吴茱萸、虎杖、紫花地丁、胆南星全部药材加水煮 30 分钟，趁热熏洗患处，每次 30 分钟。

【方四】

【药材】龙胆草、连翘、板蓝根、蒲公英、夏枯草各 9 克，甘草 3 克，山栀子、黄芩各 6 克。

【功效】清热解毒。

【用法】将龙胆草、连翘、板蓝根、蒲公英、夏枯草、甘草、山栀子、黄芩全部药材加水煮 30 分钟，趁热熏洗患处，每次 30 分钟。

【方五】

【药材】板蓝根 25 克，连翘 15 克，牛蒡子、僵蚕各 10 克，黄芩、金银花、天花粉各 12 克，甘草 5 克。

【功效】清热解毒、疏风消肿。

【用法】将板蓝根、连翘、牛蒡子、僵蚕、黄芩、金银花、天花粉、甘草全部药材加水煮 30 分钟，趁热熏洗患处，每次 30 分钟。

【方六】

【药材】吴茱萸 15 克，生大黄 12 克，川黄连 8 克，胆南星 4 克。

【功效】解毒清热，活血化瘀。

【用法】将吴茱萸、生大黄、川黄连、胆南星全部药材加水煮 30 分钟，趁热熏洗患处，每次 30 分钟。

【方七】

【药材】板蓝根 20 克，贯众 15 克，甘草 3 克。

【功效】适用于流行性腮腺炎。

【用法】将板蓝根、贯众、甘草全部药材加水煮 30 分钟，趁热熏洗患处，每次 30 分钟。

【方八】

【药材】青黛、大黄、白芷、天花粉、陈皮各 10 克，生甘草 5 克。

【功效】适用于流行性腮腺炎。

【用法】将青黛、大黄、白芷、天花粉、陈皮、生甘草全部药材加水煮 30 分钟，趁热熏洗患处，每次 30 分钟。

流行性腮腺炎方剂药材图谱

 板蓝根　 夏枯草　 白糖　 生石膏　 黄芩　 连翘　 吴茱萸　

 紫花地丁　 胆南星　 龙胆草　 连翘　 蒲公英　 甘草　 牛蒡子　

金银花　天花粉　 生大黄　 贯众　山栀子　白芷　 虎杖

骨伤科疾病药浴法

中医骨伤科学是研究防治人体皮肉、筋骨、气血、脏腑经络损伤与疾患的一门科学。在古代属"折疡""金镞"等范畴。历史上有"金疮""接骨""正骨""伤科"等不同称谓。中医骨伤科学历史悠久，是我国各族人民治疗外伤疾患的经验总结，并形成了丰富的理论体系，现已成为一门独立的学科，是中国医学的重要组成部分。药浴对于骨伤科疾病的治疗有着很好的效果。

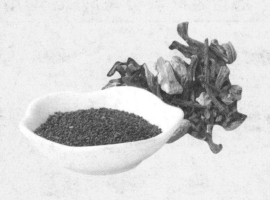

腰肌劳损

【病因病机】腰肌劳损，为临床常见病、多发病。其发病因素较多，主要症状是腰部酸痛，日间劳累加重，休息后可减轻，日积月累，可使肌纤维变性，甚而少量撕裂，形成疤痕或纤维索条或粘连，遗留长期慢性腰背痛。形成腰肌劳损的病因：疲劳过度、坐姿僵硬、露出小蛮腰、睡姿不佳。

【方一】

【药材】青风藤、黄芪、黑豆各 50 克。
【功效】适用于腰肌劳损。
【用法】将青风藤、黄芪、黑豆全部药材加水煮 30 分钟，趁热熏洗患处。每日 2 次，每次 20 分钟。

【方二】

【药材】当归 12 克，川芎 12 克，木瓜 12 克，牛膝 12 克，红花 6 克，乳香 12 克，全蝎 70 个，肉桂 15 克，杜仲 9 克，金银花 15 克，乌梅 12 克，陈皮 12 克，甘草 15 克。
【功效】适用于腰肌劳损。
【用法】将全部药材加水煮 30 分钟，趁热熏洗患处。每日 2 次，每次 20 分钟。

【方三】

【药材】党参、黄芪、当归各 31 克，杜仲 24 克，川续断 18 克，牛膝、延胡索各 15 克。
【功效】适用于腰肌劳损。
【用法】将全部药材加水煮 30 分钟，趁热熏洗患处。每日 2 次，每次 20 分钟。

腰肌劳损方剂药材图谱

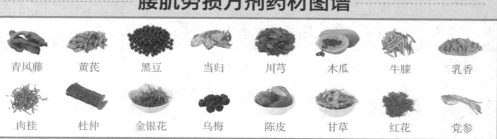

| 青风藤 | 黄芪 | 黑豆 | 当归 | 川芎 | 木瓜 | 牛膝 | 乳香 |
| 肉桂 | 杜仲 | 金银花 | 乌梅 | 陈皮 | 甘草 | 红花 | 党参 |

肩周炎

【病因病机】肩周炎是肩关节周围肌肉、肌腱、滑囊和关节囊等软组织的慢性无菌性炎症。炎症导致关节内外粘连，从而影响肩关节的活动。其病变特点为疼痛广泛、功能受限、压痛。肩周炎的全称是肩关节周围炎，本病好发于 50 岁左右的人，故又称"五十肩"。因患病以后，肩关节不能运动，仿佛被冻结或凝固，故称"冻结肩""肩凝症"。治疗的常用方剂有以下几种。

【方一】

【药材】白芍 250 克，大条蜈蚣 10 条，全虫 20 克，姜黄 15 克，黄芪 40 克，土鳖虫 10 克。

【功效】适用于肩周炎。

【用法】将白芍、蜈蚣、全蝎、姜黄、黄芪、土鳖虫全部药材加水煮 30 分钟，趁热熏洗肩周，待水温适宜时进行全身泡浴。

【方二】

【药材】地龙（炒）500 克，马钱子（制）、红花各 350 克，汉防己、乳香（醋炒），没药（醋炒），骨碎补（制），五加皮各 150 克。

【功效】解痉镇痛，适用于肩周炎。

【用法】将全部药材加水煮 30 分钟，趁热熏洗肩周，待水温适宜时进行全身泡浴。

【方三】

【药材】鬼箭羽、海桐皮、木瓜各 15 克，荆芥、防风、桂枝、红花、威灵仙各 10 克，乳香、没药、麻黄各 6 克，黄酒 250 毫升。

【功效】祛风除湿通络，温经散寒，活血化瘀，且有较强的止痛作用。

【用法】将全部药材加水煮 30 分钟，趁热熏洗肩周，待水温适宜时进行全身泡浴。

肩周炎方剂药材图谱

白芍	大蜈蚣	姜黄	黄芪	土鳖虫	地龙	马钱子	红花
汉防己	乳香	没药	骨碎补	五加皮	海桐皮	木瓜	荆芥

腰椎间盘突出症

【病因病机】腰椎间盘突出症是骨伤科的常见病、多发病。主要是因为腰椎间盘各部分（髓核、纤维环及软骨板），尤其是髓核，有不同程度的退行性改变后，在外界因素的作用下，椎间盘的纤维环破裂，髓核组织从破裂之处突出（或脱出）于后方或椎管内，导致相邻的组织，如脊神经根、脊髓等遭受刺激或压迫，从而产生腰部疼痛，表现为一侧下肢或双下肢麻木、疼痛等一系列临床症状。治疗的常用方剂有以下几种。

【方一】

【药材】乌梢蛇 12 克，蜈蚣 10 克，全蝎 5 克，细辛 6 克。

【功效】适用于腰椎间盘突出症。

【用法】将乌梢蛇、蜈蚣、全蝎、细辛全部药材加水煮 30 分钟，趁热熏洗腰部，待水温适宜时进行全身泡浴。

【方二】

【药材】归尾、泽兰各 12 克，赤芍、川楝子、延胡索各 9 克，制川乌 6 克（先煎）。

【功效】适用于腰椎间盘突出症。

【用法】将全部药材加水煮 30 分钟，趁热熏洗腰部，待水温适宜时进行全身泡浴。

【方三】

【药材】独活、党参、川续断、菟丝子、桂枝、仙茅、淫羊藿、狗脊、黑芝麻各 12 克，桑寄生、鸡血藤、黄芪、青风藤各 20 克，甘草 10 克。

【功效】适用于腰椎间盘突出症。

【用法】将全部药材加水煮 30 分钟，趁热熏洗腰部，待水温适宜时进行全身泡浴。

腰椎间盘突出症方剂药材图谱

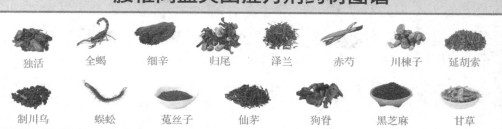

| 独活 | 全蝎 | 细辛 | 归尾 | 泽兰 | 赤芍 | 川楝子 | 延胡索 |
| 制川乌 | 蜈蚣 | 菟丝子 | 仙茅 | 狗脊 | 黑芝麻 | 甘草 |

软组织损伤

【病因病机】软组织损伤是指各种急性外伤或慢性劳损等原因造成人体的皮肤、皮下浅深筋膜、肌肉、肌腱、腱鞘、韧带、关节囊、滑膜囊、椎间盘、周围神经血管等组织的病理损害，称为软组织损伤。临床表现为：疼痛，肿胀，畸形，功能障碍。治疗的常用方剂有以下几种。

【方一】

【药材】伸筋草、寻骨风、透骨草、路路通、甘松各 30 克。

【功效】祛风除湿、化瘀通络、舒筋止痛。

【用法】将伸筋草、寻骨风、透骨草、路路通、甘松全部药材加水煮 30 分钟，趁热熏洗患处。每日 2 次，每次 20 分钟。

【方二】

【药材】川乌、草乌、苍术、独活、桂枝、防风、艾叶、花椒、刘寄奴、红花、透骨草、伸筋草各 10 克。

【功效】活血散瘀、消肿止痛或温经散寒、活血通络。

【用法】将全部药材加水煮 30 分钟，趁热熏洗患处。每日 2 次，每次 20 分钟。

【方三】

【药材】茜草根 200 克，川乌 100 克。

【功效】消炎散瘀。适用于软组织损伤。

【用法】将茜草根、川乌全部药材加水煮 30 分钟，趁热熏洗患处。每日 2 次，每次 20 分钟。

软组织损伤方剂药材图谱

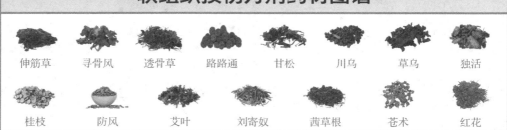

| 伸筋草 | 寻骨风 | 透骨草 | 路路通 | 甘松 | 川乌 | 草乌 | 独活 |
| 桂枝 | 防风 | 艾叶 | 刘寄奴 | 茜草根 | 苍术 | 红花 | |

踝关节扭伤

【病因病机】在外力作用下，关节骤然向一侧活动而超过其正常活动度时，引起关节周围软组织如关节囊、韧带、肌腱等发生撕裂伤，称为关节扭伤。轻者仅有部分韧带纤维撕裂，重者可使韧带完全断裂或韧带及关节囊附着处的骨质撕脱，甚至发生关节脱位。关节扭伤日常最为常见，其中以踝关节最多见，其次为膝关节和腕关节。治疗的常用方剂有以下几种。

【方一】
【药材】五倍子（炒黄）50克，栀子（微炒）30克，石膏20克。
【功效】适用于踝关节扭伤。
【用法】将五倍子、栀子、石膏全部药材共研为细末，用蜂蜜、醋、酒少许调成糊状，涂敷患处。间日换药1次。

【方二】
【药材】白芷、防风、牛膝、当归、乳香、没药、蒲公英、紫花地丁、大黄、木瓜各15克。
【功效】适用于踝关节扭伤。
【用法】将全部药材共研为细末，加水调成糊状敷于患处，最后上外翻小夹板，每日更换1次。

【方三】
【药材】乳香、没药、鹿角霜、桑白皮各300克，白芷、姜黄各150克，大黄250克，川椒60克，冰片、凡士林、老陈醋适量。
【功效】适用于踝关节扭伤。
【用法】将上药研末混匀，加入凡士林及老陈醋搅拌成糊状，摊于纱布上，冰片适量研细，贴于患处，外用塑料薄膜包扎，用绷带固定，隔日1次。

踝关节扭伤方剂药材图谱

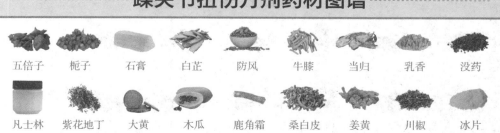

| 五倍子 | 栀子 | 石膏 | 白芷 | 防风 | 牛膝 | 当归 | 乳香 | 没药 |
| 凡士林 | 紫花地丁 | 大黄 | 木瓜 | 鹿角霜 | 桑白皮 | 姜黄 | 川椒 | 冰片 |

跌打损伤

【病因病机】跌打损伤包括刀枪、跌仆、殴打、闪挫、刺伤、擦伤、运动损伤等，伤处多有疼痛、肿胀、出血或骨折、脱臼等，也包括一些内脏损伤，在此主要以软组织损伤为主。如果只损伤了软组织，适当的时候采用中草药熏洗，有益于缓解症状。治疗的常用方剂有以下几种。

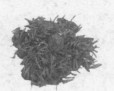

【方一】

【药材】伸筋草、透骨草、香樟木各 30 克，甘松、山柰各 9 克。

【功效】通利关节、温经通络、活血祛风。适用于四肢损伤。

【用法】将伸筋草、透骨草、香樟木、甘松、山柰全部药材加水煮 30 分钟，趁热熏洗患处。每日 2 次，每次 20 分钟。

【方二】

【药材】栀子 60 克，血竭 15 克。

【功效】清热消肿、化瘀止血。适用于跌仆摔伤、局部血肿作痛者。

【用法】将栀子、血竭全部药材加水煮 30 分钟，趁热熏洗患处。每日 2 次，每次 20 分钟。

【方三】

【药材】苏木、丹参各 15 克，红花、羌活、威灵仙、五加皮各 9 克，乳香、没药各 6 克。

【功效】活血化瘀、消肿止痛。适用于一切陈旧性损伤、疼痛不止者。

【用法】将全部药材加水煮 30 分钟，趁热熏洗患处。每次 2 次，每次 20 分钟。

跌打损伤方剂药材图谱

伸筋草	透骨草	香樟木	甘松	红花	栀子	血竭

丹参	羌活	威灵仙	五加皮	乳香	没药

外伤血肿

【病因病机】外伤血肿，是由于种种外力作用，导致血管破裂、溢出的血液分离周围组织，形成充满血液的腔洞。多因瘀血留滞，血化为水所致。症状表现为：四肢水肿，皮肉间有红丝血痕，或少腹胀痛拒按，小便清长等。
治疗的常用方剂有以下几种。

【方一】

【药材】鲜鱼腥草 100 克。
【功效】适用于外伤后局部血肿，疼痛难忍，或伴微微发热者。
【用法】把鱼腥草在米泔水中浸泡 5 分钟，再捣烂如泥状，敷于血肿部位，用纱布包扎固定，每天换药 1 次即可。

【方二】

【药材】五倍子、赤小豆各 20 可，醋适量。
【功效】适用于外伤性瘀血。
【用法】把五倍子、赤小豆研细末，醋调外敷患处。

【方三】

【药材】羊角或牛角 50 克，白酒适量。
【功效】适用于外伤血肿性肌炎。
【用法】焙黄牛角或羊角，布包蘸酒敷患处，每日换 1 ～ 2 次。

外伤血肿方剂药材图谱

| 鱼腥草 | 五倍子 | 赤小豆 | 羊角 | 牛角 | 白酒 | 醋 |

足跟痛

【病因病机】足跟痛即由足跟骨质增生引起，其症状是足跟压痛，走路时脚跟不敢用力，有石硌，针刺的感觉，活动开后，症状减轻。足跟骨质增生的形成多由于足跟长时间的负重和磨损有关。当足跟关节出现磨损、破坏后，人体自身会进行自我的修复，硬化与增生，从而形成足跟骨质增生。治疗的常用方剂有以下几种。

【方一】

【药材】夏枯草 50 克，食醋 1000 毫升。

【功效】适用于足跟骨质增生。

【用法】将夏枯草浸泡在食醋里面密封好，浸泡 24 小时之后把药液煮沸进行泡脚，每日早晚各 1 次，每次 20 分钟。

【方二】

【药材】生川乌 30 克，白酒适量。

【功效】适用于足跟骨质增生。

【用法】将生川乌研末，加上适量白酒调成糊状，每日睡觉前泡脚，然后将药糊敷在患处。

【方三】

【药材】川芎 45 克。

【功效】适用于足跟骨质增生。

【用法】将川芎研末，分装在用薄布袋里，每布袋装药末 15 克。把药袋放在鞋里，直接与足跟痛处接触，每次用药 1 袋，每天换 1 次，药袋可交替使用，换下的药袋晒干后仍可再用。

足跟骨刺方剂药材图谱

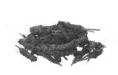
夏枯草

食醋

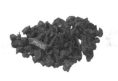
生川乌

白酒

网球肘

【病因病机】网球肘又叫"肱骨外上髁炎"，是一种常见的慢性劳损性疾病。此病多因肱骨外上髁伸腕肌群起点处反复过度牵拉，引起挫伤或部分纤维撕裂，从而使肱骨外上髁发生创伤性炎症，并常累及关节、滑囊等组织，引发疼痛及功能障碍。主要症状是肘外侧（肱骨外上髁）疼痛和压痛，严重者涉及整个前臂。患者握力下降，伸腕动作可引发或加剧疼痛。治疗的常用方剂有以下几种。

【方一】

【药材】透骨草、伸筋草、桂枝、花椒、红花、当归、白芷各 10 克，干姜 15 克。

【功效】适用于网球肘。

【用法】将透骨草、伸筋草、桂枝、花椒、红花、当归、白芷、干姜 1 全部药材加水煮 30 分钟，趁热熏洗患处。每日 2 次，每次 20 分钟。

【方二】

【药材】伸筋草、当归、皂角刺、刘寄奴、川芎、延胡索、苏木、乳香、没药各 30 克，红花 15 克，醋 100 毫升。

【功效】适用于网球肘。

【用法】将伸筋草、当归、皂角刺、刘寄奴、川芎、延胡索、苏木、乳香等药材加水煮 30 分钟，趁热熏洗患处。每日 2 次，每次 20 分钟。

【方三】

【药材】当归 18 克，丹参 30 克，鸡血藤 21 克，制乳香、制没药各 9 克，香附、延胡索各 12 克，透骨草 30 克。

【功效】活血化瘀，行气通络。

【用法】将全部药材加水煮 30 分钟，趁热熏洗患处。每日 2 次，每次 20 分钟。

网球肘方剂药材图谱

| 透骨草 | 伸筋草 | 桂枝 | 花椒 | 红花 | 当归 | 白芷 | 干姜 | 皂角刺 |

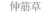

| 刘寄奴 | 川芎 | 延胡索 | 苏木 | 乳香 | 没药 | 丹参 | 鸡血藤 | 香附 |

腱鞘炎

【病因病机】腱鞘炎是在手上肌腱和壳板交界的地方形成的炎症，属于非细菌性的炎症。腱鞘则是指包绕肌腱的鞘状结构，将肌腱固定在骨膜上，防止肌腱弹起或向两侧滑移，肌腱长期在此过度摩擦，即可发生肌腱和腱鞘的损伤性炎症，引致肿胀、压迫症状。治疗的常用方剂有以下几种。

【方一】

【药材】桂枝、紫苏叶各 15 克，伸筋草 20 克，麻黄、红花各 8 克，透骨草、鲜桑枝各 30 克。

【功效】除湿散寒、活血通络、消肿止痛。适用于腱鞘炎。

【用法】将桂枝、紫苏叶、伸筋草、麻黄、红花、透骨草、鲜桑枝全部药材加水煮 30 分钟，趁热熏洗患处。每日 2 次，每次 20 分钟。

【方二】

【药材】川乌、草乌、艾叶、薄荷各 20 克，川芎、川续断、当归、伸筋草、威灵仙、青风藤、姜黄各 30 克，桂枝 25 克。

【功效】化瘀通络、温经止痛。适用于滑囊炎、腱鞘炎等。

【用法】将川乌、草乌、艾叶、薄荷、川芎、续断、当归、伸筋草等全部药材加水煮 30 分钟，趁热熏洗患处。每次 2 次，每次 20 分钟。

【方三】

【药材】生栀子 10 克，生石膏 30 克，桃仁 9 克，红花 12 克，土鳖虫 6 克，75% 酒精适量。

【功效】适用于腱鞘炎。

【用法】将生栀子、生石膏、桃仁、红花、土鳖虫全部药材研末，加酒精制成糊状，敷在患处。

腱鞘炎方剂药材图谱

桂枝	紫苏叶	伸筋草	麻黄	红花	透骨草	鲜桑枝	川乌	草乌
艾叶	川芎	川断	当归	威灵仙	青风藤	姜黄	生栀子	桃仁

骨折

【病因病机】在外力或持续性内力的作用下，骨结构的连续性突然断裂叫作骨折。一般说来，骨折愈合是骨痂的形成和改造过程，大致可以分为4个时期，即肉芽组织修复期、原始骨痂形成期、成熟板状骨形成期、塑造期。

【方一】

【药材】当归、藁本、蔓荆子、白芷各60克，川芎、海桐皮各30克。

【功效】通调血脉、祛风止痛。适用于伤折车碾、落马蹉跌、筋脉俱伤、疼痛难忍。

【用法】将上药共研粗末为散，每剂用药90克，入盐半匙、葱白1握、米浆水2000毫升，煎煮20分钟后，淋洗痛处。每日2次。

【方二】

【药材】苏木、当归、三棱、川椒各10克，鸡血藤、透骨草、伸筋草、海桐皮、桑寄生、续断各15克。

【功效】舒筋通络、活血化瘀、接骨续损。骨折后期关节功能障碍者。

【用法】将上药加水1500毫升，煮沸20~40分钟后过滤去渣，将药液倒入盆内，待药液稍温，即可用毛巾蘸药液反复擦洗患处。

【方三】

【药材】透骨草、伸筋草各30克，泽兰、刘寄奴各15克。

【功效】散瘀、活血、止痛。适用于骨折愈合后，关节僵硬。

【用法】上药加水适量、煎数沸，将药液倒入盆内，趁热熏洗患处。每日熏洗3次，每次熏洗15~30分钟。每剂可熏洗5~6日。

骨折愈合方剂药材图谱

苏木	当归	三棱	川椒	鸡血藤	透骨草	伸筋草	海桐皮

| 续断 | 藁本 | 蔓荆子 | 白芷 | 川芎 | 泽兰 | 刘寄奴 | 桑寄生 |

关节肿痛

【病因病机】关节肿痛是指关节周围肿胀、潮红、发热和运动受限，是多种疾病的临床表现。中医学认为主要是肝脾肾发生内伤，肾为先天之本、藏精、生髓、在体为骨，是作强之官；肝为筋之本，藏血、生筋、统司筋骨关节；脾为后天之本，气血生化之来源，主四肢肌肉，人体的阴阳之气。必须保持平衡，如果阴阳不平衡，出现偏盛偏衰，受到邪气侵入，而引发的症状。

【方一】

【药材】丹参 12 克，五加皮 10 克，透骨草 10 克，川椒 10 克，川牛膝 10 克，艾叶 10 克，白芷 10 克，红花 10 克，肉桂 5 克。

【功效】活血通络，燥湿止痛。

【用法】将药材加水 1000 毫升煎煮至沸，将药液倒入盆中，趁热熏洗浸渍患处，每日 1～2 次。

【方二】

【药材】羌活 10 克，防风 10 克，川牛膝 6 克，当归 10 克，红花 6 克，防己 6 克，透骨草 10 克，甘草 6 克，食盐 12 克，葱头 7 个，白酒 45 毫升。

【功效】养血活血，祛风通络。

【用法】将羌活、防风、川牛膝、当归、红花、防己、透骨草等药材加水煎煮后，兑入白酒，温洗患处。

【方三】

【药材】木瓜 10 克，赤芍 12 克，透骨草 6 克，青风藤 10 克，乳香 6 克，没药 6 克，红花 6 克，当归 12 克，白酒 60 克。

【功效】养血柔肝，活血通络。

【用法】将木瓜、赤芍、透骨草、青风藤、乳香等药材加水煎煮后，兑入白酒，温洗患部。

关节肿痛方剂药材图谱

丹参	五加皮	透骨草	川椒	川牛膝	艾叶	白芷	红花
羌活	防风	当归	防己	甘草	白酒	葱头	肉桂

外伤腰痛

【病因病机】外伤性腰痛系指由于不同性质的损伤所引起的腰部（或连下肢）不同程度的疼痛病症，临床甚为多见。腰部，特别是腰骶部，经常处于负重下的运动状态，腰骶部的活动范围较大，所以腰部损伤的机会甚多，这是腰痛成为多发病的原因之一。另外，腰椎的先天发育变异较多，而且很易发生退行性变，也是腰痛发生的常见内在原因。治疗的常用方剂有以下几种。

【方一】

【药材】大黄 30 克，槟榔 15 克，生姜 10 克。

【功效】泻下逐瘀，行气利水。

【用法】将大黄、槟榔、生姜全部药材加水煮 30 分钟，趁热熏洗患处。每日 2 次，每次 20 分钟。

【方二】

【药材】杜仲、枸杞子、骨碎补、芡实、续断、补骨脂各 9 克，狗脊 9 克。

【功效】补肾壮骨，舒筋止痛。

【用法】将杜仲、枸杞子、骨碎补、芡实、续断、补骨脂、狗脊全部药材加水煮 30 分钟，趁热熏洗患处。每日 2 次，每次 20 分钟。

【方三】

【药材】杜仲、怀牛膝、当归、党参、枸杞子、续断、木通、木瓜、穿山龙各 9 克，川芎 4.5 克，熟地 15 克，泽兰、防风、白芷各 6 克，红花 1.5 克。

【功效】腰部慢性伤筋，瘀阻作痛。

【用法】将全部药材加水煮 30 分钟，趁热熏洗患处。每日 2 次，每次 20 分钟。

外伤腰痛方剂药材图谱

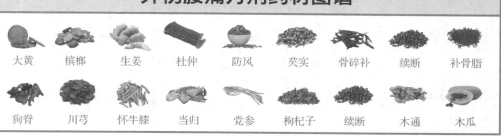

| 大黄 | 槟榔 | 生姜 | 杜仲 | 防风 | 芡实 | 骨碎补 | 续断 | 补骨脂 |
| 狗脊 | 川芎 | 怀牛膝 | 当归 | 党参 | 枸杞子 | 续断 | 木通 | 木瓜 |